HEYNE <

LOUISA LORENZ

CLIT

Die aufregende Geschichte der Klitoris

WILHELM HEYNE VERLAG
MÜNCHEN

MIX
Papier | Fördert gute Waldnutzung
FSC® C083411

Penguin Random House Verlagsgruppe FSC® N001967

2. Auflage
Originalausgabe 03/2022

Redaktion: Dr. Claudia Woldt
Umschlaggestaltung: eisele grafik·design
Illustrationen: Pat Hansen
Satz: Satzwerk Huber, Germering
Druck: CPI books GmbH, Leck
Printed in Germany
ISBN: 978-3-453-60592-3

www.heyne.de

INHALTSVERZEICHNIS

Teil II
Die Kulturgeschichte der Klitoris

WIE ICH DIE KLITORIS KENNENLERNTE

›Klitoris‹ ist kein unbekannter Begriff, aber was sich dahinter tatsächlich verbirgt, wissen die meisten trotzdem nicht. Mich lange Zeit eingeschlossen. Und was noch viel wesentlicher ist: Den Großteil meines Lebens ahnte ich noch nicht einmal, dass ich es nicht wusste. In der vierten Klasse hatte ich zum ersten Mal Sexualaufklärungsunterricht. Da haben wir gelernt, wo die Babys herkommen. Dann auch später noch mal auf dem Gymnasium während der Pubertät. Als Teenager las ich die *Bravo.* Mit Anfang 20 kaufte ich, ermutigt von einer Freundin, meinen ersten Vibrator. Also versteht mich nicht falsch, mit dem Konzept Klitoris war ich durchaus vertraut. Doch erst als ich 25 Jahre alt war, lernte ich die Klitoris tatsächlich kennen, und das auch eher per Zufall.

Ich kann mich bis heute noch gut daran erinnern, wie ich an einem Tag im August 2013 am Schreibtisch saß, während draußen die Sonne schien. Vor meinem offenen Fenster rauschten die Bäume im Wind und ich starrte auf meinen Laptop. Mäßig interessiert scrollte ich damals durch meinen Facebook-Feed. Warum tut man das? Klar, Prokrastination. Ich hätte mich eigentlich an eine Hausarbeit für die Uni setzen müssen, aber versuchte, mich noch einen kleinen Moment länger davor zu drücken. Jemand hatte einen Artikel gepostet mit dem Titel »The Internal Clitoris«[1]. Ich war auf der Suche nach gar nichts. Alles war mir eine willkommene Ablenkung und »Internal Clitoris« klang eigentlich sogar ganz spannend. Ich hatte jedoch nicht unbedingt damit gerechnet, etwas bahnbrechend Neues zu erfahren. Ich war eine junge, moderne Frau des 21. Jahrhunderts. Ich war offen, redete mit meinen Freund*innen über Sex. Ich kannte meinen Körper. Ich war Feministin. Ich lebte in der Großstadt. Ich war ›up to date‹. Der Kommentar der Person, die den Artikel gepostet hatte, machte mich aber doch ein klein wenig neugierig. »Erstaunlich! Also ich wusste das nicht. Und ihr?« Hm. Klick.

Ohne dass ich in irgendeiner Weise darauf vorbereitet gewesen wäre, hat sich mir an dem Tag eine völlig neue Welt eröffnet. In dem Artikel waren einige Informationen zusammengetragen, die ganz spannend waren. Woran ich aber wirklich hängen blieb, waren die Abbildungen. Ich verstand überhaupt nicht, was ich da sah. Ich kannte die Klitoris an meinem Körper als kleinen Knubbel, der am oberen Ende meiner Vulva erbsengroß hervorlugte. Auf dem Bildschirm vor mir sah ich ringförmige Gebilde in Blau und Gelb, die in einer 3-D-Ansicht den Unterleib zeigten. In der Frontansicht erkannte ich zumindest die Beine, und in der Seitenansicht zeigte sich die prägnante Auberginenform des Uterus. Aber ansonsten war ich auf diesen Bildern recht orientierungslos. Es schlängelte sich eine oktopusähnliche Form durch das Bild, und der Text verriet mir, dass das die Klitoris sein sollte. Was ich aus all dem erst mal mitnahm, war, dass die Klitoris wohl mehr ist als das, was ich von außen sehen konnte.

Das war mir völlig neu. Ich war beeindruckt, schockiert, neugierig und gleichzeitig nicht bereit für diese Information. Mein erster Gedanke war: »Alle wissen das bestimmt, nur ich nicht. Wie peinlich.« Erst mal Deckel drauf, Verdrängungsmodus. Nicht zu wissen, wie eine Klitoris tatsächlich aussieht, passte überhaupt nicht zu meinem Selbstbild als emanzipierte Frau. Mein Unwissen löste ein Schamgefühl in mir aus. Gleichzeitig war mir klar, dass ich mehr darüber rausfinden musste. Denn bereits beim ersten Anblick der Klitorisabbildungen in dem Artikel breitete sich in mir eine Ahnung aus, dass dieses neu gewonnene Wissen über die Klitoris das Verständnis meiner Sexualität verändern würde. Kurze Zeit später kam ich mit einer vertrauten Freundin ins Gespräch über meine Neuentdeckung, und sie erzählte mir, dass sie auch gerade so etwas Ähnliches erfahren hatte. Ihre Mitbewohnerin hatte vor Kurzem ein Buch geschenkt bekommen, indem es ebenfalls um die Klitoris ging. Beide waren genauso überrascht gewesen wie ich festzustellen, dass die Klitoris scheinbar viel größer ist, als wir dachten. Das Buch war während der Frauenbewegung der 1970er- und 1980er-Jahre entstanden. Es hieß *Frauenkörper neu gesehen* und war schon lange nicht mehr erhältlich. Gerade wurde es jedoch wieder neu aufgelegt, und ich hatte keine Zeit zu verlieren, eins in die Finger zu bekommen. Wenig später stieß ich durch Zufall auf ein Kunstprojekt mit dem Titel *Cliteracy* der New Yorker Künstlerin Sophia Wallace. Dieses Projekt hat mich zum damaligen Zeitpunkt komplett abgeholt, denn es ging im Prinzip um genau das, was ich gerade erlebte. Wallace thematisierte, dass die meisten Menschen die Klitoris als solche überhaupt nicht erkennen würden, wenn sie sie sehen, da sie in ihrer vollständigen Anatomie so gut wie nie abgebildet wird. Ich war also nicht allein mit meiner Ahnungslosigkeit. Es drängte sich mehr und mehr die Frage auf: Wie konnte das sein? Und was sagt es über unsere Gesellschaft aus, wenn Penisse sich geradezu auf jeder öffentlichen Toilette und sogar an Hauswänden hingekritzelt finden, die Klitoris jedoch dermaßen unterrepräsentiert ist, dass sie von vielen noch nicht einmal erkannt wird?

Ich tauchte mehr und mehr in die Recherche ein und nutzte damals meine Bachelorarbeit dazu, mich genauer mit diesen Fragen zu befassen. Literatur zu dem Thema zu finden war verdammt schwer. Heute weiß ich, dass es eigentlich unheimlich viel Interessantes dazu gibt. Aber man stößt nicht einfach so darauf. Als ich damals ›Klitoris‹ in den Bibliothekskatalog eingab, fand ich fast ausschließlich Titel zu Tieren oder zu Krankheiten. Das war erst mal nicht der Ansatz, den ich verfolgen wollte. Mich trieben eher diffuse Fragen um, die näher an meinem eigenen Bezug zur Klitoris dran waren. Denn wenn ich schon erst mit 25 Jahren gelernt hatte, dass die Klitoris mehr als nur ein Knubbel ist und ihr größter Anteil, für mich unsichtbar, im Inneren meines Körpers liegt, was gab es dann wohl noch alles darüber rauszufinden? Erst als ich durch private Bücherregale alteingesessener Berliner Feminist*innen stöbern durfte, wurde ich fündig. Nach und nach mehrten sich die brauchbaren Ergebnisse meiner Literaturrecherche, und ich musste schon bald feststellen, dass die tatsächliche Anatomie der Klitoris in der Medizin eigentlich überhaupt keine Neuigkeit war. Warum hatte man sie dann bis heute immer wieder völlig falsch abgebildet? Ich hatte viele, viele Fragen. Und je mehr ich recherchierte, desto mehr Fragen wurden es. Obwohl ich schon seit Jahren an diesem Thema arbeite, hat sich daran bis heute kaum etwas geändert. Ich finde immer wieder Überraschungen, habe immer wieder Aha-Momente und stoße stets auf neue Fragen, die komplex und häufig nicht einfach zu beantworten sind.

Die Zeit der Entdeckung all dieser Informationen zur Klitoris war aufregend, erleichternd, hilfreich, frustrierend und überfordernd zugleich. Jeden Tag saß ich in der Bibliothek und robbte mich in meinem Thema Stück für Stück vorwärts. Während der Kaffee- oder Mittagspausen erzählte ich häufig meinen Freund*innen, was ich schon wieder Aufregendes und zum Teil auch Schockierendes über die Geschichte der Klitoris herausgefunden hatte. Eine von ihnen sagte eines Tages zu mir: »Krass. Wenn ich nicht jeden Tag mit dir in der Bib sitzen würde, hätte ich das wahrscheinlich nie erfahren.« Die größte Hürde für Menschen, etwas über die Klitoris zu lernen, ist oftmals ihre Unwissenheit, dass sie nichts darüber wissen, bzw. dass das, was sie glauben darüber zu wissen, meistens falsch ist. Inspiriert von Sophia Wallaces Kunstprojekt hatte ich mir einen kleinen glitzernden Klitorisaufkleber gebastelt, den ich über das leuchtende Logo auf meinem Laptop klebte. Es war so eine Art Metawitz mit mir selbst. Denn während ich an meinem Computer saß und eine Arbeit darüber schrieb, dass kaum jemand weiß, wie die Klitoris tatsächlich aussieht und was das für unsere Gesellschaft bedeutet, leuchtete gleichzeitig die kleine glitzernde Klitoris für jede*n sichtbar, doch von nahezu allen Menschen unerkannt, vor sich hin. Gelegentlich fragten mich Arbeitskolleg*innen, Kommiliton*innen oder Freund*innen, was das denn da eigentlich wäre, das da auf meinem Computer klebte? »Ist das eine Bananenschale? Ein Krake? Oder ein Pinguin?« Wenn ich dann ohne Umschweife antwortete: »Nein, das ist eine Klitoris«, passierte eigentlich immer das Gleiche. Es zuckte ein kurzer Blitz peinlicher Berührung durch den Raum, die Menschen neigten ihren Kopf zur Seite, blickten irritiert auf den Aufkleber und sagten: »Ach so, ja klar!« In ihren Gesichtern stand jedoch stets überdeutlich geschrieben, dass überhaupt nix klar war. Sie waren nicht nur meist überfordert damit, dass ich so unvermittelt das Wort ›Klitoris‹ laut gesagt hatte. Ich konnte ihnen auch förmlich ansehen, wie die gleiche Scham durch sie hindurch strömte, die auch ich gefühlt hatte, als ich zum ersten Mal realisierte, dass ich offenbar noch nicht einmal die Basics zum Thema Klitoris im Kopf hatte.

Nach einiger Zeit fragte mich meine Freundin Anna: »Sag mal, hast du nicht mal Lust, bei uns in der WG einen Workshop dazu zu machen? Ich hab' halt Glück, dass ich das alles gelernt habe, weil wir jeden Tag Kaffee trinken. Aber ich kenne so viele Leute, die sich das bestimmt auch gerne mal anhören würden.« Ich dachte mir: »Ja, das könnte ich bestimmt mal machen.« Und von da an fragte mich Anna eigentlich ständig mit steigendem Nachdruck: »Louisa, *wann* machen wir denn jetzt diese Clit Night?« Der Name ist geblieben, der Workshop hat sich im Laufe der Jahre immer weiter verändert, und das tut er auch weiterhin. Natürlich war mir dabei immer wichtig, Menschen Informationen über die Klitoris zu bieten. Was mir jedoch besonders am Herzen lag, war, einen Raum zu schaffen, wo sie unbeschämt, mit Neugier und Freude etwas über Sexualität lernen können. Und dazu möchte ich euch auch mit diesem Buch einladen.

Beim Schreiben habe ich mich oft gefragt, wie ich dich, euch, die Leser*innen dieses Buches ansprechen kann und ich habe mich letztendlich für ›wir‹ entschieden. Jeder Mensch, der dieses Buch liest, bringt anderes Vorwissen, andere Perspektiven, andere kulturelle Sichtweisen und andere politische Einstellungen mit. Es gibt so vieles, was uns alle unterscheidet. Dennoch lest ihr jetzt gerade alle dieses Buch. ›Wir‹ soll uns nicht zu einer homogenen Masse aus Menschen machen, die vermeintlich alle die gleichen Erfahrungen teilen würden. Aber es soll uns daran erinnern, dass wir mit vielen unserer Erfahrungen auch nicht so alleine sind, wie wir häufig glauben.

Wer einen Wunsch danach hat Sex, Beziehungen, Gesellschaft und sich selbst mittendrin besser zu verstehen, für die*den ist dieses Buch geschrieben. Also, was erwartet euch? Jede Menge Infos über die Klitoris natürlich. Ist ja klar. Viel mehr noch werden wir uns jedoch damit beschäftigen, was wir über Sex lernen und vor allem auch damit, was wir eben nicht darüber lernen. Wir werden eine kleine Reise durch die europäische Geschichte wagen und uns dabei immer wieder fragen: Was haben die Vergangenheit und die Gegenwart einer westlich verorteten, christlich geprägten Gesellschaft mit dem eigenen Blick auf Sexualität zu tun? Haben Frauen tatsächlich weniger Lust auf Sex als Männer? Was haben Ehe, Liebe, Geld und Sex miteinander zu tun? Gibt es einen ›vaginalen Orgasmus‹? Was ist eigentlich Geschlecht? Und vor allem, was hat all das mit der Klitoris zu tun?

Wir werden uns mit jeder Menge Mythen beschäftigen, und glaubt mir, davon gibt es einige, wenn es um das Thema Sex und Körper geht. Mit Leichtigkeit hätte dieses Buch die doppelte und dreifache Seitenzahl haben können, und es wäre immer noch nicht alles zur Klitoris gesagt. Denn auch über mein Wissen hinaus gibt es natürlich noch unzählige andere Sichtweisen auf dieses Thema. Dieses Buch und meine Perspektive erheben deshalb weder Anspruch auf universale Gültigkeit noch auf absolute Vollständigkeit, und das Lernen über die Klitoris bleibt auch für mich ein anhaltender Prozess. Was ihr in diesem Buch lest, ist das Aufzeigen und eine Analyse verbreiteter Tendenzen eines spezifischen kulturellen Kontextes. All diejenigen, die den Weg zu diesem Buch gefunden haben, möchte ich mitnehmen auf eine aufregende Körper- und Zeitreise, und ich bin gespannt darauf, was jede*r Einzelne von euch daraus mitnehmen wird. Also lasst uns die Klitoris kennenlernen!

TEIL I
DIE ANATOMIE DER KLITORIS

Bevor wir loslegen …

Wir starten mit der Anatomie der Klitoris. Dass es dabei um mehr als nur ›den Knubbel‹ gehen wird, haben wir ja im Vorfeld schon geklärt. Bei unserer Betrachtung der Genitalanatomie werden wir uns Körperteile und Organe zwar im Einzelnen anschauen. Wir dürfen dabei jedoch nicht vergessen, dass auch einzelne Komponenten unseres Körpers immer Teil eines größeren, zusammenhängenden Ganzen sind. In diesem Kapitel wird es deshalb um mehr gehen als einfach nur eine Auflistung klar definierter Fakten zur Klitoris. Es wird auch um Sprache gehen und darum, was sie mit unserem Gefühl zu unseren Körpern macht. Es wird um die Frage gehen, was unter dem Begriff ›Klitoris‹ überhaupt zu verstehen ist, was dazu gehört und wer das bestimmt. Es wird auch um all das gehen, was sich oben und unten, links und rechts neben der Klitoris befindet. Denn mit all dem muss man sich, meiner Ansicht nach, eben auch beschäftigen, wenn man die Klitoris verstehen will.

Es kann auch interessant sein, sich das bei Gelegenheit bei sich selbst mal genauer anzuschauen. Für viele Menschen ist das erst mal ungewohnt, aber vielleicht bekommt ihr beim Lesen ja irgendwann Lust dazu. Denn je besser wir uns mit der Anatomie unserer Genitalien in der Theorie auskennen, desto spannender kann es sein zu sehen, was wir davon an unseren eigenen Körpern

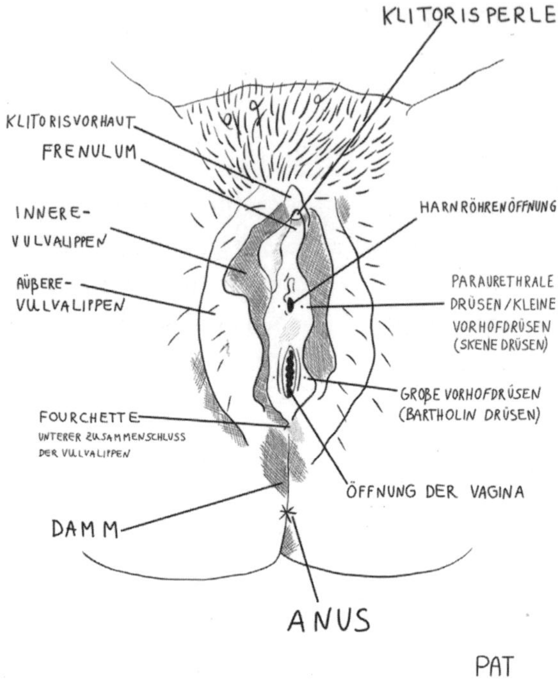

Abb. 1 Hansen, Pat (Hafenzimmer). *Äußere Genitalanatomie,* 2021

wiedererkennen können. Manchmal sehen wir da plötzlich Sachen, die uns vorher gar nicht aufgefallen sind. Oder wir verstehen auf einmal, dass irgendetwas, das uns vielleicht bisher komisch vorkam, ein ganz normaler Teil der Anatomie ist.

Dabei ist natürlich jeder Körper anders. Am besten kann man unsere Genitalien eigentlich mit einem Gesicht vergleichen. Wir ähneln uns darin, dass wir zwei Augen, eine Nase und einen Mund haben. Aber trotzdem sehen wir alle ganz unterschiedlich aus. Genauso ist es mit den Genitalien auch. Wir haben alle ein individuelles Gesicht zwischen den Beinen, und keine Person sieht genauso aus wie eine andere. Deshalb keine Panik, wenn an eurem Körper etwas vielleicht nicht den Abbildungen gleicht, die ihr in diesem – oder auch in jedem anderen – Buch finden werdet. Diese Bilder dienen vor allem dazu, etwas daran zu erklären. Anatomische Darstellungen sind immer ein Kunstprodukt, und kein Mensch wird genauso aussehen wie irgendeine dieser Abbildungen. Sie sollen uns helfen, besser zu verstehen, was sich anatomisch wo befindet. Alles, was ihr darauf seht, kann an einem echten Körper sowohl weniger als auch stärker ausgeprägt sein. Das ist ganz normal. Also lasst euch davon nicht stressen. Sondern versteht so eine anatomische Entdeckungsreise eher als Gelegenheit herauszufinden: »Wie ist *das* denn eigentlich bei *mir*?«

Die Weiten der Klitoris entdecken

Ein Blick unter die Oberfläche

Oft wird gesagt, die Klitoris sei wie ein Eisberg. Nur den kleinsten Teil davon können wir überhaupt sehen. Und das stimmt. Von außen erkennen wir erst mal nur das Köpfchen der Klitoris (Abb. 1). Das ist der schon öfter erwähnte Knubbel. Es ist der Teil der Klitoris, den die meisten Menschen kennen und unter diesem Begriff verstehen. Es ist aber eben nur ein ganz kleiner Teil. Wenn wir über die Klitoris reden, finde ich es deshalb sinnvoll, in der Sprache so gut wie möglich erkennbar zu machen, über welchen Teil der Klitoris gerade gesprochen wird. Weitere Begriffe für das Köpfchen sind z. B. ›Klitorisperle‹ oder auch einfach nur ›Perle‹. Mir persönlich gefällt diese Bezeichnung gut, weil sie an etwas Wertvolles oder an Schmuck erinnert. Das ist eine schöne Assoziation für diesen Körperteil, finde ich. Wie bei echten Perlen können Form, Größe und Farbe sehr unterschiedlich sein. Noch ein Begriff ist ›Klitoriseichel‹. Dieses Wort kommt eher aus dem medizinischen Kontext. Denn in der Medizin wird für diesen Körperteil die lateinische Bezeichnung ›Glans clitoridis‹ verwendet. ›Glans‹ ist das lateinische Wort für

›Eichel‹, und Eicheln sind die Früchte des Eichenbaumes. Vermutlich hat sich der Begriff für diesen Körperteil wegen des ähnlichen Aussehens etabliert. Ein weiterer Begriff für das Klitorisköpfchen ist ›Kitzler‹. Seit wann es diesen Begriff gibt, ist nicht so ganz klar. In der medizinischen Literatur findet man ihn aber vermehrt ab dem 18. Jahrhundert. Lust auf Sex, oder wie man auch sagen könnte, das Gefühl der ›Geilheit‹ wird in dieser Zeit u. a. als ›Wollustkitzel‹ bezeichnet.[2] ›Kitzler‹ bezieht sich daher sowohl auf den Kitzel, den die Klitoris in uns auslösen kann, als auch auf das, was man damit macht, nämlich die Klitorisperle leicht streicheln oder ›kitzeln‹, um Lust zu verspüren.

Auch das Wort ›Klitoris‹ wird in seinem Ursprung häufig mit ›reiben‹ oder ›streicheln‹ in Verbindung gebracht. Woher das Wort genau kommt, lässt sich jedoch nicht völlig klären. ›Klitoris‹ taucht bereits in Schriften der griechischen Antike im 1. Jahrhundert auf. Dort wird das Wort vom Verb ›kleitoriazein‹ abgeleitet, das in historischen Schriften meist übersetzt wurde als ›die Klitoris lustvoll streicheln‹. Der französische Sprachwissenschaftler Marcel Cohen (1884–1974) führte den Ursprung dieses Wortes auf den Sprachraum des heutigen Äthiopiens zurück, von wo es möglicherweise ins Griechische übernommen wurde.[3] Man findet aber auch andere Herleitungen und Interpretationen. Zum Beispiel, dass ›Klitoris‹ von griech. ›kleien‹ käme, was mit ›schließen‹ oder ›überziehen‹ übersetzt wird, oder dass es ›Schlüssel‹ bedeutet, von griech. ›kleis‹. Weitere Verbindungen werden auch zur antiken Stadt Kleitor gezogen. Daraus werden Bedeutungen wie ›Hügel‹ abgeleitet.[4] Oder man bezieht sich auf die griechische Göttin Kleite.[5] Die genaue Bedeutung des Wortes ›Klitoris‹ bleibt in dieser Menge von Erklärungen also letztlich unklar.

Von der Klitorisperle geht die Klitoris im Inneren des Körpers in den Klitorisschaft über (Abb. 2). In medizinischer Literatur wird dieser Teil auch manchmal ›Corpus‹ oder ›Klitoriskörper‹ genannt. Das Corpus ist ein ziemlich dickes Teil, das an der Rückseite mit

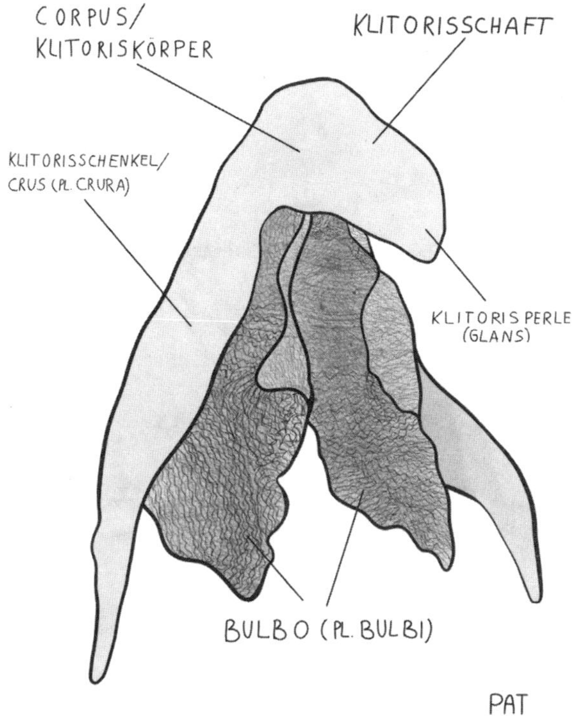

Abb. 2 Hansen, Pat (Hafenzimmer). *Klitoris, Vorderansicht*, 2021.

einem großen Band am Lustknochen (Schambein) festgehalten wird. Von da aus streckt sich dieser Teil der Klitoris in zwei Beinchen oder Schenkel (Crura) aus, die links und rechts am Beckenknochen anliegen. Die Klitoris ist ein Schwellkörperkomplex, der genau wie der Penis aus zwei verschiedenen Arten von Schwellkörpern besteht. Den Teil von der Perle bis zum Ende der Schenkel bezeichnet man als ›Corpus cavernosum‹. Übersetzt heißt das ›löchriger‹ oder wie beim englischen ›cavern‹ (Höhle) ›höhliger Körper‹. Das beschreibt die innere Struktur dieses Schwellkörpers. Unter dem Mikroskop sieht er aus, als bestünde er aus vielen winzig kleinen Kammern. An der Unterseite des Klitoriskörpers entspringt ein

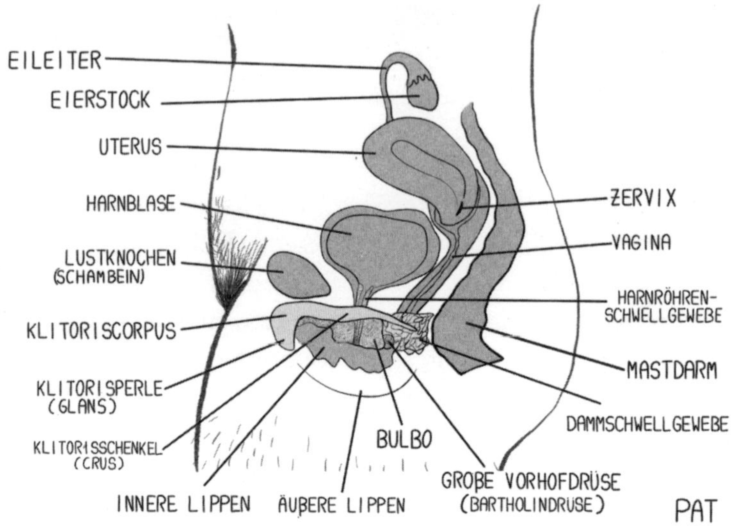

Abb. 3 Hansen, Pat (Hafenzimmer). *Klitoris Querschnitt, Seitenansicht*, 2021

weiterer Schwellkörper, das ›Corpus spongiosum‹. Das könnte man als ›schwammiger Körper‹ übersetzen. Auch dieser Schwellkörper teilt sich nach links und rechts auf und liegt so auf beiden Seiten um die Vagina herum. Diese beiden ›Schwämme‹ werden als ›Bulbi‹ (Sing. ›Bulbo‹) bezeichnet, was ›Zwiebel‹ bedeutet. ›Zwiebel‹ beschreibt dabei die knollige Form der beiden Schwellkörperteile. Das Schwellgewebe des Klitoriskomplexes breitet sich bis um die Harnröhre herum aus. Diesen Teil nennt man auch ›Harnröhrenschwellgewebe‹ (Abb. 3). Weil es eine ähnliche Struktur hat wie die Bulbi und auch direkt mit ihnen verbunden ist, wird es manchmal zum Corpus spongiosum dazu gezählt.

Unterhalb der Vagina befindet sich noch das Dammschwellgewebe (Abb. 3). Der Damm ist der Teil zwischen Vagina und Anus. All das, Perle, Schaft, Körper, Schenkel, Bulbi, Harnröhren- und Dammschwellgewebe sind miteinander verbunden und gehören zur Klitoris. Da es sich hier um ein Zusammenspiel vieler Einzelteile handelt, kann man das Ganze auch ›Klitoriskomplex‹ nennen. Dieses Wort finde ich sehr nützlich. Denn auch die Muskeln, in die die Klitorisschwellkörper eingebettet sind, das Geflecht aus Venen und Arterien, das den Schwellkörper mit Blut versorgt, die inneren Vulvalippen, die auch aus erektilem Gewebe, also Schwellgewebe, bestehen sowie die vielen komplexen Nervenstränge und Verästelungen, all das gehört auch noch dazu. Also halten wir fest: Zum einen wird mit ›Klitoris‹ der Schwellkörper, der aus zwei Typen von Schwellgewebe besteht, bezeichnet, und zum anderen besteht das ganze Erregungs- und Lustorgan der Klitoris aus einem komplexen System, zu dem man eigentlich noch mehr zählen muss als nur den Schwellkörper selbst. Darüber, was man *genau* unter der Klitoris versteht oder damit meint, gibt es meistens immer noch Verständigungsbedarf. Denn es ist eine Frage der Definition, die nicht ganz klar geregelt ist. Auch in der Medizin gibt es bis heute unterschiedliche Auffassungen darüber, was genau zur Klitoris gezählt werden soll. Wobei die Definition der Klitoris, so wie ihr sie gerade kennengelernt habt, bereits seit Jahrzehnten und, wie wir später noch sehen werden, eigentlich sogar seit Jahrhunderten in der Medizin existiert. Viele Mediziner*innen sind jedoch auch heute noch unzureichend darüber informiert. Das liegt nicht zuletzt auch daran, dass der Klitoris, im Vergleich zum Penis, in medizinischer Fachliteratur und im Studium verhältnismäßig wenig Aufmerksamkeit geschenkt wird.[6] Ich nutze die Begriffe so, dass ich mit ›Klitoris‹ vor allem den Schwellkörper meine, in dem Wissen, dass noch viele komplexe Einzelteile dazugehören. ›Klitoriskomplex‹ nutze ich vor allem dann, wenn ich deutlich machen möchte, dass es mir um einen ganzheitlichen Blick auf alles geht, was *noch* zur Klitoris gehört.

Ein Dauerbrenner: Die Frage nach der Größe

Das uneinheitliche Verständnis dessen, was die Klitoris ist, wird auch deutlich, wenn man sich die Größenangaben anschaut. Denn das ist häufig ein ganz schönes Kuddelmuddel. Manche Angaben beziehen sich nur auf die Perle, manche auf Perle + Schaft, manche auf das Corpus cavernosum (Perle + Schaft + Schenkel) oder auf alles (Corpus cavernosum + spongiosum). Das große Problem ist, dass dabei jedoch oft undifferenziert von ›*der* Klitoris‹ gesprochen wird, ohne dass genauer spezifiziert wird, was denn nun genau gemessen wurde. Die Größenangaben variieren jedoch selbstverständlich stark, je nachdem, worauf man sich bei der Messung bezieht. Wenn man nicht gerade Expert*in auf diesem Gebiet ist und solche Angaben bereits einordnen kann, sind Größenangaben oftmals sehr irreführend und es kommt leicht zu Fehlinformationen. Aus Studien, deren Messungen transparent und gut nachvollziehbar sind, ergeben sich folgende Größenangaben für die Klitoris: Perle 0,25–2 Zentimeter, Schaft 3,25 Zentimeter (Durchschnitt), Corpus Rückseite 1,3–2 Zentimeter, Schenkel ab Ende des Corpus 3,7 Zentimeter (Durchschnitt). Die Größe der Bulbi beträgt 1,5–4,5 Zentimeter Länge, und sie sind 1,3–3,2 Zentimeter dick. Die Dicke der Schenkel beträgt jeweils circa 1 Zentimeter.[7] Dies deckt sich auch mit anderen Quellen, in denen die Länge des Corpus mit 2–4 Zentimeter, die gesamte Länge der Schenkel mit jeweils 5–9 Zentimeter und die Längen der Bulbi mit 3–7 Zentimeter angegeben werden (Abb. 4).[8] Aus den verschiedenen Größenangaben der einzelnen Klitoriskomponenten ergibt sich zusammengerechnet in etwa eine minimale Gesamtgröße von 8,5 Zentimeter und eine Maximalgröße von circa 14,25 Zentimeter. Dabei muss man natürlich bedenken, dass nicht immer alle maximalen Größenangaben auch an der gleichen Klitoris vorkommen. Manche können z. B. auch eher kurze Schenkel, dafür aber ein großes Corpus und eine stark herausragende Perle haben. Oder die Perle ist vielleicht eher klein, dafür sind aber die Schenkel oder die Bulbi größer. Klitorides sind eben genauso divers wie andere Körperteile auch. Die Gesamtgröße der Klitoris unterscheidet sich jedoch nicht wesentlich von der Größe des Penis, dessen Durchschnittsgröße zwischen 8 und 10 Zentimetern liegt.[9]

Zum Größenvergleich zwischen Klitoris und Penis werde ich häufig gefragt, ob er sich auf den erigierten oder den nicht erigierten Zustand bezieht. Denn die meisten wissen, dass dies beim Penis einen großen Unterschied machen kann. Im Prinzip ist das jedoch egal. Denn das, was viele Menschen vom Penis kennen, passiert auch mit der Klitoris. Bei Erregung füllt sie sich mit Blut, wird fest und prall und dehnt sich dadurch noch mehr aus. Wie stark sich die Schwellkörper bei Erregung vergrößern, ist von Mensch zu Mensch unterschiedlich, und man findet auch dazu sehr unterschiedliche Angaben, z. B. von einer Vergrößerung um ein Drittel bis zu mehr als der doppelten Größe des nicht erigierten Zustandes.[10] Es gibt nichts, was darauf hindeutet, dass es dabei zwischen Penis- und Klitorisschwellkörpern grundsätzlich einen Unterschied gäbe.

Zum Teil werden die Durchschnittsgrößen von Klitoris und Penis auch mit einem Größenverhältnis von vier zu fünf angegeben. Demnach sei die Klitoris durchschnittlich um ein Fünftel kleiner als der Penis. Dieses Größenverhältnis wird im Verhältnis zur allgemeinen Körpergröße bzw. -masse von Frauen und Männern betrachtet, das ebenfalls mit vier zu fünf angeben wird.[11] Das heißt, man geht davon aus, dass Frauen durchschnittlich um ein Fünftel kleiner seien als Männer. Im Umkehrschluss würde das bedeuten, dass eine Person mit Penis, die genauso groß ist wie ich, *theoretisch* auch *genauso* große Schwellkörper haben müsste wie ich. Nur dass ihre Schwellkörper größtenteils raushängen und meine nicht. Körper können jedoch ganz unterschiedlich proportioniert sein. Wir gehen ja z. B. auch nicht davon aus, dass alle Menschen, die gleich groß sind, auch automatisch alle einen gleich großen Penis haben. So ist es mit der Klitoris auch. Die Spanne der Größenangaben zur Klitoris zeigt uns bereits, dass auch die Klitorisgröße zwischen Individuen

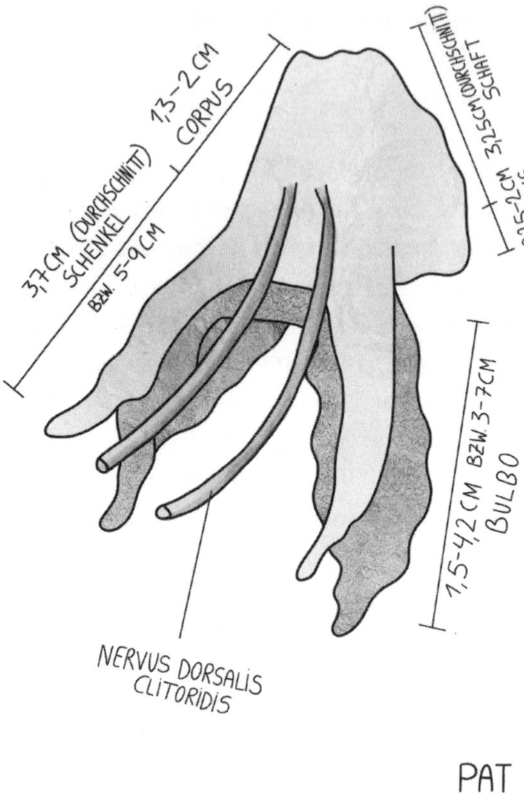

Abb. 4 Hansen, Pat (Hafenzimmer). *Klitoris, Rückansicht*, 2021

sehr stark variieren kann. Macht man sich dies klar, ist es auch weniger überraschend, dass Menschen auf verschiedene Formen der Stimulation unterschiedlich reagieren. Ihre Körper können unterschiedlich gebaut sein, auch wenn sie alle eine Klitoris haben.

Lasst euch jedoch von all diesen Zahlen nicht verunsichern. Genau wie Abbildungen können Zahlen und Durchschnittsgrößen uns helfen, die Klitoris besser zu verstehen und uns den Maßstab dessen, was wir nicht von außen sehen können, besser vorzustellen. Wir dürfen dabei aber nicht vergessen, dass sie uns vor allem eine

Richtung anzeigen und uns keine absolute, auf jeden Körper zutreffende Angabe bieten. Solche Studien und Durchschnittsgrößenvergleiche zeigen uns allerdings, dass der wesentliche Unterschied zwischen Penis und Klitoris vor allem in ihrer Organisation und nicht in ihrer Größe besteht. Dennoch gibt es ein paar Aspekte, die es zu beachten gilt, wenn wir Klitoris- und Penisgrößen miteinander vergleichen. Studien zur Penisgröße beziehen sich eigentlich immer auf lebende Menschen. Der Penis wird dabei von der Spitze der Eichel bis zum Lustknochen gemessen. Die Penisschwellkörper gehen aber auch im Inneren des Körpers noch ein bisschen weiter, sodass der verborgene Teil der Schwellkörper meistens nicht mitberechnet wird. Da bei der Klitoris fast der komplette Schwellkörper im Inneren des Körpers liegt, wird dieser, im Gegensatz zum Penis, jedoch an sezierten Leichnamen und nicht an lebenden Menschen vermessen. Präparierte Leichname kommen in den anatomischen Studien zur Klitoris jedoch tendenziell eher von älteren Menschen, sodass viele der sezierten Klitorides von Personen in höherem Alter, nach der Menopause, stammen. Ob und wie sich die Schwellkörper der Klitoris mit zunehmendem Alter verändern, ist noch nicht ausreichend erforscht. In manchen Studien wurde allerdings beobachtet, dass die Klitorisschwellkörper bei Leichnamen älterer Menschen im Alter von über 50 Jahren im Gegensatz zu denen, die von jüngeren Menschen im Alter zwischen 20 und 30 Jahren stammen, auffallend kleiner waren. Daraus wurde abgeleitet, dass das Volumen der Schwellkörper abnehmen könnte, wenn das Gewebe altert und sich der Hormonhaushalt dauerhaft verändert.[12]

Die Rückbildung oder das Verkümmern von Gewebe nennt man ›Atrophie‹. Vulvovaginale oder urogenitale Atrophien, die durch den Östrogenabfall während der Menopause entstehen können, sind in der Medizin bereits bekannte Phänomene. Die Vagina wird dann z. B. trockener und die Vaginalwand wird dünner. Auch die Labien können sich dadurch verändern. Es gibt auch Berichte über Klitoris-Atrophie, womit meistens ein Schrumpfen der Klitorisperle gemeint ist. Der innere Teil der Klitoris scheint bei solchen Berichten aber nicht mit einbezogen zu werden. Das Schrumpfen des Gewebes wird dabei nicht nur auf hormonelle Veränderungen, sondern auch auf fehlendes ›Training‹ zurückgeführt. Kommen die Schwellkörper nicht regelmäßig zum Einsatz, so heißt es, verlören sie an Funktionalität.[13] Ich stehe diesen Aussagen noch etwas skeptisch gegenüber, denn zuverlässig belegt ist das bisher nicht. Völlig abwegig finde ich diese Theorie jedoch auch nicht. Denn dass z. B. Muskeln bei mangelnder Benutzung abbauen, weiß jede*r, die*der schon mal einen Arm eingegipst hatte. Auch die Bedeutung von Erektionen im Schlaf für die Funktionalität und Gesunderhaltung des Schwellgewebes, die beim Penis und bei der Klitoris gleichermaßen vorkommen, ist in der Medizin bekannt. Auswirkungen hormoneller Veränderungen, vor allem durch die Menopause, geringer Nutzung oder einfach des normalen Alterungsprozesses von Gewebe auf die Klitorisgröße erscheinen also durchaus möglich. Doch mir sind auch schon genau gegenteilige Behauptungen begegnet, nämlich dass die Klitoris ein Leben lang weiterwachsen würde, so wie es auch bei Ohren und Nase der Fall ist.[14] Angaben, worauf diese Annahme beruht, gibt es jedoch nicht. Wie ihr seht, ist das Thema recht undurchsichtig. Um tatsächlich zuverlässige Aussagen zu treffen, *ob* und *wie* die Klitoris sich im Laufe der Zeit verändert, gibt es bisher noch nicht genug Forschung.

Diese Aspekte verdeutlichen uns, dass es einfach bestimmte Leerstellen beim Vergleich von Klitoris- und Penisgrößen gibt. Die Voraussetzungen für Größenvergleiche sind eben nicht zu 100 Prozent die gleichen. Ein weiterer Faktor ist, dass Studien zur Penisgröße meistens auf einer viel größeren Anzahl von Individuen beruhen als dies bei der Klitoris möglich ist. Das liegt ganz einfach daran, dass Leichname in viel geringerer Zahl für solche Studien zur Verfügung stehen als lebende Studienteilnehmer*innen. Die Untersuchungsbedingungen bezüglich der Klitorisgröße sind deshalb um einiges aufwendiger als beim Penis. Studien zum Penis können zum einen also deutlich einfacher ein weites Spektrum an Größen abbilden und zum anderen auch viel mehr Altersgruppen als bei der Klitoris einbeziehen. Es wäre also sehr spannend zu sehen, wie sich unsere Erkenntnisse zur Klitorisgröße entwickeln würden, wenn man erstens insgesamt mehr Klitorides vermessen würde und wir zweitens mehr Daten zu noch lebenden Klitoris-Exemplaren hätten. Doch auch mit den bekannten Daten reicht die Forschungslage bereits aus, um mit Sicherheit sagen zu können, dass sich Klitoris und Penis nicht elementar in ihrer Größe unterscheiden. Insgesamt circa 10 Zentimeter, das ist ein ganz schön großes Teil für ein Organ, das im Verständnis der meisten Menschen auf die Größe einer Erbse reduziert wird. Und das ist das Wesentliche, was wir aus diesen Untersuchungen mitnehmen können. Denn egal wie groß nun einzelne Genitalien sind; es geht nicht darum, einen Zentimeter hin oder her zu rechnen. Es geht darum, sich klarzumachen, dass sich Penis und Klitoris entsprechen und *gleichwertig* sind.

Geschlechts-, Sexual- und Lustorgane. Das Dilemma mit der Sprache

Bevor wir uns noch mehr mit dem Innenleben der Klitoris beschäftigen, möchte ich unseren Blick noch einmal auf das Drumherum richten. Denn die Klitoris ist kein abgetrennter Schwellkörper, der für sich alleine existiert. Sie ist eingebettet in ein komplexes System. Einer der größten Fehler, den wir machen, wenn wir uns mit Lust, Sexualanatomie und eben auch der Klitoris beschäftigen, ist, zu vergessen, dass alles miteinander verbunden ist. Außerdem ist es wichtig, auch dem Thema Sprache an dieser Stelle noch mal etwas mehr Aufmerksamkeit zu schenken. Denn Sprache ist ein Mittel, mit dem Menschen einen unglaublich großen Teil ihrer Welt gestalten. Wir denken darüber nicht jede Sekunde des Tages nach. Doch unsere Sprache enthält und spiegelt viele gesellschaftliche Werte.

Welches Wort wir für etwas benutzen, ist deshalb nicht egal. Und ehrlich gesagt, beim Thema Sex gibt es kaum ein Wort, das völlig unproblematisch wäre. Alleine solche Wörter wie ›Genitalien‹ oder ›Geschlechtsteile‹, die uns zunächst recht neutral erscheinen mögen, sind aufgeladen mit Jahrhunderten gesellschaftlicher Bewertung von Sex. Ich kann mich noch gut daran erinnern, wie ich als Kind immer peinlich berührt lachen musste, wenn die Stelle aus der biblischen Weihnachtsgeschichte vorgelesen wurde: »Josef, der aus dem Geschlechte Davids kam.« Damit war zwar nicht unmittelbar Davids Penis gemeint, aber mit sieben Jahren wusste ich das natürlich nicht. Das Wort ›Geschlecht‹ meint zunächst einmal so etwas wie ›Abstammungslinie‹. Auch das ›Genital‹ kommt genau daher, nämlich von ›Generation‹. In einigen historischen Medizintexten wird deshalb auch von ›Generationsorganen‹ gesprochen. Damit werden die entsprechenden Körperteile, die eben als Genitalien oder Geschlechtsorgane bezeichnet werden, sprachlich vor allem mit Fortpflanzung in Verbindung gesetzt. Und das, obwohl dies eigentlich der seltenste Gebrauch dieser Körperteile ist. Funktionen wie Urinieren, Menstruation oder vor allem auch Lusterleben ohne Fortpflanzung sind bei der Nutzung dieser Organe deutlich häufiger als die Zeugung und/oder Geburt von Nachkommen. Das Wort ›Geschlechtsorgan‹ wird auch noch verwendet, um zwei Geschlechterkategorien nach Penis und Vagina zu unterscheiden, und zwar Männer und Frauen. Diese Körperteile sind aber weder die alleinigen noch eindeutige Indikatoren, die diese Geschlechterzugehörigkeiten bestimmen würden. Von ›Geschlechtsorganen‹ oder ›Genitalien‹ zu sprechen, kann also problematisch sein, da dadurch immer wieder manifestiert wird, dass diese Körperteile zum einen Geschlecht bestimmen und zum anderen ihre Funktion auf Reproduktion reduziert wird. Dann vielleicht besser das Wort ›Sexualorgane‹ verwenden? Schließlich haben wir ja damit Sex. Na ja,auch schwierig. Nicht für alle Menschen spielt Sex eine Rolle, und nicht jede*r benutzt diese Organe dafür. Der für mich positivste Begriff ist bisher ›Lustorgane‹, denn ich finde es sinnvoll, diese Fähigkeit mehr in den Vordergrund zu bringen. Aber auch das ist letztlich eine Reduktion. Ihr seht, es ist nicht einfach. Eine ideale Lösung scheint es nicht immer sofort für alles zu geben. Das werden wir auch sehen, wenn wir uns im Folgenden genauer mit all den Nachbar*innen der Klitoris beschäftigen, von denen uns manche bestimmt schon bekannt sind und vielleicht sogar sehr vertraut vorkommen. Aber auch über sie gibt es noch jede Menge zu lernen.

Das Drumherum: Klitorisvorhaut, Harnröhre und paraurethrale Drüsen

Oberhalb der Klitorisperle befindet sich die Klitorisvorhaut. Manchmal findet man auch die Bezeichnung ›Kapuze‹. Die Klitorisvorhaut ist wie beim Penis eine bewegliche Haut, die die Perle zum Teil oder auch ganz bedeckt. Im Inneren des Körpers geht die Klitorisperle ja bereits in den Schaft und den Klitoriskörper über. Diesen Teil der Klitoris kann man zwar nicht mehr von außen sehen, aber oft noch sehr gut unter der Vorhaut spüren. Der Schaft kann sich so ähnlich wie ein Knorpel anfühlen, nicht so richtig hart, aber trotzdem eher fest. Mit leichtem Druck kann man ihn unter der Vorhaut von links nach rechts hin- und herbewegen. Die Vorhaut schützt die Klitorisperle, die in Bezug auf die Verteilung von Nervenenden – man nennt das auch Enervierung – als der empfindlichste Teil des Genitalkomplexes gilt. Die Nerven der Klitoris sehen wir uns später noch genauer an. An dieser Stelle ist erst mal wichtig, sich zu merken, dass die Klitorisperle deutlich sensibler ist als andere Stellen des Körpers. Deshalb reagiert sie sehr stark auf Berührung. Schon eine ganz leichte Berührung auf der Perle kann als sehr intensiv empfunden werden. Gerade wenn wir mit Partner*innen Sex haben, ist es nicht immer einfach sich vorzustellen, was der*die andere gerade dabei fühlt. Schließlich ist ja jeder Körper unterschiedlich, und was für die eine Person genau richtig ist, muss es für jemand anderen nicht sein. Niemand kann Gedanken lesen. Deshalb ist eine gute Kommunikation beim Sex wichtig.

Manchmal ist die Stimulation der Klitorisperle auch unangenehm. Da die Perle so stark enerviert ist, kann eine direkte Berührung sogar schmerzhaft sein, statt zu erregen. Der Reiz ist dann zu stark. Die Vorhaut kann hier einen sehr guten Puffer bilden, indem sie den Reiz der Berührung abdämpft und dadurch angenehmer macht. Weil die Vorhaut so beweglich ist, kann man z. B. gut einen oder mehrere Finger darauflegen und die Haut über der Perle hin- und herbewegen.So kann man die Klitorisperle reiben, ohne direkt auf ihr rumzurubbeln. Wie eine Berührung empfunden wird, hängt jedoch nicht allein von der Intensität ab. Die Empfänglichkeit für taktile Reize kann sich während unterschiedlicher Erregungsphasen auch verändern. Das heißt, eine Berührung, die am Anfang der Erregung als viel zu stark oder sogar schmerzhaft empfunden wird, kann sich zu einem anderen Zeitpunkt genau richtig anfühlen. Gerade wenn man mit jemandem zusammen Sex hat, ist es deshalb sehr wichtig, sich darüber auszutauschen, wie sich etwas anfühlt. Über Sprache oder andere Zeichen, wie Geräusche, Blickkontakt und Körpersprache kann man auch beim Sex gut mitteilen, was man möchte. Dabei sollten wir zum einen darauf achten, dass unser Gegenüber unsere Kommunikation auch klar verstehen kann. Und zum anderen sollten wir uns nicht scheuen nachzufragen, wenn wir uns nicht sicher sind, etwas richtig verstanden zu haben.

Wenn wir ins Restaurant gehen, setzen wir uns ja auch nicht hin und warten, ohne zu bestellen, wortlos ab, bis uns irgendjemand das Essen bringt, das uns heute am besten schmecken würde. Und wenn wir mit jemandem gemeinsam essen gehen und vielleicht ein Gericht teilen wollen, dann gucken wir meistens zusammen in die Karte, schauen, was es gibt und entscheiden gemeinsam, worauf wir Lust haben. Würde unser Gegenüber uns einfach ein Gericht vorsetzen, könnte das zufällig genau das richtige sein, aber vielleicht auch nicht. Nur durch Stöhnen wird die andere Person nicht immer automatisch wissen, ob wir es gerade genießen oder ob uns übel ist. Kommunikation kann ausgesprochen vielseitig sein. Was gut funktioniert, müssen wir immer wieder ausprobieren. Wichtig ist jedoch das Grundverständnis, dass jeder Körper und jede Situation anders sind.

In Abb. 1 seht ihr auch die Öffnung der Harnröhre (Urethra). Wenn ihr eure Harnröhre bei euch selbst nicht sehen könnt, keine Sorge, sie ist trotzdem da. Bei manchen Menschen ist sie auch bei genauem Hinschauen nur schwer zu erkennen und nicht so deutlich sichtbar wie auf dem Bild. Oder sie ist z. B. weiter unten, ganz nah am Vaginaleingang. Die Harnröhre ist die Verbindung zur Blase, wo sich der Urin sammelt. Sie ist aber auch ein erregbarer Teil des Klitoriskomplexes, denn sie ist vom Schwellgewebe der Klitoris umschlossen. Neben der Harnröhrenöffnung befinden sich links und rechts noch zwei kleine Drüsen. Sie werden als kleine Vorhofdrüsen (Glandulae vestibulares minores) oder als paraurethrale Drüsen bezeichnet. Seit den 1880er-Jahren werden sie auch Skene-Drüsen genannt, da der Arzt Alexander Skene (1837–1900) sich in seiner Forschung viel mit ihnen beschäftigt und zum Verständnis dieses Körperteils beigetragen hat.

Dass Körperteile nach Menschen – und historisch meistens nach Männern – benannt werden, die dazu geforscht haben oder sich selbst auch öfter mal zum ›Entdecker‹ ernannten, ist in der Medizin eine verbreitete Praxis. Dabei geht es vor allem darum, Land auf der Karte des menschlichen Körpers für sich zu beanspruchen und sich darauf zu verewigen. Skene und viele andere Wissenschaftler*innen haben ohne Zweifel viel Positives zur Erforschung unseres Körpers und unserer Sexualitäten beigetragen. Der koloniale Charakter dieser Benennungspraxis ist trotzdem problematisch. Was wir von der Forschung und Medizin benötigen, sind Informationen über das, was unsere Körper können und brauchen. Dass Teile in meinem Genitalbereich nach mindestens drei unterschiedlichen

Männern benannt sind, finde ich nicht nur etwas befremdlich, sondern auch unpraktisch für den Alltag. Deshalb verwende ich in meinen anatomischen Erklärungen meistens die Bezeichnungen, die die Funktion oder Beschaffenheit eines Körperteils beschreiben. Namen von irgendwelchen Leuten sind keine besonders hilfreichen Wörter, um unseren Körpern näher zu kommen.

Die Vagina und unsere Vorstellung von Sex

›Vagina‹ oder ›Scheide‹ sind, so wie ›Penis‹, im allgemeinen Sprachgebrauch vermutlich die verbreitetsten Wörter für den Genitalbereich. Medizinhistorisch wurde dieser Begriff allerdings vor allem eingeführt, um den inneren Teil präziser zu beschreiben, also die Verbindung vom Uterus (Gebärmutter) nach außen. Deshalb ist es eigentlich eine reduzierende Verallgemeinerung, Vagina oder Scheide, so wie es heute gebräuchlich ist, auf den gesamten Genitalbereich zu beziehen. Feminist*innen der Frauenbewegung der 1970er- und 1980er-Jahre haben bereits damals darauf aufmerksam gemacht, dass mit dem verallgemeinernden Gebrauch des Wortes ›Scheide‹ der gesamte Genitalbereich sprachlich auf den Teil reduziert wird, in den man etwas reinstecken kann.[15] Alles andere, wozu ja z. B. auch die Klitorisperle gehört, würde dadurch in den Hintergrund gedrängt. Deshalb haben Feminist*innen sich dafür eingesetzt, das Wort ›Vulva‹, das bereits in der medizinischen Literatur existierte, für den äußeren Teil stärker zu etablieren und ›Vagina‹ nur zu benutzen, wenn man auch ›Vagina‹, also den inneren Teil, meint.

Die genaue Bedeutung des Wortes ›Vulva‹ zu verstehen, ist gar nicht so einfach. Und auch nicht, warum wir es heute für den äußeren Genitalbereich benutzen. In der Antike wurde das Wort nämlich zunächst für den Uterus von Tieren, ab dem 1. Jahrhundert auch bei Menschen verwendet. Daneben findet man auch Hinweise, dass die Bezeichnung ›Uterus‹ von ›venter‹, dem lateinischen Wort für ›Bauch‹ abgeleitet sei und ›valva‹ ›Eingang zum Bauch‹ bedeute.[16] Da die Einzelteile des Genitalkomplexes jedoch sprachlich bis ins 17. Jahrhundert noch nicht so klar voneinander getrennt wurden wie heute, konnte sowohl ›Uterus‹ als auch ›Vulva‹ für das verwendet werden, was wir heute als ›Gebärmutter‹ bezeichnen, für unsere ›heutige‹ Vagina, für das Äußere, das wir heute noch oder wieder ›Vulva‹ nennen, oder auch für alles zusammen. Unser deutscher Begriff ›Gebärmutter‹ ist übrigens in Bezug auf Geschlechterdiversität keine so gute Bezeichnung. Denn in diesem Wort werden Uterus, Mutterschaft und Frausein direkt mit einander verknüpft. Dabei wird z. B. nicht berücksichtigt, dass es auch inter- oder transgeschlechtliche Menschen gibt, die auch einen Uterus haben, aber deshalb nicht unbedingt Frauen sind. Ich benutze deshalb lieber den Begriff ›Uterus‹. Seit dem Mittelalter findet man für ›Vulva‹ auch Begriffserklärungen wie ›Vorhang‹, ›Falttür‹ oder ›Bedeckung‹.[17] Die Vulva wird in diesen Beschreibungen meist wie ein Tor zur Vagina betrachtet, das sich öffnen und schließen kann.

Den äußeren Teil des Genitalkomplexes sprachlich vom inneren zu unterscheiden, ist sehr sinnvoll und wichtig. Eine präzise Sprache hilft uns zum einen, ein besseres Verständnis für unsere Körper zu entwickeln. Zum anderen ist sie aber auch wichtig, um klar kommunizieren zu können, *worüber* man *genau* spricht. Das gilt für viele Kontexte, z. B. beim Sex, aber auch in der Medizin, beim Ärzt*innenbesuch oder in der Bildung. Das Bewusstsein für die Begriffsverwendung von ›Vulva‹ und ›Vagina‹ zu stärken, ist also ein wichtiger Schritt. Was uns dennoch fehlt, ist ein Wort, das den Genitalkomplex in seiner Gesamtheit beschreibt, so wie z. B. beim Penis. ›Penis‹ ist das lateinische Wort für ›Schwanz‹. Und zwar Schwanz im Sinne von hinten, also da, wo Tiere einen Schwanz haben. Der Begriff ›Schwanz‹, so wie wir ihn auch heute umgangssprachlich für das Glied gebrauchen oder eben ›Penis‹, was die gleiche Bedeutung hat, ist also wie viele Begriffe des Genitalkomplexes eine Metapher. Wir können die verschiedenen Teile des Penis auch einzeln benennen, z. B. Schaft, Eichel, Vorhaut, Wurzel, Harnröhre, Schwellkörper usw. Aber wenn wir ›Penis‹ sagen, begreifen wir diesen Körperteil als eine Einheit. Diese Integrität fehlt uns in Bezug auf Vulva, Vagina und Klitoris leider immer noch. Die Problematik griff 2011 auch die Aktivistin Ella Berlin mit ihrer Idee auf, ›Vulva‹ und ›Vagina‹ zu ›Vulvina‹ zu vereinen.[18] Die Klitoris, die ja ein zentraler Bestandteil des Genitalkomplexes ist, bleibt in dieser Bezeichnung jedoch weiterhin unsichtbar. Nicht dass ich eine wesentlich bessere Idee dafür hätte. Aber es führt uns noch einmal deutlich vor Augen, dass unser kulturelles Verständnis des Genitals bei Vulva, Vagina und Klitoris eher fragmentiert ist und wie schwer Begriffe zu finden sind, die die gleiche Einheit transportieren, wie wir sie beim Wort ›Penis‹ empfinden.

Die Vagina ist nicht nur ein faszinierender Körperteil, ihre Namensgeschichte ist auch sehr aufschlussreich bezüglich unseres gesellschaftlichen Verständnisses von Sex. Wir sollten nicht davon ausgehen, dass es in der Alltagssprache historisch keine eindeutigen Begriffe für die Sexualorgane gegeben hat. Aber in den medizinischen Texten, die uns überliefert sind, finden wir meistens Bezeichnungen, die uns heute ungenau und z. T. auch unverständlich erscheinen. ›Uterus‹ oder manchmal auch der synonyme Begriff ›Matrix‹ schloss meist das ein, was wir heute unter ›Vagina‹ verstehen. Manchmal wurde die Vagina auch als ›Gebärmutterhals‹, als ›Cervix/Zervix Uteri‹ bezeichnet. Unter Zervix verstehen wir heute das untere Ende des Uterus, das in die Vagina hineinragt. Die Öffnung des Uterus wird auch ›Muttermund‹ genannt. Der ›Mund der Gebärmutter‹ konnte aber historisch auch das sein, was wir heute als Vaginaleingang bezeichnen würden. Da die Begriffe in der medizinischen Literatur nicht einheitlich verwendet wurden, erschließt sich in den historischen Texten meistens nur aus dem Kontext, was jeweils genau mit Uterus, Zervix oder Muttermund gemeint war. Im 16. Jahrhundert begann sich das jedoch zu ändern.

Der Begriff ›Vagina‹ wird häufig auf den italienischen Anatomen Realdo Colombo (1516–1559) zurückgeführt, manchmal aber auch auf den deutschen Anatomen Johann Vesling (1598–1649). Ob einer von ihnen nun tatsächlich der Erste war, der diese Bezeichnung verwendet hat, lässt sich natürlich schwer sagen. Aber in Colombos Werk *re anatomica* (1559), das eines der bedeutendsten Bücher in der Medizin der damaligen Zeit war, schrieb er:

> […] als Gebärmutterhals begreifen wir jenen Teil, in den der Stängel [=Penis] hineingeleitet wird, wie in eine Scheide […]. Er [der Gebärmutterhals] ist faltig (runzlig) und besteht aus Haut […]. Dessen Hautfalten sind kreisförmig, so dass er bei der Vereinigung das männliche Glied umfasst (umarmt) und einsaugt.[19]

Aber wo taucht nun die Vagina bei Colombo auf? In dem Wort ›Scheide‹. Denn ›Vagina‹ ist einfach nur das lateinische Wort für ›Scheide‹. Die Bedeutung ist die gleiche. Eine Scheide ist eigentlich eine Hülle für ein Schwert. Da beides für uns heute schon lange keine Alltagsgegenstände mehr sind, kennen viele Menschen das Wort ›Scheide‹ in diesem Kontext nicht unbedingt. Ich kannte es jedenfalls sehr lange nicht. ›Scheide‹ war das Wort, mit dem ich aufgewachsen bin, um das Genital zu bezeichnen. Es war für mich als Kind ein ganz normales Wort. Das da zwischen meinen Beinen, *das* war die Scheide. Irgendwann bin ich über das Wort in einem anderen Kontext gestolpert. Als ich ungefähr im Grundschulalter war, kam es in irgendeiner Rittergeschichte vor. Ich weiß noch, dass ich da dachte: »Hä, was macht die Scheide da? Und vor allem, zu wem gehört sie?« Die Geschichte hatte mit *meiner* Vorstellung von ›Scheide‹ damals keinen richtigen Sinn ergeben. Aber in meiner kindlichen Fantasie war vieles möglich, und da dachte ich mir einfach: »Na ja, egal, ist da halt 'ne Scheide.« Erst sehr viel später habe ich diesen Begriff auch als Wort für die Schwerthülle kennengelernt. Und jetzt denkt ihr vielleicht wie ich damals: »Echt, diese

Hülle ist nach der Scheide benannt?« Nein, es ist genau umgekehrt. Das Genital hat diesen Namen abgeleitet von der Schwertscheide bekommen. Wie wir schon öfter feststellen konnten, sind viele der Begriffe im Genitalbereich sehr bildhaft und so ist es auch hier. Auch wenn ›Scheide‹ in Colombos Text verwendet wird, um den Körperteil anschaulich zu beschreiben, sind die Bilder, die wir für etwas wählen und wie wir sie verstehen, immer von unserem kulturellen Verständnis und dem jeweiligen gesellschaftlichen Kontext geprägt. So eine Veranschaulichung ist deshalb nie frei von Werten oder bestimmten gesellschaftlichen Vorstellungen. In vielen Texten des 17. Jahrhunderts wird der Vagina-Begriff weiter aufgegriffen. So heißt es 1672 beim Anatomen Reinier de Graaf (1641–1673), der übrigens auch für die Klitoris später noch sehr relevant werden wird:

> [D]er eigentliche Cervix Uteri wird der Teil genannt, in welchem sich jene kleine Öffnung befindet, in die der Penis niemals [...] eindringt, sondern nur berührt; der Samen hingegen dringt bis zum Grund des Uterus vor. Damit der (begrifflichen) Verwirrung kein Raum gegeben wird, werden wir im Folgenden diesen Kanal Uteri Vaginam nennen; und das nicht zu Unrecht, da sie das männliche Glied in sich aufnimmt und eben jenes nicht anders als die Schwertscheide das Schwert oder Messer aufnimmt.[20]

Das Bild von Schwert und Scheide ruft eine Reihe von Assoziationen hervor, die nicht ganz unproblematisch sind. Fangen wir mal mit dem offensichtlichsten an. Den Penis mit einem Schwert oder Messer zu vergleichen, verleiht der Vorstellung von Geschlechtsverkehr eine gewaltvolle Konnotation. Ein Schwert ist eine Waffe, ein Machtsymbol, und es ist auch ein eigenständiger Gegenstand. Die Funktion der Scheide hingegen besteht nur in ihrem Verhältnis zum Schwert. Sie ist dafür da, das Schwert aufzubewahren. Unabhängig vom Schwert kann man sonst mit ihr selbst nicht so viel machen. Damit sind wir beim nächsten Punkt. Die eigenen Funktionen von

Schwert und Scheide sind nicht gleichwertig. Während das eine Waffe und Machtsymbol ist, stellt das andere lediglich ein Behältnis dar, das ohne das Schwert keine eigene Funktion hat. In unserer Vorstellung von heterosexuellem, vaginalem Geschlechtsverkehr haben wir eine gesellschaftlich sehr ausgeprägte Vorstellung von Aktivität und Passivität, die wir bereits im Bild von Schwert und Scheide finden. Überspitz sieht das so aus: der Mann macht die ganze Arbeit und die Frau liegt nur da. Dabei könnte nichts unzutreffender sein.

Die Vagina ist kein passives Organ, in das man einfach nach Belieben etwas reinstecken kann. Sie ist extrem kraftvoll, flexibel und hat ein selbstständiges Begehren. Viele Menschen mit Vagina werden einen deutlich spürbaren Unterschied kennen zwischen dem Gefühl, etwas reingesteckt zu bekommen und dem Gefühl, als würde sich die Vagina förmlich nach dem Objekt, das sie in sich aufnehmen will, ausstrecken. So wie Colombo es bereits sehr treffend beschrieben hat, umarmt sie und saugt ein. Sich in vaginale Stimulation hinein zu entspannen ist kein passives Daliegen. Es bedeutet aktives Loslassen. Auch jemand anderen im Inneren des eigenen Körpers willkommen zu heißen, ist keine Selbstverständlichkeit. Es ist ein komplexes Zusammenspiel aus Begrüßen und Ankommen-Lassen. Die Begriffe, die wir meistens für vaginale Stimulation verwenden, spiegeln das aber überhaupt nicht wider, z. B. ›penetrieren‹ oder ›eindringen‹. Im Duden wird ›eindringen‹ erklärt als »sich gewaltsam und unbefugt Zutritt verschaffen, jemanden bedrängen, bedrohen, jemandem (mit etwas) zusetzen«. ›Eindringen‹ und ›Penetration‹ sind allerdings Wörter unserer Alltagssprache für Sex. Es ist nicht nur problematisch, wie stark Rollenverteilungen von Aktivität und Passivität in unserer Sprache für Sex enthalten sind. Sondern an diesen Begriffen wird auch deutlich, dass Gewalterfahrung und Grenzüberschreitung bereits Teil einer vermeintlich neutralen Beschreibung von Geschlechtsverkehr sind. Es ist absolut erschütternd, dass wir solche Wörter als ganz *normale* Bezeichnungen für

Geschlechtsverkehr verwenden, und es spricht Bände über unseren gesellschaftlichen Umgang mit Sex. Ich plädiere dafür, die Begriffe ›Penetration‹ und ›eindringen‹ nicht mehr für Sex zu verwenden. Ich weiß, es ist gar nicht leicht, sich das abzugewöhnen. Aber wenn man sich einmal klargemacht hat, was diese Wörter eigentlich bedeuten, dann verstehe ich nicht, wie man ›eindringen‹ noch für Sex benutzen kann, ohne dass einem dabei schlecht wird. Weniger gewaltvolle Wörter wären z. B. ›einführen‹ oder ›hineingleiten‹, wenn man bei der Penis-Perspektive bleibt. Man könnte sich in der Sprache jedoch auch mehr auf die aktive Rolle der Vagina konzentrieren und ›umschließen‹ sagen. Die Autorin Bini Adamczak hat genau mit diesem Ansatz bereits vor einigen Jahren den Begriff der ›Circlusion‹ auf den Plan gerufen.[21] ›Circlusieren‹ oder ›cirkludieren‹ bedeutet dabei das aktive Umschließen von etwas mit der Vagina oder auch anderen Körperöffnungen, wie z. B. dem Anus.

Was sich im Bild von Schwert und Scheide ebenfalls zeigt, ist die gesellschaftliche Vorstellung von Geschlechterkomplementarität, binären Geschlechterkonzeptionen und Heteronormativität. Was heißt das alles? Die Vagina wird meistens als Gegenstück zum Penis betrachtet. Sie werden als zwei unterschiedliche Sexualorgane aufgefasst, die bestimmte gesellschaftliche Rollen oder Positionen implizieren. Daraus werden zwei Geschlechterkategorien abgeleitet. Wer eine Vagina hat, sei eine Frau, und wer einen Penis hat, sei ein Mann. Frauen und Männer werden dieser Auffassung nach zum einen als gegensätzlich betrachtet, zum anderen jedoch auch als Gegensätze, die sich genau *ergänzen* würden. Die Gesellschaft teilt Menschen also anhand ihres Genitals in zwei Geschlechter ein (Geschlechterbinarität), die in ihrer angeblichen Gegensätzlichkeit zueinanderpassen (Geschlechterkomplementarität). Das Schlüssel-Schloss-Prinzip von Vagina und Penis, auf dem dieses Geschlechterverständnis aufbaut, ist allerdings nur im Hinblick auf Fortpflanzung relevant. Sex kann auch unabhängig von Reproduktion auf viele unterschiedliche Weisen ausgeübt werden. Man braucht dafür nicht 1 Penis + 1 Vagina. Es sind auch unzählige andere Optionen denkbar. Der Begriff ›Scheide‹ und die damit verbundene Analogie von Schwert und Scheide als Bild für Geschlechtsverkehr beschränkt die Vorstellung der Akteur*innen, die an Sex beteiligt sind, auf Mann und Frau. Bleiben wir in diesem Bild, stellt sich z. B. die Frage, was zwei Vaginas miteinander machen? Sie stehen in diesem Bild nebeneinander, haben aber keine funktionale Beziehung zueinander wie Schwert und Scheide. Und ihr denkt jetzt vielleicht: »Na ja, all diese Überlegungen sind doch sehr theoretisch und vielleicht ein bisschen entfernt von unserer Lebensrealität. Ist doch klar, dass Schwert und Scheide nur Bilder sind, die man nicht so wörtlich nehmen sollte.« Genau wegen solcher Bilder haben auch heute noch viele Menschen Schwierigkeiten sich vorzustellen, wie lesbische Menschen miteinander Sex haben. Eine lesbische Workshopteilnehmerin hat bei der Clit Night einmal erzählt, dass sie häufig gefragt wird, ob sie nicht doch ab und zu mal einen Penis bräuchte. Aus eigener Erfahrung und unzähligen Geschichten anderer Menschen weiß ich, dass diese Frage gar nicht so selten vorkommt. Sex als Penis-in-Vagina zu verstehen und dies mit Mann und Frau zu verbinden, ist eine spezifische gesellschaftliche Vorstellung von Geschlechtsverkehr und Sexualbeziehungen, die sich im Bild von Schwert und Scheide wiederfindet und sich in der Verwendung des Begriffes ›Scheide‹ oder ›Vagina‹ weiter manifestiert. Eine solche Vorstellung von Sex als allgemeingültig vorauszusetzen, bezeichnet man als ›Heteronormativität‹. Was das praktisch bedeutet, wird an einer Situation sichtbar, die wahrscheinlich fast jede Person schon einmal beobachtet hat, und sei es nur in einem Film oder einer Serie: Ein homosexuelles Paar, egal ob zwei Männer oder zwei Frauen, wird gefragt, wer in der Beziehung der Mann und wer die Frau ist. Darin zeigt sich die gesellschaftliche Vorstellung, dass ein Paar aus ›zwei unterschiedlichen‹ Geschlechtern bestehen müsse und dass sich selbst eine homosexuelle Beziehung in diese gesellschaftliche Schablone von Sexual- und Paarbeziehung einfügen muss. Wie wir also bisher sehen konnten, haben ›Vagina‹ und ›Scheide‹ als Begriffe eine ganze Ladung an problematischen Konnotationen im Gepäck. Kein Wunder, dass viele Menschen das Wort ›Scheide‹ irgendwie als unangenehm empfinden, selbst wenn es vielleicht nur unterbewusst ist.

Sex gilt in unserer Gesellschaft als eine relativ selbstverständliche Sache. Gleichzeitig ist unser gesellschaftlicher Umgang damit ausgesprochen konfliktbeladen. Unsere Vorstellungen von Sex formulieren sich zu einem erheblichen Teil auch über die Sprache, die wir dafür nutzen. Von einem Tag auf den anderen alle Wörter ändern zu können, ist leider kaum realistisch, und wie wir schon festgestellt haben, ist es auch gar nicht mal so leicht, neue, wirklich gute Wörter zu finden. Auch ich habe deshalb hier für vieles keine ideale Lösung und benutze einige Wörter – Vagina, Genitalien, Sexualorgane etc. – in dem Wissen, dass sie Konnotationen beinhalten, die ich nicht verbreitungswürdig finde. Wir stehen jedoch alle gemeinsam vor dem Problem, dass wir ja irgendwelche Wörter benutzen müssen, um über Sex, Geschlecht und Anatomie zu reden. Wenn ich von möglichst vielen Menschen verstanden werden möchte, dann bleiben mir eben hauptsächlich die Begriffe, die die meisten Leute kennen. Trotzdem: Über all das zumindest mal nachgedacht und sich diese Zusammenhänge bewusst gemacht zu haben, hilft uns, den Einfluss von Sprache auf unser persönliches Sexualleben besser zu begreifen.

Aber was *ist* denn nun die Vagina, und warum sind sie und das ganze Drumherum überhaupt so wichtig, wenn wir uns doch eigentlich mit der Klitoris beschäftigen wollen? Die Vagina ist wie ein flexibler muskulöser Schlauch, der wiederum in ein komplexes System der Beckenbodenmuskulatur eingebettet ist. Sie ist in ihrer Form, Länge und Dehnbarkeit sehr anpassungsfähig. Im Ruhezustand, also wenn man nicht erregt ist und nichts in die Vagina eingeführt wird, liegen die untere und obere Vaginalwand flach aufeinander. Ihre Innenseite besteht aus Schleimhaut. Am

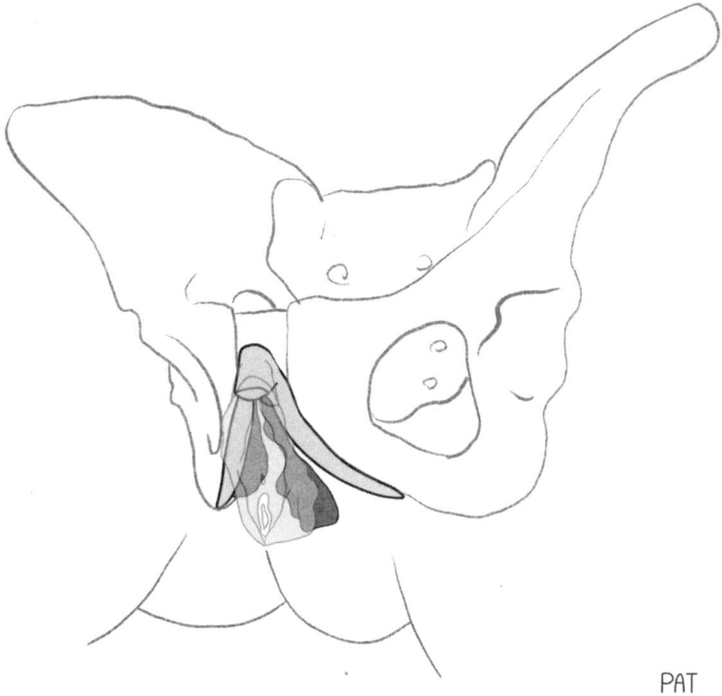

Abb. 5 Hansen, Pat (Hafenzimmer). *Klitoris, Ansicht mit Becken, 2021*

Vaginaleingang befinden sich links und rechts zwei weitere Drüsen. Sie werden ›große Vorhofdrüsen‹ (Glandula vestibularis major) oder nach dem dänischen Anatom Caspar Bartholin (1655–1738) auch ›Bartholin-Drüsen‹ genannt. Aus ihnen wird bei sexueller Erregung ein Sekret abgesondert, das die Vagina feucht und flutschig macht. Die gleiche Drüse gibt es auch beim Penis. Dort wird sie ›Bulbourethraldrüse‹ oder nach dem britischen Anatom William Cowper (1666–1709) auch ›Cowper-Drüse‹ genannt. Beim Penis kann man diese Drüse nicht von außen sehen. Sie befindet sich im Inneren des Körpers (Abb. 8) und sondert bei Erregung ein Sekret ab, das als ›Präejakulat‹ oder ›Lusttropfen‹ bezeichnet wird.

Das Wort ›Vorhof‹ oder ›Vestibül‹, das wir auch schon bei den kleinen Vorhofdrüsen, den paraurethralen Drüsen, kennengelernt haben, ist ebenfalls ein sehr bildliches Wort, das eigentlich aus der Architektur stammt. Es beschreibt den Vorplatz oder eine Art Eingangshalle des eigentlichen Gebäudes. Das ›eigentliche Gebäude‹ ist in dieser bildlichen Analogie die Vagina. Der Begriff ›Vorhof‹ wird häufig für den äußeren Bereich des Vaginaleingangs und grob für all das, was sich zwischen den inneren Vulvalippen befindet, verwendet. Durch diese Bezeichnung wird dem äußeren Teil eine eher vorgelagerte Funktion zugeschrieben, wohingegen die Vagina zum Hauptschauplatz gemacht wird. Der Begriff ›Vorhof‹ betont also erstens, dass es in die Vagina hineingeht und zweitens impliziert er, dass dies den Hauptteil darstellen soll. Wie auch schon mit dem Begriff Vagina/Scheide selbst, wird auch hier der Fokus auf heterosexuellen, vaginalen, reproduktionsorientierten Geschlechtsverkehr gelegt.

Bedauerlicherweise wird die Vagina oft als unempfindlich beschrieben. Es stimmt zwar, dass sie im Vergleich zur Klitorisperle deutlich weniger enerviert ist. Sie deshalb als unsensibel anzusehen, wird ihr jedoch nicht gerecht. Dafür, dass die Vagina ja angeblich so unempfindlich sein soll, finde ich es außerdem ziemlich erstaunlich, dass Schmerzen beim Geschlechtsverkehr für Menschen mit Vagina sehr normalisiert werden. Das fängt beim sogenannten ›ersten Mal‹ an und kann auch darüber hinaus für viele Menschen ein belastendes Thema bleiben. Menschen mit Vagina wird bereits von klein auf beigebracht, dass das erste Mal Sex – womit eigentlich immer Penis in Vagina gemeint ist (die Heteronormativität lässt grüßen) – auf jeden Fall schmerzhaft werden wird und dass sie da halt durchmüssen. Das ist erstens absolut furchtbar, zweitens unzutreffend und drittens kein positives Narrativ, das Menschen mit Vagina darin unterstützt, eine lustvolle Sexualität zu entwickeln. Der prophezeite Schmerz beim ›ersten Mal‹ wird meistens auf den Mythos des Jungfernhäutchens bezogen, also auf die Vorstellung, dass die Vagina durch das sogenannte Jungfernhäutchen wie von einer Frischhaltefolie verschlossen sei, die beim ersten Geschlechtsverkehr vom Penis durchstoßen wird. *Popp!* Klar, bei so einer Vorstellung rechnet man mit Schmerzen. Schließlich wird dabei ja etwas kaputt gemacht. Der Mythos des Jungfernhäutchens ist in unserer Gesellschaft bereits seit Jahrtausenden so etabliert, dass viele Menschen nicht wissen, dass es eine solche Frischhaltefolie über der Vagina gar nicht gibt.[22] Unabhängig davon, ob man schon mal vaginal stimuliert wurde oder nicht, ist die Vagina geöffnet. Denn sowohl das Menstruationsblut als auch der reinigende Ausfluss und der fruchtbare Zervixschleim müssen aus der Vagina abfließen können.

Wenn vaginale Stimulation wehtut, dann liegt das häufig daran, dass sie nicht gut vorbereitet wurde. Das kann beim ersten Mal genauso der Fall sein wie bei jedem anderen Mal Geschlechtsverkehr. Es kann unterschiedlich viel Zeit brauchen, bis sich die Muskulatur so entspannt, dass sich das Einführen von etwas in die Vagina angenehm anfühlt. Manchmal ist es sofort möglich. Manchmal muss die Vagina aber auch erst mal durch leichte Stimulation, z. B. mit dem Finger, an die Dehnung gewöhnt werden. Manchmal ist die Vagina noch nicht oder nicht mehr feucht genug. Auch das führt zu Schmerzen. All das ist ganz normal, und je mehr wir die Vagina als ein empfindsames Organ begreifen, anstatt in ihr einen passiven Schlauch zu sehen, desto klarer wird auch, dass wir ihr mit Zuwendung begegnen müssen. Sie soll sich schließlich wohlfühlen beim Sex, und dafür braucht es eben Freundlichkeit und Geduld. Es gibt jedoch auch Fälle, z. B. bei einer sogenannten Beckenbodendysfunktion oder auch bei Vaginismus, in denen Schmerzen ein dauerhaftes Problem darstellen und eine ärztliche Behandlung hilfreich sein kann.

Ich finde es immer wieder erschreckend, wie viele Menschen mit Vagina Schmerzen beim Sex erleben und denken, sie müssten das aushalten. Versteht mich nicht falsch, Schmerzen beim Sex können auch super erregend sein, wenn man sich das *ausgesucht* hat und es als *lustvoll* empfindet. Aber ich kann mich noch sehr gut an meine Freundin Laura erinnern, die eines Abends weinend bei mir auf dem Sofa saß, weil Sex mit ihrem Partner so oft schmerzhaft für sie war und sie es unmöglich fand, ihm das zu sagen. Und zwar vor allem, weil sie dachte, mit *ihr* stimme etwas nicht: »Alle anderen haben doch auch Sex in allen möglichen Stellungen und finden das geil. Warum tut mir das mit ihm oft so scheiße weh? Es ist ja nicht so, dass ich keine Lust drauf habe. Aber in manchen Positionen, von hinten zum Beispiel, geht es einfach nicht. Ich kann es nicht mehr ertragen. Aber ich hab' Angst, dass er mich sexuell langweilig findet, wenn ich ihm das sage.« So begann ein Abend voller Gespräche darüber, wie oft wir schon unter Schmerzen ausgeharrt hatten. Wie oft wir schon die Zähne zusammengebissen haben, bis er endlich kommt, während wir schon lange nicht mehr feucht waren und schon längst genug hatten. Wie oft wir noch mal extra laut gestöhnt haben, damit es endlich ein Ende hat, obwohl sich bereits nichts mehr daran gut für uns anfühlte. Und vor allem, wie sehr wir uns wünschen würden, in Zukunft öfter zu sagen: »Du, vielen Dank. War total schön, aber für mich ist's jetzt genug. Wenn du noch kommen willst, dann müssen wir das hier anders zu Ende bringen.« Und was soll ich sagen, ich erlebe in meiner Arbeit immer wieder, dass Laura und ich nicht die Einzigen sind, denen es so geht. Also, lasst uns alle gut sein zur Vagina, was auch immer das für jede*n von euch bedeuten mag.

Die inneren und äußeren Vulvalippen

Im allgemeinen Sprachgebrauch werden für die inneren und äußeren Vulvalippen meist die eher ungünstigen Bezeichnungen ›kleine und große Schamlippen‹ benutzt. Das Wort ›Scham‹ finden wir für den Genitalbereich schon seit der Antike. Auf Griechisch wurde das Wort ›aidoion‹ und im Lateinischen ›pudendum‹ benutzt, die beide mit ›Scham‹ übersetzt werden. Davon, dass diese Begriffe bereits damals eine negative Konnotation hatten, wird allerdings nicht ausgegangen. Die Bedeutung des Schambegriffes, wie wir ihn heute kennen, wird vor allem auf das Einsetzen der Christianisierung und das frühe Mittelalter zurückgeführt.[23]

Die Bezeichnung ›Scham‹ stellt eine Verknüpfung zwischen einem Körperbereich und einem konkreten Gefühl her, nämlich dem Sichschämen. Scham ist im Prinzip das Gegenteil von Stolz. Wenn ich mit einem Körperteil Scham verbinde oder mir vermittelt wird, dass ich mich dafür schämen soll, dann wird dieser Körperteil zu etwas, das ich verstecken muss, das ich nicht zeigen darf, das am besten gar nicht da wäre. Scham ist also ein Gefühl, das mit Rückzug verbunden ist und das uns Angst machen kann, abgelehnt zu werden. Dabei brauchen wir den Schambegriff in Bezug auf Genitalien eigentlich gar nicht um zu verstehen, worum es geht. Wir können auch einfach ohne Bewertung beschreiben, um welches Körperteil es sich handelt. Der Hodensack heißt ja z. B. auch *Hoden*sack und nicht Schamsack.

Die Journalistin Gunda Windmüller und die Kulturwissenschaftlerin Mithu Sanyal haben sich 2018 dafür eingesetzt, das Wort ›Vulvalippen‹ in den Duden aufzunehmen. Dieses Wort finde ich sehr sinnvoll, denn es beschreibt einfach und präzise, worum es geht, nämlich um die Lippen an der Vulva. Als ich das letzte Mal nachgeschaut habe (November 2021) hat die Onlinesuche des Duden leider noch keine Ergebnisse für das Wort ausgespuckt, noch nicht einmal als Synonym für ›Schamlippe‹. Aber im Sprachgebrauch vieler Feminist*innen kommt die ›Vulvalippe‹ schon zunehmend an. In einem Artikel zu Vulvaworkshops habe ich auch die Bezeichnung ›Lustlippen‹ gelesen.[24] Das war wie ein Moment der Erleuchtung für mich. Denn beim Lesen dieses Wortes bin ich gedanklich abgeschweift und habe mir vorgestellt, wie mein Leben gewesen wäre, wenn ich mit diesem Begriff aufgewachsen wäre. Wenn ›Lustlippen‹ das Wort wäre, was ich schon immer dafür gekannt hätte und was alle Leute benutzen würden. In diesem kleinen Tagtraum wurde für mich unmittelbar spürbar, wie anders wir mit diesem Körperteil umgehen würden. Wie anders, vielleicht mit wie viel mehr Liebe, Wohlwollen und Zuneigung wir diesen Körperteil anschauen würden und mit wie viel mehr Freude wir diese Lippen wahrscheinlich berühren würden. In unserem alltäglichen Gebrauch fällt uns die Wirkung solcher Begriffe wie ›Schamlippen‹ oftmals gar nicht auf. Außerdem, wie oft sagt man das schon? Doch die Gefühle, die Wörter und Bezeichnungen in uns auslösen, hinterlassen tiefere und nachhaltigere Spuren in unserem Körpergefühl als uns in unserem Alltag oft bewusst ist. Und vielleicht würde es uns auch leichter fallen, über diese Körperteile zu reden, wenn uns das Wort an sich nicht schon ein schlechtes Gefühl machen würde.

Eine weitere Sache ist die Zuordnung von klein und groß. Dabei handelt es sich nicht einfach um eine Beschreibung der Größenverhältnisse, sondern um eine normierende Zuschreibung. Die inneren Vulvalippen werden als ›klein‹ bezeichnet, die äußeren als ›groß‹. Auch in den medizinischen Bezeichnungen auf Lateinisch wird von ›Labia minora‹ und ›Labia majora‹ gesprochen. Würde es sich einfach um eine Beschreibung handeln, wären diese Bezeichnungen völlig variabel und austauschbar. Sind sie aber nicht. Das Problem mit diesen normierenden Bezeichnungen ist, dass sie auf sehr viele Körper gar nicht zutreffen. Vor allem in der Pubertät fangen die Genitalien an, sich deutlich zu verändern, und bei vielen Menschen werden dann auch die inneren Vulvalippen größer als die äußeren. Das ist ganz normal. Meistens sind die Vulvalippen auch nicht gleich lang und schon gar nicht symmetrisch. Mindestens eine, häufig aber auch beide, gucken dann aus den äußeren hervor. Zwar ist das nicht bei allen Menschen so, bei manchen sieht man die inneren Lippen auch nicht direkt. Aber Körper sind eben verschieden, und die Bezeichnungen ›klein‹ und ›groß‹ können deshalb für viele Menschen zu Verunsicherungen führen. Wenn wir den Eindruck haben, ein Teil unseres Körpers sieht nicht so aus wie er heißt, denken wir häufig, mit uns stimme etwas nicht, oder nur bei uns sehe das so aus. Außerdem vermittelt so eine normierende Bezeichnung auch einen vermeintlichen *Ideal*zustand, sodass man sich möglicherweise sogar hässlich fühlt, wenn man dem nicht entspricht. Ich kann es nur wiederholen: Jeder Körper sieht anders aus – und jetzt alle! – und das ist ganz normal. Von ›inneren‹ und ›äußeren‹ Vulvalippen zu sprechen, ist deshalb passender, weil die Position der Lippen sich ja nicht verändert.

In vielen historischen Texten zur Genitalanatomie wird übrigens gar nicht von ›großen und kleinen Schamlippen‹ gesprochen. Von der Antike bis ins 17. Jahrhundert wurde in der medizinischen Literatur z. B. der Begriff ›Nymphae‹ oder ›Nymphen‹ verwendet. In der griechischen Mythologie waren Nymphen Wassergöttinnen, und die inneren Vulvalippen wurden vermutlich so genannt, weil zwischen ihnen sowohl der Urin als auch das Vulvaejakulat herausfließt, das viele eher unter dem Begriff ›Squirting‹ kennen. Thomas Bartholin (1616-1680) hat in seinem Anatomiebuch von 1665 die äußeren Labien einfach »Lippen« und die inneren Labien »Flügel« genannt.[25] Keine Scham, kein klein und groß, keine Missverständnisse. Nicht nur in ihrer Größe, sondern auch in ihrem Aussehen können sich die Vulvalippen sehr unterscheiden. Sie können verschieden hell oder dunkel sein, eher rosa oder braun. Manche sind ganz dünn und zart, andere voluminös und üppig. Betty Dodson (1929–2020), eine US-amerikanische Ikone der sexuellen Bildung, hat die Vielfalt von Vulvalippen ganz wunderbar beschrieben, indem sie ihre Erscheinungen mit verschiedenen Kunststilen verglich; klassizistisch, gotisch, barock, Art déco oder modern. Und dennoch seien sie alle einzigartig, wie eine Schneeflocke.[26]

Die Vulvalippen sind für das sexuelle Lustempfinden nicht zu unterschätzen. Vor allem die inneren Lippen sind sehr stark enerviert. Oftmals wird sich nur auf die Klitorisperle konzentriert, wenn es um die besonders erregbaren Stellen des Genitalkomplexes geht. Aber die Vulvalippen gehören dazu. Die Falte zwischen den inneren und den äußeren Lippen kann bereits sehr empfindsam sein, vor allem, wenn man mit gut befeuchteten Fingern sanft darübergleitet. Die inneren Labien bestehen bereits aus erektilem, elastischem Gewebe. Das heißt, auch sie füllen sich bei Erregung mit Blut und schwellen an. Häufig denken wir, dass man den Erregungszustand einer Vulva nicht von außen sehen kann. Das stimmt aber nicht. Eine erregte Vulva verwandelt die Unterhose zwar nicht wie der Penis gleich in ein ganzes Zelt, das bedeutet jedoch nicht, dass man keine Veränderung sieht. Die inneren und äußeren Lippen werden größer und ändern durch die stärkere Durchblutung auch manchmal leicht die Farbe. Sie fühlen sich praller an und sehen auch so aus. Weil wir das aber häufig gar nicht lernen, fehlt uns auch der Blick dafür.

Die Nerven der Klitoris

Das, womit wir die Klitoris überwiegend in Verbindung bringen, ist das angenehme Gefühl, das wir meist als Lust und Erregung bezeichnen und das zum Orgasmus führen kann. Aber wie macht die Klitoris das eigentlich genau? Sie ist vollgepackt mit Nervenenden und -verbindungen, die darauf spezialisiert sind, unterschiedliche Formen von Berührungen und Stimulationen als Reize aufzunehmen. Diese werden als Signale an unser Gehirn gesendet, die wir dann als Lustgefühl und Erregung wahrnehmen.[27]

Vier große Nervenstränge sind mit dem Genitalbereich verbunden. Der Nervus pudendus, was übersetzt ›Schamnerv‹ bedeutet – vielleicht nennen wir ihn einfach besser ›Lustnerv‹? – ist in verschiedenen Verästelungen mit der Klitoris, der Vorhaut, den Labien, der Öffnung und dem unterem Teil der Vagina sowie dem Damm verbunden.[28] Der Nervenast, der in die Klitoris führt, wird ›Nervus dorsalis clitoridis‹ genannt, was so viel bedeutet wie ›Klitorisrückennerv‹. Dieser Nervenstrang ist so groß, dass man ihn bei der Freilegung einer sezierten Klitoris mit bloßem Auge sehen kann. Er ist etwa 2 Millimeter dick, läuft in zwei Strängen von der Rückseite in den Klitoriskörper hinein und reicht bis in die Perle (Abb. 4).[29] Er verästelt sich aber auch in die anderen Teilen des Genitalkomplexes. Der ›Nervus pelvinus‹ oder ›Beckennerv‹ ist mit der Vagina, der Harnröhre, der Prostata und der Zervix verbunden.[30] Der ›Vagusnerv‹ ist mit dem Uterus und, wie vermutet wird, ebenfalls mit der Zervix verbunden. Dieser Nerv ist weit im Körper verzweigt und mit vielen weiteren Körperteilen verbunden, u. a. mit dem Herzen, der Lunge und dem Verdauungssystem. Er wandert durch den Körper – sein Name wird vom Lateinischen ›vagari‹ abgeleitet, was so viel bedeutet wie ›umherschweifen‹ –, und er verläuft größtenteils außerhalb der Wirbelsäule. Aus diesem Grund sind Menschen mit Lähmungen, die z. B. durch eine Verletzung der Wirbelsäule entstanden sind, trotzdem in der Lage, sexuelle Reize und Orgasmen zu spüren, die über den Vagusnerv laufen.[31] Der vierte wichtige Nerv für den Genitalbereich ist der ›Nervus hypogastricus‹ oder auch ›Unterbauchnerv‹. Auch dieser ist mit der Zervix verbunden. Wir sehen also, dass das Gehirn seine Informationen über sexuelle Reize, Lust und Erregung aus vielen verschiedenen Quellen im Genitalbereich bekommt.

Im Klitoriskomplex befinden sich außerdem jede Menge verschiedener Rezeptoren, über die Reize aufgenommen werden. Diese Rezeptoren nennt man auch ›Genitalkörperchen‹. Das sind zum einen die ›Meissner-Körperchen‹, die vor allem auf Druck reagieren und die bereits die kleinste Berührung, wie sanftes Streicheln, wahrnehmen. Sie befinden sich eher in der oberen Hautschicht. Dann gibt es die ›Pacinischen Körperchen‹, die auch auf Druck reagieren, aber besonders für Vibrationen empfänglich sind. Sie befinden sich vor allem in den unteren Hautschichten der Klitoris, in der Vorhaut und den inneren Labien, aber auch im Corpus cavernosum (also in Köpfchen und Schenkeln der Klitoris) und in Teilen des Corpus spongiosum (also den Bulbi, die um die Vagina drum herum liegen). Weitere Rezeptoren sind auch die Ruffini- und die Krause-Körperchen, die sich ebenfalls in der Vorhaut, den Labien und der Klitoris befinden.[32]

In besonders großer Zahl findet man diese Genitalkörperchen in der Klitorisperle und den inneren Labien. Bereits seit vielen Jahrhunderten sind sich Forscher*innen darin einig, dass sich an keiner anderen Stelle des Körpers so viele Nervenenden befinden wie in der Klitoris. Der Anatom Georg Ludwig Kobelt (1804–1857) schreibt 1844 sogar:

> An Nerven ist die Clitoriseichel [...] noch viel reicher als die Rutheneichel: [... So]dass man in der That kaum begreift, wie eine solche Fülle von Nervenmasse zwischen den zahllosen Gefässen dieses kleinen Körperchens noch Raum finden kann.[33]

Auch in vielen anderen Quellen findet man die Angabe, dass die Klitoris an Nervenenden reicher sei als der Penis. Warum das so sein soll, wird jedoch häufig nicht ganz klar, und es gibt auch durchaus verschiedene Angaben dazu. Circa 8000 Nervenenden bei der Klitoris und 4000 Nervenenden bei der Peniseichel sind Zahlen, die immer wieder in den Raum gestellt werden. Seit 2018 verweist die US-amerikanische Aktivistin Jessica Ann Pin jedoch darauf, dass diese Angabe, die man tatsächlich in fast jedem Text zur Klitoris findet, aus einer Untersuchung von Rindern stamme.[34] In einer Studie mit dem Titel »Neurophysiology of the Clitoris« des US-amerikanischen Neurophysiologen Berry Campbell (1912–1985), die in einem Sammelband von 1976 veröffentlicht ist, heißt es:

> Es wurde ein aussagekräftiger Vergleich zwischen dem Nerv der Klitoris und dem entsprechenden Nerv des männlichen Schafes gemacht [...]. Die Sektion ergab hier [...] deutlich weniger zählbare Fasern als in den Nerven der Klitoris. Teilweise mag dies daran liegen, dass die Nervenbereiche der männlichen und weiblichen

> Exemplare möglicherweise nicht genau miteinander übereinstimmen. Wahrscheinlicher ist jedoch, dass die Enervierung des Penis geringer ist als die der Klitoris, da dies auch mit unseren veröffentlichten Untersuchungen am Rind übereinstimmt, wo die Vergleichszahlen 4033 [...] beim Männchen und 7733 beim Weibchen betrugen.[35]

Dass Studien an Tieren für den Erkenntnisgewinn zur menschlichen Genitalanatomie genutzt werden, ist nicht völlig ungewöhnlich. Einerseits können sie zwar viele relevante Aufschlüsse bieten. Andererseits kann man solche Ergebnisse jedoch nicht automatisch mit dem menschlichen Körper gleichsetzen. Die genaue Angabe der Anzahl von Nervenenden in Klitoris und Penis wirft jedoch auch unabhängig von dem möglichen Tiervergleich einige Fragen auf.

Erstens: In vielen Texten, die man zu diesem Thema findet, wird eine deutlich höhere Anzahl an Nervenenden bzw. Genitalkörperchen in der Klitoris als im Penis angeführt. Dabei wird jedoch oft nicht klar, ob sich die Gesamtzahl der Nervenenden zwischen Penis und Klitoris tatsächlich unterscheidet. Bereits in der Studie von Campbell wird in Erwägung gezogen, dass sich die untersuchten Abschnitte möglicherweise nicht genau entsprechen. Daraus lässt sich schließen, dass nicht der gesamte Penis mit der gesamten Klitoris verglichen wurde, sondern nur Teile. Andere Studien kommen zu dem Schluss, dass sich Klitoris und Penis nicht wesentlich in der Anzahl der Nervenenden unterscheiden, sondern vor allem in ihrer Dichte.[36] Da die Klitoriseichel in Bezug auf die Fläche meistens deutlich kleiner ist als die Peniseichel, befindet sich dort also die ungefähr gleiche Anzahl an Nervenenden auf deutlich engerem Raum. Diese Untersuchungsergebnisse halte ich für deutlich plausibler. Denn wenn Klitoris und Penis sich sonst in allen anderen Punkten so sehr gleichen, warum sollten sie sich dann ausgerechnet in der Anzahl der Nervenenden um die Hälfte unterscheiden? Durch die höhere Konzentration der Rezeptoren ist die Klitorisperle im Vergleich zur Peniseichel jedoch deutlich empfindlicher. Und diese ist ja an sich schon extrem sensibel.

Zweitens: Die Zahlen in Campbells Studie stimmen zweifellos mit der Anzahl an Nervenenden überein, die im Kontext von menschlichen Klitorides immer wieder angegeben wird. Ob diese Angaben jedoch tatsächlich auf Campbells Studie zurückgehen, scheint unklar. Zumindest habe ich sie bisher nirgends als Referenz für diese Zahlen gesehen. Und damit kommen wir auch schon zu Punkt drei: Es wird überhaupt *nie irgendwo* eine Referenz für diese Zahl von 8000 Nervenenden genannt, und das sollte uns wirklich stutzig machen. Immer wieder können wir in den verschiedensten Texten lesen: »Die Klitoris hat 8000 Nervenden, der Penis hat nur 4000.« Ob nun in Unterhaltungsbeiträgen, journalistischen, wissenschaftlichen oder auch medizinischen Texten – ich persönlich habe noch *nie* eine Angabe der Quelle gesehen, auf die diese Zahl zurückgeht. Man findet natürlich Zitate, auf die als Referenz verwiesen wird. Aber woher diese Information tatsächlich ursprünglich stammt, scheint kaum überprüfbar. Ich habe manchmal den Eindruck, dass diese Zahl irgendwo einmal aufgetreten ist und sich seitdem verselbstständigt hat.

Und so etwas passiert beim Thema Klitoris und auch bei Sexualität im Allgemeinen ziemlich oft. Informationen werden gerne reißerisch in den Raum gestellt. Sie werden aus dem Kontext gerissen und manchmal – auch unabsichtlich – falsch oder missverständlich wiedergegeben. Informationen werden als Fakten dargestellt, obwohl es sich eigentlich eher um Theorien, Interpretationen oder Vermutungen handelt. Und das soll nicht falsch verstanden werden: Theorien, Interpretationen oder Vermutungen sind super wichtige und valide Analysemittel, die wir brauchen und die uns Aufschlüsse geben können. Sie haben alle ihre Berechtigung und sind wichtig für unsere Diskussionen und Erkenntnisse zu Sexualität. Aber es führt natürlich zu Missverständnissen, wenn die Art der Informationen nicht gekennzeichnet oder sogar absichtlich unterschlagen wird. Häufig wird sich auch auf Studien berufen, ohne eine einzige Angabe, um welche Studie es sich handelt oder wo man sie finden kann. Das bedeutet selbstverständlich nicht, dass eine Information deshalb ausgedacht sein muss und es die entsprechenden Studien gar nicht gäbe. Aber solange man keine Möglichkeit hat, die herangezogenen Ergebnisse zu überprüfen oder nachzuvollziehen, von wem die Studie in welchem Kontext eigentlich durchgeführt wurde, bleibt völlig offen, ob die Ergebnisse richtig wiedergegeben wurden und tatsächlich belastbar sind. Nicht jedes Textformat gibt es her, reihenweise Quellenangaben aufzulisten. Manchmal kann es auch sinnvoll sein, Informationen verkürzt zu präsentieren als *gar* nicht. Aber es gibt so viele Mythen zu Sexualität, die genau aus dem Umstand entstehen und ihre Wirkung behalten, dass Informationen ungenau und intransparent weitergegeben werden, sich gut verbreiten, weil sie irgendwie provokant sind und niemand mehr überprüft oder hinterfragt, was es mit dieser Information eigentlich auf sich hat. Der Aufklärung über Sexualität und über die Klitoris ist mit immer weiterer Mythenbildung jedoch nicht geholfen.

Zurück zu unseren 8000 Nervenenden. Ich kann diese Angabe an dieser Stelle weder für eindeutig falsch erklären – man findet sie schließlich auch in durchaus respektablen Veröffentlichungen – noch kann ich sie bestätigen, denn ich habe bisher nirgends eine transparente Untersuchung dazu gefunden. Die Frage ist jedoch auch, ob wir diese Zahl überhaupt so dringend brauchen? Klar, Zahlen helfen uns, Relationen zu verstehen. Sie machen vieles überschaubarer und anschaulicher. An den 8000 Nervenenden müssen wir uns aber nicht festklammern. Dass die Klitoris extrem stark enerviert ist, stärker als jedes andere Körperteil, bleibt auch ohne eine bestimmte Zahl ein vielfach belegter Fakt.[37]

Auch der Vergleich der Nervenenden von Klitoris und Penis erscheint mir häufig wenig sinnvoll, weil sie meistens einfach nur in Konkurrenz zueinander gesetzt werden – à la »Na, wer hat mehr?«. Wenn wir sexuelles Empfinden besser verstehen wollen, ist es hilfreicher, mehr Bewusstsein für die vielfältigen Variationen der Nervenverteilungen zwischen Individuen zu schaffen, anstatt sich auf einen eindimensionalen Vergleich von Klitoris und Penis zu fokussieren. Denn die Verteilung der Genitalkörperchen im Klitoriskomplex kann von Mensch zu Mensch stark variieren. Während die Klitorisperle für gewöhnlich als Punkt der größten Konzentration von Nervenenden angegeben wird, ist es ebenso möglich, dass sich mehr Rezeptoren in den inneren Labien und der Vorhaut befinden als in der Klitorisperle selbst.[38] Darüber hinaus können sich die Genitalkörperchen nicht nur in ihrer Verteilung, sondern auch in ihrer Größe und Anzahl stark von Mensch zu Mensch unterscheiden.[39] Es ist wichtig, sich das immer wiederklarzumachen. Denn mit dieser Information wird viel verständlicher, warum nicht zwangsläufig jede Person die gleiche Art der Stimulation mag. Ein und derselbe Reiz wird von Körpern durchaus unterschiedlich empfunden. Wenn man einer bestimmten Sexualpraktik oder Technik vielleicht nichts abgewinnen kann, liegt das nicht etwa daran, dass mit dem eigenen Körper etwas nicht stimmt. Mir sind schon sehr viele Menschen mit Klitoris begegnet, die berichten, dass sie Oralverkehr nicht viel abgewinnen können – entgegen der weitverbreiteten Meinung, dass Lecken das Nonplusultra wäre. Lecken kann schön sein, aber bei Weitem nicht alle Menschen mit Klitoris kommen so tatsächlich zum Orgasmus. Ein einheitliches Rezept für alle gibt es einfach nicht.

Was wir (nicht) über Sex lernen und was das mit uns macht

Unsere kulturelle Vorstellung, in der die Vagina als Gegenstück zum Penis verstanden wird, ist nicht nur anatomisch fehlgeleitet. Sie führt auch oft dazu, dass die zentrale Bedeutung der Klitoris beim Sex unterschlagen wird. Die Klitoris ist keineswegs völlig unbekannt. Aber sie wird viel zu oft als *Plus* anstatt als *Muss* beim

Sex behandelt. Sie ist so eine Art Geheimtipp, den jede*r kennt. Aber der letztendlich doch ein Mysterium bleibt, weil niemand die Klitoris so richtig zu begreifen scheint. Und das liegt nicht einmal daran, dass die Klitoris tatsächlich so mysteriös ist oder wir alle zu dumm wären, um sie zu verstehen. Es liegt daran, dass wir überwiegend unvollständige, falsche oder auch einfach gar keine Informationen über sie bekommen. Das ist in etwa so, als würden wir uns mit der Sexualität von Männern beschäftigen und den Penis nur als Bonus betrachten.

Wenn ich allein daran denke, wie viele Männer mir schon ungefragt, mit einem süffisanten Lächeln und am besten noch mit einem wissenden Augenzwinkern mitgeteilt haben, dass sie wissen, wo die Klitoris ist oder mich »sogar« zum Squirten bringen könnten, um damit zu sagen: »Hey Baby, ich kenn' mich aus und bin ein guter Liebhaber«, dann rollen sich meine Augen vor Genervtheit so weit zurück, dass ich fast Angst habe, sie gehen irgendwo in meinem Hinterkopf verloren. Damit zu prahlen, dass man übrigens wisse, wo sich das zentrale Lustorgan befindet oder es als krasse Leistung darzustellen, sich für die Lust der Menschen zu interessieren, mit denen man gerne Sex haben möchte, empfinde ich persönlich als etwas erbärmlich und ziemlich abtörnend. Was wir brauchen, sind Männer, die sich ernsthaft über die Klitoris informieren und für die das selbstverständlich ist, anstatt sich selbst als feministische Helden zu feiern, nur, weil ihnen die Lust der Frau beim Sex ja *auch* wichtig ist.

Und wo wir gerade beim Thema Männer sind, noch mal was anderes. Können wir bitte endlich aufhören mit diesen Witzen darüber, dass Männer die Klitoris nicht finden würden?! Erstens, die *meisten* Menschen wissen viel zu wenig über die Klitoris. Diese Ignoranz ist kein männerspezifisches Problem. Zweitens, jemanden – egal welchen Geschlechts – für seine*ihre Unwissenheit oder Unfähigkeiten zu beschämen, indem man sich darüber lustig macht, führt ganz sicher nicht dazu, dass sich die Person mit

Neugier und Freude damit beschäftigen wird. Es führt einfach nur zu Scham und Unsicherheit und ehrlich gesagt, davon haben wir *alle* schon mehr als genug, wenn es um das Thema Sex geht. Außerdem fußen solche Witze auf einem toxischen Männlichkeitsbild, das es geradezu verunmöglicht, dass Männer tatsächlich etwas über die Klitoris lernen oder sich trauen würden, ihre Sexualpartner*innen zu fragen, was sie mögen. Denn in unserem gesellschaftlichen Bild von Männlichkeit bedeutet Sex nicht nur eigene Bedürfnisbefriedigung, sondern vor allem auch Abliefern.

Schon seit der allerersten Clit Night beobachte ich, dass viele Männer sich entweder nicht trauen, an meinen Workshops teilzunehmen, obwohl es sie total interessiert, oder dass sie eine abwehrende Haltung dazu zeigen, nach dem Motto: »Brauch' ich nicht.« Immer wieder merke ich, dass eine Teilnahme an einem Klitorisworkshop für viele Männer wie ein Eingeständnis wäre, sich nicht ausreichend mit der Klitoris auszukennen. Und das ginge natürlich *gar* nicht. Denn eine Frau sexuell befriedigen zu können, gehört nicht nur zum gesellschaftlichen Ausdruck von Männlichkeit. Es wird erwartet, dass Männer eigentlich von alleine wissen, wie es geht. Jede Frage, jede Unsicherheit passt hier nicht in das gesellschaftliche Bild dessen, was es bedeutet, ein Mann zu sein und muss daher verborgen werden. »Ein richtiger Mann ist sexuell selbstbewusst und weiß, was Frauen wollen.« So lautet das Motto, mit dem die meisten Männer spätestens seit ihrer Pubertät konfrontiert sind.

Ich muss ungefähr sechzehn Jahre alt gewesen sein, als ich einmal im Sommer mehrere Abende mit meiner Freundin bei einem Bekannten aus der Schule verbrachte. Seine Eltern waren eine Woche im Urlaub und er hatte das Haus für sich alleine. Na ja, was soll ich sagen, sind die Katzen aus dem Haus, tanzen die Mäuse auf dem Tisch – vor allem, wenn sie sechzehn sind. Jeden Abend waren wir dort. Die Wohnung nahm bereits leicht verwahrloste Züge an. Es waren meistens so fünf bis acht Personen da, hauptsächlich Leute aus seiner Klasse, meine Freundin und ich. Was genau wir den ganzen Abend gemacht haben, kein' Plan. Abgehangen. Zwischen dem ganzen Gewusel, der Musik, den Chipstüten etc. machte eines Abends einer der Jungs Pornos auf dem Fernseher an. Ich war mega überfordert mit der Situation. Zum einen wollte ich natürlich *alles* sehen. Ich war super neugierig, und das einzige, was ich bisher in die Finger gekriegt hatte, waren die Spielfilme, die nachts um ein Uhr auf Vox liefen. Die konnte ich aber nur sehen, wenn meine Eltern nicht da waren, und das passierte nicht so häufig. Ich wollte nichts lieber als gebannt auf den Bildschirm schauen und endlich sehen, wie Sex *genau geht*. Gleichzeitig hätte ich bei jedem verstohlenen Blick dorthin vor Scham sterben können. In Anwesenheit mehrerer pubertärer Jungs, von denen die meisten noch nicht mal meine eigenen Freunde waren, fühlte sich meine Neugier auf Sex nicht gerade gut aufgehoben an. Jede*r weiß, wie schnell man als ›Schlampe‹ in Verruf geraten kann, egal, ob man überhaupt jemals Sex hatte oder nicht. Allein Sex zu *wollen*, konnte ja schon reichen. Außerdem hatte ich das Gefühl, dass ich als Mädchen gegen Pornos sein sollte. Mein Interesse daran fühlte sich unangemessen an. Ohne dass mir überhaupt in den Sinn kam, mich zu fragen, ob ich das sehen wollte oder nicht, war klar, dass ich das schlimm finden oder mich irgendwie davon gekränkt fühlen musste. Natürlich hätten die Jungs fragen sollen, ob es für alle okay ist, wenn ein Porno läuft – Consent, also die aktive Zustimmung, ist schließlich das A und O bei allem, was mit Sex zu tun hat. So etwas einfach anzumachen, war definitiv scheiße. Bezeichnend ist jedoch, dass ganz unabhängig davon bereits fest in mir installiert war, dass ich als Frau Pornos schlecht zu finden habe, ohne dass ich überhaupt jemals einen Porno gesehen hatte und mir selber eine Meinung darüber hätte bilden können. Aber das ist ein anderes Thema.

Jedenfalls kann ich mich noch sehr gut daran erinnern, wie einer der Jungs hochkonzentriert auf den Bildschirm starrte, während ein Mann dort gerade einer Frau die Vulva leckte. Nahaufnahme, man konnte wirklich alles ganz genau sehen. Während es im Zimmer unruhig war, Musik lief, Leute reinkamen und rausgingen, fragte jemand den Jungen, ob er ein Bier wolle. Er reagierte etwas angespannt: »Mann, jetzt lass mich doch mal in Ruhe! Ich muss sehen, wie die das machen.« Es war klar, diese Porno-Session war keine erotische Situation, sie war ein Lehrgang.

Vor einigen Jahren kam während der Pause eines Workshops ein Teilnehmer auf mich zu. Ein sympathischer Typ, Anfang bis Mitte zwanzig, und fragte etwas verlegen, doch mit sichtbar ehrlichem Interesse, ob es denn etwas beim Lecken gäbe, was alle Frauen gut fänden. Etwas, womit man quasi immer richtig liege, womit man nichts falsch machen könne. In seinem Blick zeigten sich deutliche Enttäuschung und Ernüchterung, als ich antwortete: »Ja, fragen, was die Person gerne mag.« Das war nicht die Antwort, auf die er gehofft hatte. Er wollte ein Super-Lecker sein, und zwar *ohne* nachfragen zu müssen. Und hier sehen wir ein zentrales Problem unseres Umgangs mit Sex. Uns fehlt eine Kultur des Sprechens über Sex, und zwar sowohl auf der Makroebene als Gesellschaft als auch auf der Mikroebene in unseren individuellen Sexualbeziehungen.

Die meisten von uns wollen gute Liebhaber*innen sein. Es macht uns Freude, jemand anderem etwas Gutes zu tun. Das ist nicht nur beim Sex so. ›Gut im Bett zu sein‹ ist etwas, wodurch wir uns selbst begehrenswert fühlen können. In der Lage zu sein, jemand anderen sexuell zu befriedigen, gibt uns Bestätigung. Das ist kein geschlechterspezifisches Phänomen. Das Ausmaß jedoch, in dem Männlichkeit gesellschaftlich mit der Fähigkeit, ›es einer Frau besorgen zu können‹ – ein Ausdruck, bei dem ich übrigens direkt kotzen könnte – gleichgesetzt wird und die damit verbundenen Potenz- und Leistungsgedanken, sind einfach nur toxisch. Es führt nämlich nicht dazu, dass Sexualpartner*innen offen über ihre Wünsche reden oder sich trauen, etwas auszuprobieren. Es führt vielmehr dazu, dass Männer lieber fernab der Person, mit der sie eigentlich Sex haben wollen, versuchen, sich die Skills draufzuschaffen, damit sie bloß keinen Fehler machen, sondern beeindrucken können, wenn es darauf ankommt. Jede vermeintliche Schwäche, jede Frage oder Unsicherheit stellt hier ein potenzielles Versagen dar. Was für ein Stress.

Jetzt werdet ihr vielleicht sagen: »Auch Frauen stehen beim Sex unter Performancedruck.« Das stimmt. Ich habe in meiner Teeniezeit auch lieber schon mal mit meiner besten Freundin Knutschen geübt, weil die Vorstellung, das erste Mal eine Person zu küssen, in die ich verknallt war und nicht zu wissen, wie das genau geht, mit absoluter Scham verbunden war. Natürlich haben auch Frauen Angst, sich durch Unwissenheit oder fehlende Fähigkeiten zu blamieren und stehen unter dem Druck gesellschaftlicher Erwartungen an ihr Sexualverhalten. Die gesellschaftlichen Ansprüche, die an Sexualitäten von Männern und Frauen gestellt werden, unterscheiden sich jedoch. Wie genau, das werden wir uns später noch im Detail ansehen, wenn wir uns mit der Kulturgeschichte der Klitoris beschäftigen. Witze über Männer zu machen, die die Klitoris angeblich nicht finden oder nicht wissen, wie sie damit umgehen sollen, sind jedenfalls kein ›Treten nach oben‹. Sie sind Teil des Problems.

Das Konzept, dass Männer ihre Männlichkeit unter Beweis stellen, indem sie Frauen sexuell befriedigen und dabei vor allem auch noch allein rausfinden sollen, wie man das macht, ist über kurz oder lang zum Scheitern verurteilt. Denn Menschen und ihre Körper unterscheiden sich nun einmal in dem, was sie mögen. Ja sogar jede Situation ist anders. Ein Move, der heute super war, wird mich nicht zwangsläufig für den Rest meines Lebens zuverlässig jedes Mal zum Orgasmus bringen. Niemand sollte solch einen Anspruch stellen, weder an sich noch an seine*ihre Sexualpartner*innen. Wir brauchen auch keine kniffligen Geheimtipps für guten Sex. Pornografie und die juicy Sextipps in irgendwelchen Magazinen können uns Inspiration bieten. Sie können aufregend sein und uns auf neue Ideen bringen. Aber sie sind kein Ersatz dafür zu lernen, wie Genitalanatomie aussieht, wie Lust funktioniert und wie wir mit unseren Partner*innen über Sex reden.

Natürlich ist es wichtig, dass man sich bei gemeinsamem Sex auch um das Lusterleben des Gegenübers bemüht. Ich denke keinesfalls, dass es egal oder sogar besser wäre, wenn Männern der Orgasmus ihrer Sexualpartner*innen weniger wichtig wäre. Aber ich denke, viele Menschen geben dem Orgasmus, dem vermeintlichen ›Höhepunkt‹, eine zu große Bedeutung als Anzeiger für guten Sex. Es gibt ja noch sehr viel anderes, was gute sexuelle Erfahrungen von schlechten unterscheidet. Ich denke z. B., wenn Männer nur halb so viel Verantwortung für Verhütung übernehmen würden, wie sie ihren Selbstwert am Orgasmus ihrer Partner*innen messen, dann hätten wir wahrscheinlich alle 200 Prozent stressfreieren und besseren Sex.

Repräsentation und warum sie wichtig ist

Wenn es um die Anatomie der Klitoris geht, haben wir alle es schwer, sie richtig kennenzulernen. Die Klitoris ist in den Köpfen vieler Menschen immer noch nicht als *das* zentrale Sexual- und Lustorgan angekommen. Das liegt nicht zuletzt auch daran, dass sie nach wie vor nicht zur Standardausstattung vieler Aufklärungsmaterialen gehört. In anatomischen Abbildungen des Unterleibes wird meistens nur ein winziger Bruchteil der Klitoris, wie z. B. die Perle, gezeigt (Abb. 6), oder sie wird einfach komplett weggelassen. Würde uns eine anatomische Abbildung des ›männlichen Genitalbereiches‹ vorgelegt werden, auf der der Penis einfach nicht zu sehen wäre, dann würde uns das vermutlich alle sehr irritieren. Für die Klitoris ist jedoch genau das Standard, und es fällt kaum jemandem auf. Warum fällt es kaum jemandem auf? Weil die meisten Leute die eigentliche Anatomie der Klitoris nicht kennen. Und warum kennen sie sie nicht? Weil die Klitoris auf Abbildungen für gewöhnlich nicht vollständig gezeigt wird und viele Menschen sie deshalb noch nie gesehen haben. Das Problem dreht sich im Kreis. Die Unwissenheit über die Klitoris, die in diesem Teufelskreis aufrechterhalten wird, ist auch genau der Grund, warum viele Menschen sich über die Mangelhaftigkeit ihres eigenen Wissens zur Klitoris überhaupt nicht im Klaren sind. Denn wie soll jemand darauf kommen, dass Abbildungen, die sich über Jahrzehnte durch Biobücher, Aufklärungsmaterialien und sogar durch medizinische Fachliteratur ziehen, falsch sind? Mir wäre das jedenfalls mit Sicherheit bis heute nicht aufgefallen, wenn ich nicht durch mein eigenes Interesse für Feminismus und einen Wink des Schicksals zufällig darauf gestoßen wäre.

Durch den unermüdlichen Einsatz vieler Feminist*innen für bessere sexuelle Bildung und für die Sichtbarkeit der Klitoris können nun bei der Darstellungsweise der Klitoris seit ein paar Jahren

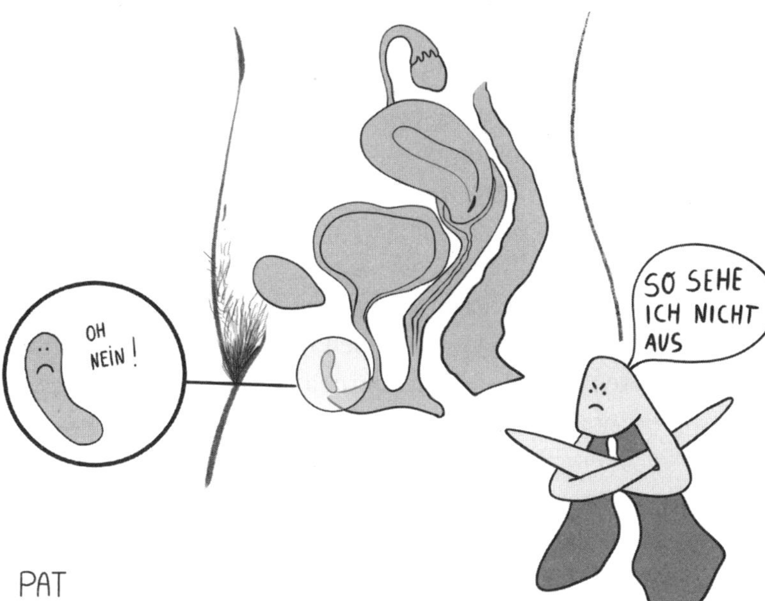

Abb. 6 Hansen, Pat (Hafenzimmer). *Falsche Abbildungsweise der Klitoris*, 2021

endlich kleine, aber feine Fortschritte verzeichnet werden. Seit 2020 haben einige Schulbuchverlage begonnen, Abbildungen der Klitoris anzupassen, um nun nicht mehr nur die Perle, sondern den ganzen Schwellkörper zu zeigen. Das ist eine erfreuliche Entwicklung. Es bedeutet jedoch trotzdem nicht, dass ab jetzt tatsächlich alle Jugendlichen Informationen über die Anatomie der Klitoris bekommen. Denn nicht überall wird die neueste Schulbuchauflage verwendet, und Lehrmaterialien können sich auch von Bundesland zu Bundesland unterscheiden. Es ist also durchaus ein Erfolg, aber eben erst mal nur ein sehr kleiner.[40]

Gerade weil man den größten Teil der Klitoris nicht von außen sehen kann, ist es umso wichtiger, dass uns Aufklärungsmaterialien die Anatomie der Klitoris zeigen. Nichts anderes gilt ja auch für alle anderen Organe, über die wir etwas lernen, wie z. B. das Gehirn, Herz, Lunge usw. Wie sollen wir sonst eine Vorstellung dafür entwickeln, was im Inneren unseres Körpers los ist? Manchmal fragen mich Leute, warum es denn ausgerechnet bei der Klitoris so wichtig sein soll, dass wir uns mit der Anatomie auskennen. Über die Milz oder die Leber wüssten die meisten Menschen schließlich auch nix, und dafür würde ich mich ja nicht einsetzen. Die Ansicht, dass jede*r eigenes Fachwissen zur Anatomie der Klitoris braucht, wäre von daher möglicherweise doch etwas übertrieben, oder? Meine Antwort auf diese Frage beinhaltet zwei Komponenten. Erstens: Es mag durchaus Menschen geben, für die Sex einfach keine Rolle in ihrem Leben spielt. Ich behaupte keinesfalls, dass sexuelle Lust und Befriedigung Themen sind, die tatsächlich jede*n betreffen und interessieren müssen. Dementsprechend denke ich nicht, dass sich jede*r für die Anatomie der Klitoris interessieren *muss*. Dessen ungeachtet, haben Sexualität und Geschlecht jedoch eine große kulturelle und soziale Relevanz in unserer Gesellschaft. Wie wir im Folgenden und insbesondere bei der Betrachtung der Kulturgeschichte der Klitoris noch genauer sehen können, werden Genitalien in einem ganz anderen Maß mit gesellschaftlichen Werten aufgeladen als z. B. die Milz oder die Leber. Ob wir eine Klitoris haben und für wie groß sie gehalten wird, hat einen Einfluss darauf, wie uns die Gesellschaft sieht und demnach auch, wie wir uns selbst sehen. Wenn die Klitoris also im Gegensatz zum Penis nicht vollständig abgebildet wird, dann hat das nicht nur Auswirkungen auf unsere persönliche Bildung. Es ist auch Teil eines größeren strukturellen Ungleichheitsverhältnisses zwischen Männern und Frauen. Selbst wenn jemand die Anatomie der Klitoris für sich selbst nicht als relevant erachtet, hat die gesellschaftliche Bewertung von Genitalien dennoch weitreichende Konsequenzen, von denen letztlich niemand unberührt bleibt. Ob es einem nun bewusst ist oder nicht.

Darüber hinaus ist ja nicht nur die Unwissenheit von Laien ein Problem. Auch vielen Mediziner*innen fehlt meistens grundlegendes Wissen zur Anatomie der Klitoris. Was u. a. daran liegt, dass die Klitoris in medizinischer Literatur eben nicht richtig abgebildet wird.[41] Erregung, Erektion und Orgasmusfähigkeit werden bei Menschen mit Penis meistens mit Selbstverständlichkeit als sehr wichtiger Teil ihrer Lebensqualität betrachtet. Bei operativen Eingriffen im Genitalbereich wird daher darauf geachtet, dass diese Funktionen möglichst nicht beschädigt werden. Bei Menschen mit Klitoris ist das aber weniger der Fall.[42] Zum einen trübt das Vorurteil, Sex wäre für Frauen nicht so wichtig wie für Männer, den Blick für die Relevanz dieser Funktionen. Zum anderen fehlt durch unzureichende Aufklärung über die Klitorisanatomie auch unter Mediziner*innen oft das Wissen, um die Erhaltung ihrer Funktionen und Empfindungen bei Eingriffen angemessen berücksichtigen zu können. Bei Eingriffen während der Geburt wie dem Dammschnitt, bei medizinisch notwendigen Eingriffen im Urogenitalbereich oder bei kosmetischen Eingriffen an der Vulva kann die Verletzung der Klitoris und ihrer Nerven zu Verlusten der Sexualfunktion und des Lustempfindens führen.[43] Um dies zu vermeiden, braucht es eben sowohl das Wissen über die Anatomie als auch die Wertschätzung der Lustfunktion der Klitoris.

Die zweite Komponente bezieht sich auf unser persönliches Sexualleben. Wenn ich mich mit meiner eigenen Genitalanatomie gut auskenne, dann hilft mir das, meine sexuelle Lust besser zu verstehen. Ich kann mich z. B. noch sehr gut daran erinnern, wie ich beim ersten Anblick der vollständigen Klitoris, den ich ja erst mit Mitte zwanzig ergattert hatte, sofort dachte: »Krass, jetzt macht alles Sinn.« Schlagartig wurde mir klar, warum sich manche Sachen gut anfühlen und ebenso, warum manche Arten der Stimulation nicht so viel mit mir machten, wie ich dachte, dass es der Fall sein sollte. Über die gesamten letzten Jahre, die ich mich nun schon beruflich mit der Klitoris befasse, habe ich kontinuierlich Erkenntnis- und Entdeckungsmomente, die mir Selbstbewusstsein für meine eigene Sexualität und Vertrauen in meinen Körper geben. Das Verständnis meiner Genitalanatomie hilft mir, Sex so zu gestalten, dass er mir gefällt. Es hilft mir, meinen Sexualpartner*innen zu erklären, was ich mag und was nicht. Es hilft mir, Sachen auszuprobieren und zu verstehen, was dabei mit meinem Körper passiert. Egal ob mit oder ohne Partner*innen, egal ob ich täglich Sex habe oder über Jahre gar nicht, Sex ist immer wieder ein Teil meines Lebens, und ich denke, das geht vielen Menschen so. Mich mit Genitalanatomie auszukennen, ist eine wichtige Voraussetzung, um diesen Teil meines Lebens aktiv nach meinen Wünschen und Bedürfnissen gestalten zu können. Deshalb hat das Wissen über die Anatomie und Funktionsweise der Klitoris für mich persönlich eine entscheidendere Relevanz als andere Körperteile, mit denen ich weniger aktiv interagiere oder die nicht so viel Raum in meinen sozialen Beziehungen einnehmen. Das abstrakte Wissen über das, was ich nicht sehen kann, hilft mir, körperliche Empfindungen einzuordnen. Während ich bestimmte Erregungsreaktionen meines Körpers vorher vielleicht gar nicht oder nur diffus wahrgenommen habe, weiß ich jetzt: »Aaah, das ist meine Klitoris.«

Die richtige Repräsentation auf Abbildungen ändert unser Bewusstsein dafür, was die Klitoris ist. Das kann sich wiederum auf unsere Körperwahrnehmung und auf unser Erleben von Erregung, sexuellen Reizen, Erektion und Orgasmus auswirken. Das Wissen, dass etwas da ist, kann uns also helfen, ein Gespür dafür zu entwickeln, auch wenn wir es nicht direkt sehen können. Die tatsächliche Größe der Klitoris zu realisieren, halte ich außerdem für uns alle für entscheidend, um auch ihre zentrale Rolle beim Sex zu begreifen. Wenn wir auf Bildern sehen können, dass die Klitoris so groß ist wie der Penis, dann fällt es uns auch leichter zu verstehen, dass sie genauso wichtig ist. Die Klitoris wegzulassen oder nur einen kleinen Teil abzubilden, stellt dabei auch immer wieder einen vermeintlichen Unterschied zwischen Männer- und Frauenkörpern her, der so nicht existiert. Es verschleiert die Tatsache, dass es erst mal keinen massiven Unterschied im Lustpotenzial auf Grund einer unterschiedlichen Genitalanatomie gibt. Ich denke, das ist auch eine sehr zentrale Erkenntnis, wenn es um die Lust auf Sex geht. Wenn wir erfüllende und befriedigende sexuelle Erfahrungen machen wollen, ist es wichtig zu begreifen, dass die Klitoris nicht nur ein Bonus ist, sondern das zentrale Lustorgan. Das Verständnis ihres Ausmaßes und ihrer Vielseitigkeit ist dabei sowohl für die Menschen, die selbst eine Klitoris haben, als auch für diejenigen, deren Sexualpartner*innen eine Klitoris haben, von Bedeutung. Viele Menschen wünschen sich eine Anleitung für guten Sex oder konkrete Tipps. Aber jeder Mensch, jede Beziehung und jede sexuelle Situation können sich unterscheiden. Genitalanatomie zu kennen, ist wie eine Landkarte, mit der wir selbst auf Entdeckungsreise gehen können. Ratgeber und Sextipps sind für mich vergleichbar mit einem Reiseführer. Sie können uns Vorschläge und Angebote machen, was uns gefallen könnte, was wir ausprobieren und wo wir mal hingehen könnten. Ohne Stadtplan, der uns hilft, den Weg zu finden, nützt uns aber auch der beste Reiseführer nix.

Klitoris und Geschlecht

Embryonale Entwicklung

Wie kommt es eigentlich, dass Klitoris und Penis sich so sehr ähneln? Ganz einfach, sie entstehen aus dem gleichen Gewebe. Man bezeichnet sie deshalb auch als ›homologe Organe‹. Das bedeutet, sie haben den gleichen Ursprung. Wenn sich Embryonen entwickeln, dann sind die genitalen Anlagen während der ersten sieben Wochen der Schwangerschaft bei allen Menschen gleich. Man nennt diese Gewebsanlage, aus der Klitoris und Penis entstehen, auch ›Genitalhöcker‹. Ab der achten Woche der Entwicklung fängt er an, seine Form zu verändern (Abb. 7). Die Haut, die die äußeren Vulvalippen formt, ist die gleiche, die zum Hodensack wird. Sie heißt deshalb auch Labio-Skrotal-Wulst. Die Haut des Penisschaftes entspricht den inneren Lippen. Beim Penis werden die unterschiedlichen Gewebe in eine längliche Form zusammengefasst, während sie sich in der Formation der Vulva eher auffächern. An der Unterseite des Penis kann man eine Linie erkennen, die wie eine Narbe aussieht. Sie wird auch Raphe genannt. Das bedeutet Verwachsungsnaht, denn dort ist das Gewebe zusammengewachsen, während es bei den Vulvalippen geteilt und geöffnet ist. Auch Hoden und Eierstöcke entstehen aus der gleichen Anlage, den Gonaden. Manche Gewebsanlagen bilden sich bei unterschiedlicher Genitalentwicklung zurück. Zum Beispiel gibt es den ›Ductus paramesonephricus‹, der auch ›Müller-Gang‹ genannt wird, aus dem die Eileiter, der Uterus und der obere Teil der Vagina entstehen. Und es gibt den ›Ductus mesonephricus‹, der auch ›Urnierengang‹ oder ›Wolff-Gang‹ genannt wird, aus dem die Samenleiter entstehen. Je nachdem, ob sich die Gonaden zu Eierstöcken oder Hoden entwickeln, bilden sich die jeweils anderen Gänge zurück. Aus dem Urogenitalkanal entstehen Harnröhre, Prostata und der untere Teil der Vagina. Die Prostata ist bei allen Menschen vorhanden. Auch wenn sie sich bei Penis und Klitoris in ihrer Form

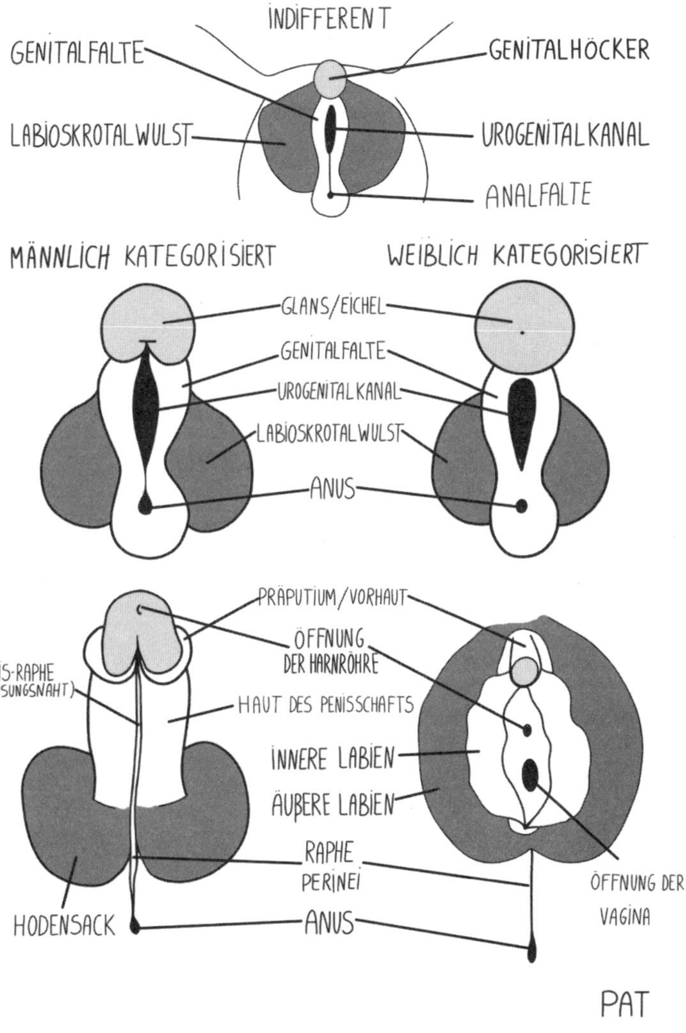

Abb. 7 Hansen, Pat (Hafenzimmer). *Embryonale Entwicklung der Genitalien*, 2021

etwas unterscheidet, besteht die Prostata bei beiden aus Drüsengewebe und vielen kleinen Kanälen, worüber Ejakulat produziert und ausgeschieden wird.[44] Beim Penis wird aus dem Urogenitalkanal

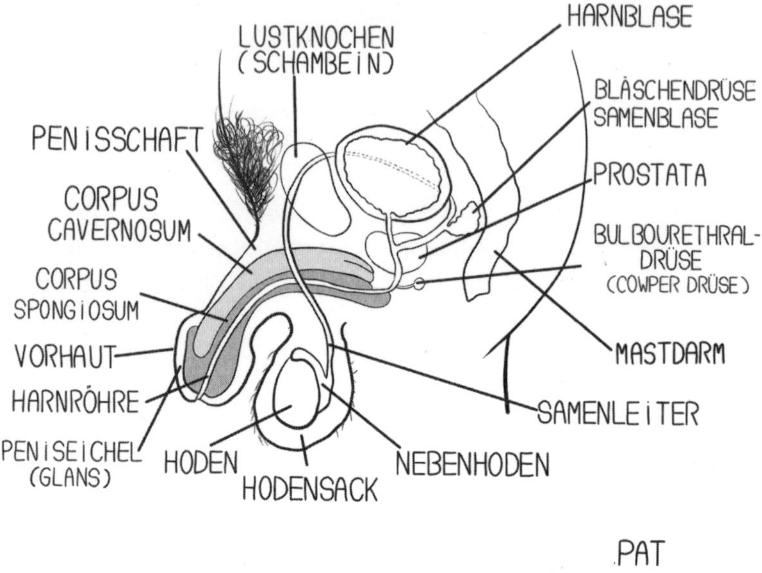

Abb. 8 Hansen, Pat (Hafenzimmer). *Penis Querschnitt, Seitenansicht*, 2021

nur ein Ausgang gebildet, wohingegen er sich bei Ausbildung einer Vagina in zwei Öffnungen, nämlich Vagina und Harnröhre, aufteilt. Beim Penis bleibt nur der Teil der Vagina, der aus dem Müller-Gang entsteht, als rudimentäres Restgewebe zurück. Es entsteht aber keine zweite Öffnung. Dieses Restgewebe wird auch manchmal als ›utriculus masculinus‹, als ›männliche Vagina‹ oder ›männlicher Uterus‹ bezeichnet.[45] Es handelt sich dabei aber einfach nur um ein Überbleibsel, das keine weitere Funktion ausbildet.

Die Schwellkörper der Klitoris und des Penis sind die gleichen, nur dass sie etwas anders organisiert sind. Wegen der länglichen Form des Penis ist der vordere Teil des Corpus cavernosum (also das Köpfchen) hier länger mit einer kürzeren Gabelung des Schwellkörpers am Ende (den Schenkeln) (Abb. 8). Bei der Klitoris ist das Corpus cavernosum in seiner Form nicht so lang gezogen, sondern erscheint eher hakenförmig und fächert sich dann in zwei längere

Schenkel auf (Abb. 2). Aber vom Gewebe her handelt es sich dabei um genau das gleiche Teil. Das Corpus spongiosum bildet beim Penis die Eichel, die wie ein Hut auf dem Köpfchen des Corpus cavernosum draufsitzt und sich dann an der Harnröhre entlang wie ein Schlauch um sie herumlegt (Abb. 8). Bei der Klitoris liegt das Corpus spongiosum in Form der Bulbi um die Harnröhre und die Vagina herum. Auch hier wird wieder deutlich: Was beim Penis zusammengedrückt wird, wird bei der Klitoris eher aufgeklappt.

Bestimmung von Geschlecht

Wie sich die Genitalien beim Embryo entwickeln, interessiert die medizinische Forschung schon seit Langem. Bereits seit dem 19. Jahrhundert wird in der Entwicklungsbiologie von einer gemeinsamen Geschlechtsanlage ausgegangen.[46] Die Erforschung der Herausbildung dessen, was in unserer Gesellschaft als ›Geschlecht‹ bezeichnet wird, war jedoch zunächst recht einseitig. Es wurde nämlich nur nach dem sogenannten ›Hoden-determinierenden Faktor‹, kurz TDF (›testis determining factor‹) gesucht. Bei der Forschung zur Geschlechtsentwicklung wird lediglich von zwei Entwicklungsmöglichkeiten ausgegangen, die als ›männlich‹ und als ›weiblich‹ kategorisiert werden. Die Herausbildung von Hoden wird dabei mit einer ›männlichen‹ Geschlechtsentwicklung gleichgesetzt.

Während des 19. Jahrhunderts wurde in der Medizin vielfach die Meinung vertreten, dass sich die zunächst indifferente Genitalanlage ohne weiteres Zutun ›weiblich‹ entwickeln würde, während es für eine ›männliche‹ Entwicklung etwas geben müsse, was quasi ›den Schalter umlegt‹ und die Herausbildung der Hoden aktiv in Bewegung bringt.[47] Die Entstehung sogenannter ›weiblicher Geschlechtsteile‹, damit waren vor allem die Eierstöcke, aber auch Uterus, Vagina und Vulva gemeint, wurde also als passiv ablaufender Prozess verstanden. Diese Auffassung spiegelt nicht nur eine lang tradierte kulturelle Geschlechtszuschreibung von Aktivität und Passivität wider. Sie ist auch Teil einer kulturell hierarchischen Geschlechtervorstellung, die die Frau auf einer niedrigeren Entwicklungsstufe als den Mann ansah. Die Herausbildung der Hoden wurde als *Weiter*entwicklung dargestellt, während der Genitaltrakt der Frau angeblich auf einer ›früheren‹ Entwicklungsstufe verblieb.[48] ›Weiblichkeit‹ wurde also in dieser medizin-biologischen Gesellschaftstheorie zum einen als passiv und minderentwickelt konzipiert und zum anderen über *Mangel*, nämlich über das Fehlen des ›Hoden-determinierende Faktors‹, definiert.

Der Biologe und Sexualwissenschaftler Heinz-Jürgen Voß weist darauf hin, dass der Interessensfokus der Forschung auf eine ›männliche‹ Geschlechtsentwicklung und die Suche nach einem angeblich ›Hoden-determinierenden Faktor‹ zu einer eklatanten Vernachlässigung der Erforschung der Eierstockentwicklung geführt haben. Erst seit den 1990er-Jahren würde auch der Ausbildung der Eierstöcke Aufmerksamkeit geschenkt werden. Die Ausbildung von Eierstöcken und die daran beteiligten Faktoren seien deshalb noch weit weniger erforscht als bei der Hodenentwicklung. Entwicklungsschritte der Eierstöcke wurden bis in die 1990er-Jahre vor allem auf vermeintlich *fehlendes* Testosteron zurückgeführt. Doch auch die geschlechtlich zweigeteilte Wirkungsweise von Hormonen stand, laut Voß, schon seit den 1920er-Jahren in der Kritik, da sowohl als ›männlich‹ als auch als ›weiblich‹ kategorisierte Hormone bei Menschen geschlechterunabhängig nachgewiesen worden waren. Bezeichnungen wie ›Männlichkeitshormon‹ o. ä., wie man sie auch heute noch sehr verbreitet findet, sind also schlichtweg unzutreffend. Erstens produzieren alle Körper, zwar in unterschiedlichen Mengen aber dennoch alle, Testosteron. Zweitens ist Testosteron nicht das Einzige, was eine als ›männlich‹ kategorisierte Geschlechtsentwicklung beeinflusst, und heutzutage werden auch für die Eierstockentwicklung aktive Schritte für notwendig gehalten.[49]

Wie wir später noch genauer sehen werden, besteht ein zu beobachtender Emanzipationsmechanismus u. a. darin, viele der geschlechtsspezifischen Zuschreibungen positiv umzumünzen, die ansonsten gesellschaftlich genutzt wurden und werden, um Frauen abzuwerten oder einzuschränken. So griff auch die US-amerikanische, feministische Autorin Mary Jane Sherfey (1918–1983) die dominante Ansicht auf, ›weibliche‹ Entwicklung sei eine Vorstufe ›männlicher‹ Embryonalentwicklung und schrieb in einem Aufsatz 1966:

> Genau genommen können wir nicht länger von einer ›undifferenzierten‹ oder ›bisexuellen‹ Phase während der anfänglichen embryonalen Existenz sprechen. Der frühe Embryo ist nicht undifferenziert: ›er‹ (im Orig. »it«) ist weiblich. Zu Anfang werden wir alle als Frauen kreiert[.][50]

Solche Aussagen, dass wir sinngemäß »alle einmal Frauen waren«, begegnen mir auch heutzutage in feministischen Debatten immer wieder. Diese Argumentation versucht, der Abwertung ›weiblicher‹ Genitalentwicklung als vermeintliche Vorstufe des ›männlichen‹ Geschlechtes entgegenzuwirken, indem ›Weiblichkeit‹ als angeblich von allen Menschen geteilter Urzustand besondere Bedeutung verliehen wird. Auch wenn manche Menschen solch eine Argumentationsweise als feministisch bestärkend empfinden mögen, bleibt sie dennoch auf mehreren Ebenen äußerst problematisch.

Erstens sollte bereits deutlich geworden sein, dass schon die Sichtweise, ›männliche‹ Geschlechtsteile würden sich aus ›weiblichen‹ Geschlechtsteilen weiterentwickeln, auf geschlechterhierarchisierenden Forschungsansätzen und somit auf hierarchischen Geschlechtervorstellungen beruht. Die darin enthaltenen Grundannahmen von Geschlechterbinarität und hierarchisierender Bewertung werden allerdings nicht weniger problematisch, nur weil man versucht, sie im Sinne einer Aufwertung von ›Weiblichkeit‹

umzudeuten. Zweitens entspricht die Aussage, dass alle Embryonen zunächst ›weiblich‹ seien, nicht dem Stand biologischer und medizinischer Forschung, und zwar weder damals noch heute. Zugegeben, die Forschung zur Geschlechtsentwicklung war und bleibt aus feministischen Perspektiven in vielen Hinsichten zu kritisieren. Gerade in Bezug auf Geschlechtervielfalt ist sie, gelinde gesagt, immer noch ziemlich katastrophal. Die Lesart einer ›ursprünglichen Weiblichkeit‹ ändert das jedoch nicht. Im Gegenteil ist es vielmehr bezeichnend, wie die Bedeutung zunächst *un*geschlechtlicher, indifferenter Anlagen von Sherfey zugunsten von ›Weiblichkeit‹ negiert wird. Anstatt eine ›weibliche‹ Urform zu propagieren, finde ich den viel interessanteren und emanzipatorisch wertvolleren Aspekt, dass aus einer gemeinsamen Grundform unterschiedliche Ausprägungen entstehen. Sie beinhalten alle die gleichen Komponenten, auch wenn sie sich in ihrer Erscheinung ab einem bestimmten Punkt der Entwicklung unterscheiden. Genitalien, die später geschlechtsspezifisch kategorisiert werden, unterscheiden sich also nicht grundsätzlich voneinander, sondern sind vielmehr zwei Varianten der gleichen Anlage. In so einer Auffassung der Geschlechtsentwicklung kommt nicht nur Gleichwertigkeit zum Ausdruck. Es wird auch nachvollziehbarer, dass Genitalen nicht nur in zwei voneinander getrennten Kategorien existieren, sondern ein Spektrum verschiedener Ausprägungen umfassen.

Stand der Forschung ist außerdem, dass die Genitalentwicklung sehr komplex ist. Weder scheint es nur *einen* bestimmenden Faktor zu geben, noch könnte man die geschlechtsbestimmenden Faktoren allein auf die eine Funktion der Geschlechtsausbildung reduzieren.[51] Seit den 1920er-Jahren werden die Faktoren für die Ausbildung der Hoden zunächst bei Tieren und ab den 1960er-Jahren auch beim Menschen vor allem auf dem Y-Chromosom verortet, weshalb ein Chromosomensatz mit einem XY-Chromosomenpaar seither als ›männlicher‹ Chromosomensatz bezeichnet wird.[52] Das 23. Chromosomenpaar wird deshalb auch häufig als

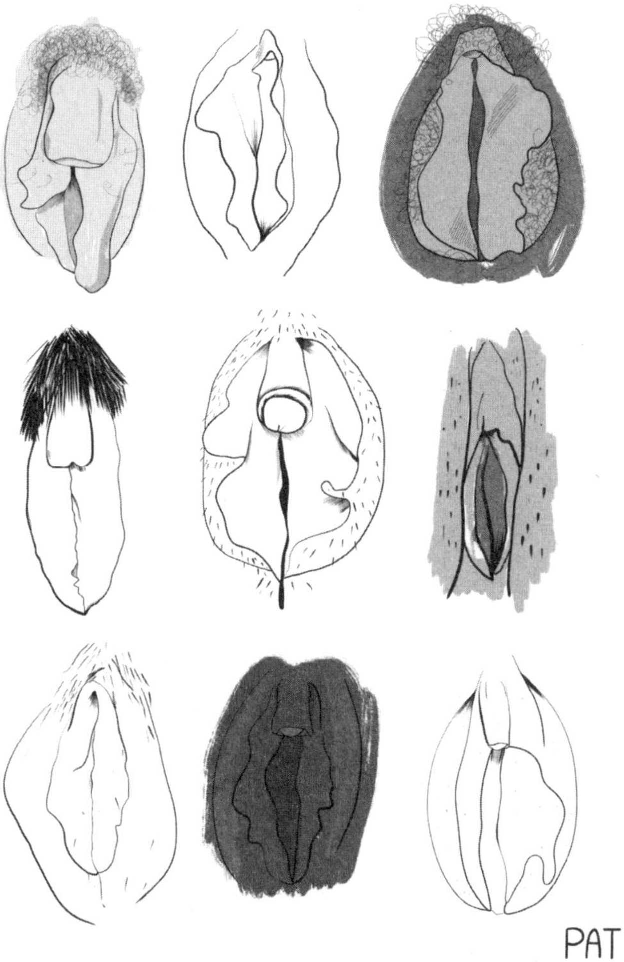

Abb. 9 Hansen, Pat (Hafenzimmer). *Vulven*, 2021

›Geschlechtschromosomen‹ oder als ›Gonosomen‹ bezeichnet. Geschlecht und Gonosomen gleichzusetzen, greift jedoch zu kurz. Denn ein XY-Chromosomensatz ist keine Garantie für eine ›männlich‹ kategorisierte Geschlechtsentwicklung, bzw. ein XX-Chromosomensatz nicht für eine ›weiblich‹ kategorisierte. Auch optisch als ›männlich‹ kategorisierte Geschlechtsentwicklungen bei einem XX-Gonosomenpaar sind möglich und umgekehrt.[53] Tatsächlich gibt es so viele verschiedene Kombinationsmöglichkeiten von Chromosomen, von Hormonspiegeln und Genitalerscheinungen, dass es an dieser Stelle den Rahmen sprengen würde, alle bekannten Optionen auszuführen. Wir sollten erst mal einfach festhalten, dass Geschlecht nicht so leicht zu definieren ist, wie es sich unsere Gesellschaft oft gerne machen möchte. Und dass Geschlecht eben gerade biologisch betrachtet keineswegs so eindeutig ist, wie im Alltag oft getan wird.

Was ist eigentlich Geschlecht?

Als ich noch klein war, wahrscheinlich so fünf oder sechs Jahre alt, war ich mit meinen Eltern oft im Schwimmbad. Ich kann mich noch heute an eine Situation erinnern, in der meine Mutter das Ticket bezahlte und wir uns von der Rezeption zu den Umkleidekabinen begaben. Sobald wir außer Hörweite des Eingangsbereiches waren, fragte ich meine Mutter: »Mama, war das ein Mann oder eine Frau?« Die Person an der Rezeption hatte kurze Haare, aber keinen Bart. Sie trug ein grünes, recht weites Sweatshirt, sodass nicht zu erkennen war, ob sie darunter Brüste hatte. Sie war weder besonders schmal noch besonders breit gebaut. An ihre Stimme kann ich mich nicht mehr erinnern, aber auch daraus war ich wohl nicht schlau geworden. Alle mir verfügbaren Zeichen, von denen ich bereits gelernt hatte, dass sie in unserer Gesellschaft als Marker von Geschlecht gelesen werden, blieben an dieser Person für mich uneindeutig. Meine Mutter antwortete auf meine neugierige Frage: »Tja, Louisa, das weiß ich auch nicht. Das sieht man erst richtig, wenn man nackt ist.« Sowohl die Aussage meiner Mutter als auch die Tatsache, dass ich bereits als Sechsjährige genau verstand, was sie damit meinte, zeigen, wie stark in unserer Gesellschaft das Narrativ verankert ist, dass ›Penis haben gleich Mann sein‹ und ›Vagina/Vulva haben gleich Frau sein‹ bedeutet. Wie wir bereits festgestellt haben, wird Geschlecht auf biologischer und medizinischer Ebene noch an vielen weiteren, zunächst unsichtbaren Faktoren, wie Gonaden, Chromosomen und Hormonen festgemacht. Und diese müssen nicht einmal immer mit nur einer Geschlechterkategorie übereinstimmen. Auch, dass wir von klein auf lernen, Menschen in unserem Alltag als Männer und Frauen zu kategorisieren, obwohl wir ihre Genitalien ja meistens gar nicht sehen können, zeigt, dass unser Verständnis von Geschlecht offenbar aus noch mehr zu bestehen scheint als nur aus dem, was wir zwischen den Beinen haben.

Die Frage, was Geschlecht bestimmt, was es genau ist und was es ausmacht, kann hier kaum vollständig besprochen und keineswegs abschließend beantwortet werden. Aber ich möchte an dieser Stelle ein paar wesentliche Aspekte nennen, die für das kulturelle Verständnis der Klitoris von Bedeutung sind. Am medizinischen Umgang mit der Klitoris zeigt sich bereits, dass Geschlecht eine kulturelle Entscheidung ist. Klitoris und Penis, die als homologe Organe ja an sich das Gleiche sind, werden bei Geburt anhand ihres Erscheinungsbildes voneinander unterschieden. Was als Klitoris und was als Penis gilt, ist dabei nicht einheitlich geregelt und bleibt größtenteils Ermessenssache. Die britische Autorin Catherine Blackledge gibt jedoch an, dass der medizinische Standard bezüglich der Größe des äußeren Teils der Klitoris 0,9 Zentimeter beträgt, um als weibliches Genital klassifiziert zu werden. Ein Penis müsse bei Neugeborenen eine Länge von 2,5 Zentimetern erreichen, um als männliches Genital kategorisiert zu werden und als Penis zu gelten. Daraus ergibt sich eine Grauzone zwischen 1 Zentimeter bis 2,4 Zentimeter, innerhalb welcher der außenliegende Teil der Schwellkörper aus medizinischer Sicht als uneindeutig gilt.[54] Solche Uneindeutigkeiten, wie auch das Auftreten verschiedener Chromosomkombinationen, Hormonspiegel und diverser genitaler Erscheinungsbilder, kann als Intergeschlechtlichkeit oder als Intersexualität bezeichnet werden. ›Inter‹ bedeutet ›zwischen‹ und wird als Begriff für Menschen verwendet, deren Genitalien oder anderweitige körperliche Geschlechtsmarker sich nicht eindeutig einer der zwei Kategorien ›männlich‹ oder ›weiblich‹ zuordnen lassen. Der Anteil intergeschlechtlicher Menschen beträgt in etwa 1,7 Prozent.[55] Das klingt erst mal nach nicht viel, aber in Deutschland wären das circa 1.411.000 Menschen. Das entspricht der Einwohnerzahl einer Stadt fast so groß wie Hamburg. Die Angaben zum Vorkommen von Intergeschlechtlichkeit können darüber hinaus stark variieren. Das liegt daran, dass Intergeschlechtlichkeit nicht immer direkt bei der Geburt festgestellt wird, sondern auch erst auffallen kann, wenn die Person in die Pubertät kommt. Darüber hinaus ist auch davon auszugehen, dass es Menschen gibt, die zwar intergeschlechtlich sind, bei denen das aber nie erkannt wird.[56] Seit den 1960er-Jahren wurde in der Medizin vermehrt darauf gesetzt, uneindeutige Genitalien bereits im Säuglingsalter durch sogenannte ›normangleichende‹ Eingriffe an die gesellschaftlichen Vorstellungen einer eindeutigen Zweigeschlechtlichkeit operativ anzugleichen. Oftmals gab und gibt es für diese Eingriffe keine gesundheitliche Notwendigkeit.[57] Es geht lediglich darum, das Aussehen der Genitalien an das zugewiesene Geschlecht anzupassen. Das zugewiesene Geschlecht orientiert sich dabei u. a. an »heterosexueller Funktion (Penetrationsfähigkeit bei männlicher Zuweisung, Penetrierbarkeit bei weiblicher Zuweisung)«[58]. Die Eingriffe an intergeschlechtlichen Personen orientierten sich also nicht nur an einer Norm der Zweigeschlechtlichkeit, sondern auch an einer Norm der Heterosexualität. Dabei konnten die betroffenen Personen weder selbst über die Eingriffe bestimmen, noch sollten sie darüber aufgeklärt werden. Bezeichnend ist auch, dass einige Ärzt*innen darauf hinwiesen, dass eine eindeutige Geschlechtszuweisung für das Umfeld wichtig sei, weil das z. B. den Eltern den Umgang mit dem Kind erleichtern würde.[59] ›Geschlechtsnormierende‹ Operationen werden immer noch häufig mit der Motivation begründet, die betroffene Person damit vor

Diskriminierung aufgrund ihrer geschlechtlichen Uneindeutigkeit zu bewahren. Dabei stellen ja gerade die Normierung selbst, der Zwang zur Zweigeschlechtlichkeit und der forcierte Eingriff in die Geschlechtsentwicklung bereits Akte der Diskriminierung dar.

Im November 2017 wurde in Deutschland zwar eine dritte Möglichkeit für den Geschlechtseintrag eingeführt. Neben ›weiblich‹ und ›männlich‹ gibt es auch die Option ›divers‹. ›Normangleichende‹ Operationen bei Kindern unter zehn Jahren wurden jedoch weiterhin durchgeführt und sind laut einer Studie der Ruhruniversität Bochum in den letzten Jahren keineswegs zurückgegangen.[60] Viele Betroffene solcher Operationen berichten über langfristige körperliche Beeinträchtigungen, und die Prozeduren der Geschlechtsnormierung werden von ihnen »oftmals rückblickend als gewaltvoll und traumatisierend beschrieben«[61]. Medizinisch nicht notwendige Eingriffe werden deshalb schon lange als Menschenrechtsverletzung kritisiert.[62] Im März 2021 wurde in Deutschland ein ›Gesetz zum Schutz von Kindern mit Varianten der Geschlechtsentwicklung‹ verabschiedet, das normierende Genitaloperationen an Kindern im nicht einwilligungsfähigen Alter unterbinden soll. Dass das Gesetz intergeschlechtliche Menschen in Zukunft tatsächlich umfassend vor solchen Eingriffen schützt, wird jedoch von einigen Organisationen wie z. B. der deutschen Vertretung der *Internationalen Vereinigung Intergeschlechtlicher Menschen* (IVIM) bezweifelt. Zu unklar seien die Regelungen, wer genau unter den Schutz fällt und ob oder welche Sanktionen bei Verstößen zu erwarten sind.[63]

Die diversen Genitalausprägungen, die unter den Begriff ›Intergeschlechtlichkeit‹ fallen, werden in der Medizin noch immer unter Bezeichnungen wie ›Syndrom‹ oder ›Störung‹ verhandelt. Dadurch entsteht der Eindruck, dass es sich bei Intergeschlechtlichkeit um eine Krankheit handle. Intergeschlechtliche Menschen sind jedoch nicht per se mehr oder weniger krank oder gesund als Menschen, deren Genitalien als ›eindeutig‹ kategorisierbar betrachtet werden.[64] Im Verhältnis zur Gesamtbevölkerung wird Intergeschlechtlichkeit zwar relativ selten festgestellt. Aber Häufigkeit allein ist ja nicht zwangsläufig der einzige Indikator für ›Normalität‹. Etwas, das zwar nicht häufig, aber dennoch regelmäßig auftritt, muss also nicht unbedingt als ›krank‹ kategorisiert werden. Voß merkt darüber hinaus an, dass Phänomene, wie z. B. Rekombinationsprozesse von Chromosomen, die zu intergeschlechtlichen Geschlechtsentwicklungen führen können, auch an anderen Stellen der Zellteilung auftreten. Für den medizinischen Umgang mit Intergeschlechtlichkeit sei es jedoch bezeichnend, so Voß, dass diese Prozesse, die eben sonst nicht als Störung aufgefasst werden, dann als ›unnormal‹ bewertet werden, wenn sie die Geschlechtsentwicklung betreffen und möglicherweise zu einer ›uneindeutigen‹ Genitalausprägung führen. Intergeschlechtlichkeit wird insofern als Störung konzipiert, als dass allein Zweigeschlechtlichkeit in der Medizin als ›normale‹ Entwicklung betrachtet wird. Eine bedeutende Frage wird hier von Voß angeschlossen: Warum sollte das Ergebnis vielfältiger komplexer Mechanismen ausschließlich die Ausformung zweier Möglichkeiten sein?[65] Intergeschlechtlichkeit ist also ein Phänomen, das eine absolute Geschlechterbinarität in Zweifel zieht.

Die vielfältigen Faktoren für die Geschlechtskategorisierung und der Umgang mit Uneindeutigkeiten zeigen, dass sich Geschlecht keinesfalls von selbst versteht, sondern dass es eine kulturelle Entscheidung ist, wo eine Klitoris aufhört und wo ein Penis anfängt. Jede dabei gezogene Grenze könnte auch bei einer anderen Zentimeterangabe verlaufen. Sie könnte sowohl auf eine ganz andere Weise getroffen werden, oder müsste in dieser Form auch gar nicht existieren. Während es ohne Zweifel unterschiedliche Körper mit unterschiedlichen genitalen Ausprägungen und auch unterschiedlichen Fortpflanzungsfunktionen gibt, vergessen wir oft, dass keines dieser Körperteile mit einem vorgefertigten Namensschild auf die Welt kommt, auf dem schon ›männlich‹ oder ›weiblich‹ steht. Körper nach bestimmten Merkmalen in zwei Kategorien, nämlich in Männer und in Frauen, zu unterteilen, ist eine kulturelle Praxis, die in europäischen Gesellschaften so tief verankert ist, dass sie sich als natürlich, ja geradezu als einzig logische Konsequenz körperlicher Unterschiede anfühlt. Wenn wir uns später genauer mit der Kulturgeschichte der Klitoris befassen, werden wir allerdings noch sehen, dass selbst in der europäischen Kultur Geschlecht nie durchgängig über die gleichen Merkmale definiert wurde. Zweigeschlechtlichkeit hat für unsere Gesellschaft vor allem deshalb eine Bedeutung, weil sie ein wesentliches Konzept ist, über das in europäischen Kulturen seit über 2000 Jahren Arbeits-, Besitz- und Machtverhältnisse geregelt werden. Menschen werden anhand bestimmter Merkmale in das System einer zweigeschlechtlichen Gesellschaftsordnung eingepasst. Und – wie wir am Umgang mit uneindeutigen Genitalien ganz unmittelbar zu sehen bekommen – was nicht passt, wird passend gemacht.

Ein Organ, das schon seit der Antike als wesentlicher Geschlechterunterschied betrachtet wird, ist der Uterus. Aus der potenziellen Fähigkeit zu gebären werden gesellschaftlich eine ganze Reihe von geschlechterspezifischen Charakterzuschreibungen, Aufgaben und Verhaltensregeln abgeleitet. Was es damit auf sich hat, werden wir uns später noch genauer ansehen, wenn wir uns mit der Kulturgeschichte der Klitoris befassen. An dieser Stelle will ich erst mal nur festhalten, dass Gebären gesellschaftlich als exklusiv weibliche Fähigkeit konzipiert wird. Viele Aspekte unserer Gesellschaftsstruktur und der darin enthaltenen Hierarchien bauen auf diesem Konzept auf. Keine Sorge, wenn ihr an dieser Stelle erst mal ein Fragezeichen im Kopf habt, was damit gemeint sein soll. Im zweiten Teil des Buches wird das noch anschaulicher werden.

Vor einigen Jahren musste ich bei meiner Gynäkologin mal einen vaginalen Ultraschall machen lassen, und bei dieser Gelegenheit konnte ich zum ersten Mal in meinem Leben meinen Uterus sehen. Es war fast wie ein magischer Moment für mich, plötzlich das Organ zu erblicken, mit dem *ich* gebären kann. Das war *meine Gebärmutter.* Ich fühlte mich gerührt davon, dass ich mit dieser kleinen Aubergine selbst Leben in die Welt setzen könnte. Nicht dass das für mein praktisches Leben damals in irgendeiner Weise relevant gewesen wäre. Aber als ich mein Gebärorgan sah, dachte ich zum ersten Mal ganz bewusst: »Krass. Ich bin also eine Frau.« Diese Verknüpfung war natürlich nicht auf meinem eigenen Mist gewachsen. Sie ist vielmehr ein Zeichen dafür, dass der Uterus gesellschaftlich nicht einfach nur neutral als ein Fortpflanzungsorgan betrachtet wird. Schon allein am Wort ›Gebärmutter‹ können wir beobachten, wie Organ, Gebärfähigkeit, Mutterschaft und Frausein miteinander verschmolzen werden. Es ist eine kulturelle Lesart von Organen, die in der europäischen Gesellschaft schon lange genutzt wird. Es ist eine Lesart von Körpern, die jedem Menschen, der in dieser Kultur aufwächst, als ›natürlich‹ und ›logisch‹ und somit auch meist als ›einzig sinnvolle‹ Lesart von Geschlecht vermittelt wird. Die Strukturen unserer Gesellschaft bauen in großen Teilen auf dieser Logik auf und sie erzeugen diese darüber hinaus auch immerzu kontinuierlich selbst. Das heißt, wir sagen als Gesellschaft: »Ein Uterus ist ein weibliches Organ, weil Frauen einen Uterus haben.« Und dann denken wir auch noch: »Logisch«.[66] Hätte ich so ein bemerkenswertes Gefühl auch verspürt, wenn wir uns meine Harnblase angeguckt hätten, meine Milz oder meinen Darm? Sicher nicht, zumindest nicht auf diese Art und Weise. Organe sind nicht einfach nur Organe, sondern es geht auch darum, was sie in unserer Gesellschaft repräsentieren.

Auch Themen, die mit dem Uterus als Organ verknüpft sein können, wie z. B. Menstruation oder Schwangerschaft, werden stets als ›Frauen-Themen‹ verhandelt. Als ob es sich dabei erstens um Dinge handelt, die alle Frauen ausnahmslos miteinander verbinden und zweitens andere Menschen nicht betreffen würden. Nicht alle Frauen haben regelmäßig oder überhaupt ›ihre Tage‹. Nicht alle Frauen können oder wollen Kinder bekommen. Und nicht alle Frauen haben eine Gebärmutter. Manche haben von Geburt an keine, und manche trennen sich im Laufe ihres Lebens davon. Sind sie dann deshalb keine Frauen? Und wenn nicht, was sind sie dann?

Auch intergeschlechtliche Menschen sind ja nicht einfach nur inter, sondern sie werden häufig als Männer oder als Frauen kategorisiert. Manche erachten die ihnen zugewiesene Geschlechterkategorie selbst für passend, manche nicht. Auch für Menschen, die nicht intergeschlechtlich sind, können die ihnen bei der Geburt zugewiesenen Geschlechterkategorien unpassend sein. Menschen, deren Geschlechtszuschreibung anhand des genitalen Organstatus bei der Geburt nicht mit der sich entwickelnden Geschlechteridentifikation übereinstimmt, werden als transgeschlechtlich bezeichnet. ›Trans‹ bedeutet ›jenseits‹ oder ›hinüber‹. Die Bezeichnung ›trans‹ soll also ausdrücken, dass sich die Geschlechtsidentifikation ›auf der anderen Seite‹ der Zuschreibung befindet. Menschen, deren Geschlechtsentwicklung sich nicht von dem bei der Geburt zugeschriebenen Geschlecht unterscheidet, bezeichnet man als ›cisgeschlechtlich‹ oder kurz als ›cis‹, was ›diesseits‹ bedeutet. Auch wenn die eigene Geschlechtsidentifikation bei cisgeschlechtlichen Menschen mit der zugewiesenen Geschlechterkategorie übereinstimmen mag, ändert das jedoch nichts daran, dass das eigene Geschlecht zunächst fremdbestimmt wird. Denn die Geschlechterkategorie wird bei der Geburt – also zu einem Zeitpunkt, wo noch niemand absehen kann, wie sich ein Mensch entwickeln wird – von anderen zugewiesen. Cisgeschlechtlichen Menschen ist die gesellschaftliche Fremdbestimmung ihrer Geschlechtlichkeit häufig nicht so bewusst, weil sie kaum in Konflikt mit ihrer Geschlechtszuschreibung kommen. Verunsicherungen über die Validität der eigenen Geschlechtsidentität können aber auch bei cis Menschen auftreten, z. B. wenn es zu Situationen kommt, in denen die kulturell etablierten Parameter für Geschlecht oder bestimmte gesellschaftliche, geschlechtsspezifische Erwartungen auch von cisgeschlechtlichen Menschen nicht (mehr) erfüllt werden können. Bei gesundheitlich notwendigen Eingriffen, die die Geschlechtsteile betreffen, wird dies besonders sichtbar. Allein das Auftreten von Impotenz löst bei vielen cis Männern die Sorge aus, kein ›richtiger‹ Mann zu sein. Was ist, wenn einem Mann der Penis oder die Hoden amputiert werden müssen? Ist jemand ohne Penis noch ein Mann? Und wenn nicht, was ist er dann?

Neben cis- und transgeschlechtlichen Menschen gibt es auch Personen, die in keiner der beiden bestehenden Geschlechterkategorien fallen. Wie wir bereits festgestellt haben, kann das Personen betreffen, deren Genitalien als uneindeutig bewertet werden. Aber auch Menschen, denen bei Geburt ein eindeutiges Geschlecht zugeschrieben wurde, können weder in die ihnen zugeschriebenen noch in die jeweils andere Kategorie passen. In einem binären Geschlechtersystem gibt es zwei (bi) Geschlechterkategorien, Männer und Frauen. Für Menschen, die keiner der beiden Kategorien zugeordnet werden können oder deren Geschlechtsempfinden weder mit der Kategorie ›Männer‹ noch mit der Kategorie ›Frauen‹ übereinstimmt, gibt es die Bezeichnungen nichtbinär, nonbinär oder abinär.

Es gibt also einige Begriffe, die dazu dienen, der Vielfältigkeit von Geschlecht Namen zu geben. Wenn diese Begriffe neu für euch sind und ihr da noch nicht ganz durchblickt, ist das nicht schlimm. Vieles davon wird klarer, je mehr man sich damit beschäftigt, und viele Begriffe befinden sich auch stetig im Wandel. Meine Erklärungen dieser Begriffe sollen euch hier erst mal nur einen kleinen Einblick geben, was damit gemeint ist, weil sie bei unseren Betrachtungen der Klitoris immer wieder auftauchen werden. Denn wie wir ja schon festgestellt haben, gibt es sehr viele unterschiedliche Möglichkeiten, eine Klitoris zu haben. Gerade im anatomischen Kontext spreche ich häufig von Menschen mit Klitoris und Menschen mit Penis. Bereits vorwegzunehmen, wer davon jetzt ein Mann und wer eine Frau sein soll, ist weder nötig noch möglich.

Dennoch sind ›Frauen‹ und ›Männer‹ wichtige Kategoriebegriffe, auf die wir nicht verzichten können, wenn wir über Gesellschaftsverhältnisse sprechen. An diesen Begriffen ist problematisch, dass sie Geschlecht immer auf undifferenzierte Weise verallgemeinern. In unserem alltäglichen Sprachgebrauch fehlt uns oft das Bewusstsein dafür. Das zweigeschlechtliche Denken stellt einen so wesentlichen Baustein unserer Gesellschaftsstruktur dar, dass wir es in unserem Alltag meist ganz normal finden, Männer und Frauen voneinander zu unterscheiden. Wir denken über sie manchmal sogar, als wären sie eine unterschiedliche Spezies: ›Männer sind so. Frauen sind so.‹ Männer und Frauen haben aber mehr gemeinsam als sie trennt, und sowohl Männer als auch Frauen unterscheiden sich *untereinander* viel stärker als *zwischen* den Geschlechtern.[67] Wenn wir so ein Beispiel wie die Schwellkörpergröße nehmen, können wir sehen, dass innerhalb der Ausprägung von Schwellkörpern, die wir als Klitoris, oder innerhalb derer, die wir als Penis bezeichnen, viel größere Varianzen in der Größe bestehen als *zwischen* Klitoris und Penis.

Unter Menschen gibt es immer Aspekte von Gleichheit und von Differenz, unabhängig vom Geschlecht. Frauen teilen zwar oft bestimmte Erfahrungen, die sich von denen, die Männer machen, systematisch unterscheiden und umgekehrt. Aber sie machen solche kollektiven Erfahrungen nicht, weil sie Frauen *sind*, sondern weil die Gesellschaft sie als Frauen *betrachtet* und sie deshalb auf eine bestimmte Art und Weise *behandelt*. Der kanadische Soziologe Erving Goffman (1922–1982) erklärt, dass Männer und Frauen »verschiedene Erfahrungen [machen], andere Erwartungen stellen [dürfen] und andere erfüllen [müssen]«[68]. Dass an Männer und Frauen unterschiedliche Erwartungen gestellt werden, aus denen sich ein geschlechterspezifisch unterschiedliches Verhalten ergibt, bezeichnet man auch als Sozialisation. Auch wenn wir die meisten Menschen nie nackt sehen, geschweige denn einen Einblick in das Innere ihres Körpers bekommen, gibt es unzählige Marker, über die wir lernen, Männer von Frauen zu unterscheiden, z. B. über Namen, Kleidung, Gesten, berufliche Tätigkeiten u.v.m.[69] Dabei lernen wir nicht nur, wie wir selbst Menschen geschlechtlich unterscheiden können. Durch geschlechterspezifische Sozialisation werden uns auch jede Menge Regeln beigebracht, die uns vorgeben, wie wir uns selbst unserem zugewiesenen Geschlecht entsprechend verhalten sollen. Natürlich ist es auch möglich, sich entgegen der vergeschlechtlichten Erwartungen zu verhalten. Oftmals wird das jedoch nicht als Indiz dafür bewertet, dass Geschlechterstereotypen unzutreffend sind. Sondern der Widerspruch zur vergeschlechtlichten Normvorstellung wird entweder nicht beachtet oder als Ausnahme herausgestellt. Zum Beispiel gibt es ja das sehr verbreitete Klischee, dass Frauen nicht einparken könnten. Jedes Mal, wenn eine Frau erfolgreich ein Auto einparkt, wird das jedoch nicht als Entkräftigung dieses Vorurteils gesehen, sondern es wird entweder betont, dass »sie ja für eine Frau echt gut einparken kann«, oder es wird gar nicht thematisiert. Ein sehr beliebter Spruch ist in solchen Kontexten auch die Floskel »Ausnahmen bestätigen die Regel.« Dabei könnte nichts widersprüchlicher sein. Denn Ausnahmen *bestätigen* die Regel eben *nicht.* Ausnahmen machen deutlich, dass es Aspekte gibt, die die Regel nicht mit einbezieht oder die ihre Gültigkeit infrage stellen. Solch eine Floskel dient einzig und allein dazu, das als Normalität zu legitimieren, was denjenigen entspricht, die die Regeln machen. Während bestimmte Aspekte zur Regel erklärt werden, wird all das, was der Regel nicht entspricht, als ›Ausnahme‹ für nicht weiter beachtenswert erklärt. Geschlechternonkonformes Verhalten wird darüber hinaus auch durch Abwertung sanktioniert, zum Beispiel, wenn Männer Gefühle zeigen, weinen oder sich kultureller Praktiken bedienen, die gesellschaftlich als exklusiv ›weiblich‹ gelten, wie sich zu schminken oder Klamotten zu tragen, die kulturell als Frauenkleidung kategorisiert werden.

Wir lernen also, Männer und Frauen auf vielfältige Weise zu unterscheiden. Doch weder Frauen noch Männer stellen eine homogene Gruppe dar, und unsere Erfahrungen in der Welt werden von mehr Faktoren bestimmt als nur der Geschlechtskategorie, die uns bei der Geburt zugeschrieben wurde. ›Rasse‹[70], Behinderung, Religion, Nationalität, sexuelle Orientierung, sozio-ökonomischer

Status, Bildung etc. sind nur einige der weiteren bedeutenden Aspekte, die sich maßgeblich darauf auswirken, wie frei wir unser Leben gestalten können, wie sicher wir uns in der Welt fühlen dürfen und wie viel Macht uns gesellschaftlich zugestanden wird. Die komplexen Verschränkungen verschiedener Diskriminierungsdimensionen, deren Einfluss auf die Position von Menschen innerhalb einer Gesellschaft und welche Lebensrealitäten daraus hervorgehen, all das beschreibt das Konzept der Intersektionalität. Was es genau bedeutet, eine Frau oder ein Mann zu sein, ist also in der Lebensrealität sehr vielfältig. Die Ableitung zweier voneinander abgegrenzter Kategorien, ›Mann‹ und ›Frau‹, ist keineswegs die einzig logische oder in irgendeiner Form ›natürliche‹ Konsequenz vielfältiger Differenzen.[71] Es ist eine sehr *spezifische* Schlussfolgerung, die aufgrund der Fokussierung sehr *bestimmter* Unterschiede gezogen wird.

Halten wir also noch mal fest: In der westlichen Kultur wird bei der Bestimmung des Geschlechts überwiegend die Frage als zentral betrachtet, ob jemand einen Penis oder eine Vagina hat. Die Einordnung in Mann und Frau anhand von Penis und Vagina kann jedoch nur so lange funktionieren, wie alle Faktoren, die sich in dieses System nicht einfügen lassen und somit die zweigeschlechtliche Logik stören könnten, ausgeblendet werden. Eine Strategie, die solche Störfaktoren aus dem Weg zu räumen versucht und die wir sowohl in der Kulturgeschichte als auch heute kennen, ist das systematische Unsichtbarmachen all dessen, was die Unvollständigkeit und Begrenztheit eines binären Geschlechtersystems sichtbar machen würde. An Kategoriebegriffen wie ›Männer‹ und ›Frauen‹ ist problematisch, dass sie das weitere Spektrum und die darin enthaltene Diversität von Geschlecht nicht abbilden. Jedes Mal, wenn wir diese Begriffe verwenden, reproduzieren wir, egal ob bewusst oder unabsichtlich, ein zweigeschlechtliches System, indem andere Menschen nicht vorzukommen scheinen, obwohl es sie faktisch gibt. Was bedeutet das jetzt für uns? Können oder sollen wir Begriffe wie ›Frau‹ und ›Mann‹ deshalb am besten gar nicht mehr verwenden? Nein. Denn das ist es nicht, worum es bei der Präzisierung und Differenzierung unserer Sprache für Geschlecht geht. Ich beobachte immer wieder, dass sich Menschen gegen eine Berücksichtigung von Geschlechtervielfalt versperren, weil sie zu befürchten scheinen, dass man ihnen mit einer inklusiven Geschlechterpolitik ihr eigenes Mann- oder Frausein absprechen möchte. Bei der Anerkennung von Geschlechtervielfalt geht es nicht darum, jemandem etwas wegzunehmen. Es geht auch nicht darum abzustreiten, dass es Männer und Frauen gibt. Eine differenzierte Auseinandersetzung mit Geschlecht, Macht und deren Bedeutung innerhalb unserer Gesellschaft beinhaltet jedoch die Frage, wer welche Kategorien und die jeweils damit verbundenen Privilegien und Diskriminierungen mit welcher Selbstverständlichkeit und auf welcher Grundlage für sich beanspruchen darf und wer nicht. Mit einer größeren Vielfalt an Geschlechterbegriffen werden nicht bereits bestehende Kategorien unsichtbar gemacht oder negiert. Sondern es wird sichtbar und diskutierbar gemacht, was in der Lebensrealität bereits existiert, nämlich, dass es mehr als nur zwei Versionen von Geschlecht gibt.

Von Menschen, die eine konservative Betrachtung von Zweigeschlechtlichkeit bevorzugen, wird manchmal eingewendet, die Vorstellung, es gäbe mehr als zwei Geschlechter, sei nichts weiter als eine neumodische Erfindung der Gender Studies oder des Feminismus. Das Gegenteil lässt sich jedoch in unzähligen historischen Quellen belegen. Denn über alle historischen Epochen hinweg finden wir Überlieferungen, die keinen Zweifel daran lassen, dass Inter- und Transgeschlechtlichkeit genauso zum Menschen gehört, wie es auch bei vielen anderen Lebewesen der Fall ist.[72] Ebenso häufig beobachte ich auch die Kritik, dass Geschlecht überhaupt keine so immense Rolle spielen würde, wie es Feminist*innen darstellen, oder dass die Gender Studies Geschlecht unnötig verkomplizieren oder überbewerten würden. Die tragische Ironie solcher Argumentationen liegt jedoch darin, dass es ja gerade die Besessenheit der Gesellschaft von Geschlecht und deren Auswirkung ist, mit der sich Gender Studies als Forschungsgegenstand beschäftigen und gegen die Feminismus ankämpft. Denn wenn Geschlecht angeblich keine so wichtige Rolle spielt, warum müssen wir dann als Gesellschaft so gewaltsam am System der Zweigeschlechtlichkeit und den Strukturen patriarchaler Geschlechterhierarchien festhalten?

Durch die Anerkennung von Geschlechtervielfalt und geschlechtlicher Selbstbestimmung wird cisgeschlechtlichen Menschen in keinster Weise verboten, sich als Mann oder Frau zu identifizieren. Mit der Anerkennung von Geschlechterdiversität werden jedoch auch sie vor die ungewohnte Aufgabe gestellt, die Grundlagen ihrer eigenen Geschlechtlichkeiten eventuell ein wenig zu hinterfragen. Durch die Existenz von Menschen, die nicht der cisgeschlechtlichen Norm entsprechen, wird daher auch für cis Personen die Instabilität ihrer eigenen geschlechtlichen Existenz spürbar. Wenn Genitalien nur noch Körperteile und keine Marker von Geschlecht sind, woher weiß ich *dann*, ob ich ein Mann oder eine Frau bin? Das ist keine rhetorische, sondern eine ganz ernst gemeinte Frage. Vor allem ist es eine Frage, die sich cis Menschen viel zu selten stellen, aus dem einfachen Grund, dass sie es in unserer Gesellschaft kaum müssen. Für manche Menschen mag es kein Problem darstellen, dass ihr Geschlecht auf Grundlage ihrer Genitalien fremdbestimmt wird. Einige kostet es jedoch ihre Gesundheit, ihre Sicherheit und nicht selten sogar ihr Leben.

Es sind also nicht die Begriffe ›Männer‹ und ›Frauen‹ an sich, die das primäre Problem darstellen, sondern unser Verständnis von ihnen. Das Problem ist die essenzialistische Reduktion auf ein am Körper imaginiertes Geschlecht, das seine Wirksamkeit in allen Teilen unseres Lebens entfaltet. Mit anderen Worten, wenn wir versuchen, das Frau- oder Mannsein allein an körperlichen Merkmalen festzumachen, z. B. an Genitalien, Fortpflanzungsorganen oder Chromosomen etc., dann geht es dabei im Grunde gar nicht darum zu beschreiben, wer oder was jemand *ist*. Es geht darum zu beschreiben, was jemand *hat*, und anhand dessen wird nach den Maßstäben einer gesellschaftlichen Vorstellung davon, was Geschlecht bestimmt oder ausmacht, entschieden, wer jemand sein *darf* oder sein *soll*.

Auch in feministischen Diskursen findet die Reduktion von Geschlecht auf bestimmte körperliche Marker statt. In Anbetracht der tiefen Verwurzelung der Geschlechtergleichung Uterus = Frau, kein Uterus = Mann innerhalb der westlichen Kultur ist es kaum überraschend, dass es vielen Menschen sehr schwer fällt, sich von einem so essenzialistischen Geschlechterkonzept zu lösen. Wir *alle* wachsen damit auf. Seit Jahrtausenden werden Geschlechterunterschiede und gesellschaftliche Geschlechterhierarchien durch *diese* Unterscheidung naturalisiert. Ohne Zweifel stellt es eine persönliche und gesellschaftliche Herausforderung dar, sich von dieser Denkweise zu lösen. Genauso nachvollziehbar wie bezeichnend ist es jedoch auch, dass vielen Menschen genau diese Auflösung so widerstrebt. Denn die Auflösung der Essenzialisierung der ›weiblichen Erfahrung‹ in der Gesellschaft auf den Besitz eines Uterus ist einer der zentralen Punkte, der die Hierarchieverhältnisse unserer Gesellschaftsstruktur im Kern erschüttern würde. Ich weiß, das klingt an dieser Stelle vielleicht etwas kryptisch. Wenn wir uns genauer in die Kulturgeschichte begeben, wird das Ganze jedoch noch anschaulicher. Dass auch in vielen feministischen Diskursen Geschlecht schlussendlich immer noch am Körper festgemacht und fremdbestimmt wird, ist äußerst kontraproduktiv für das Erreichen einer gleichberechtigten Gesellschaft. Selbst wenn Frauen über ihre Diskriminierungserfahrungen, die sie aufgrund (potenzieller) Gebärfähigkeit machen, vereinigt werden, oder wenn sie sich über diese Gemeinsamkeit zusammenschließen, stellen sie sich selbst ein Bein, wenn sie Frausein dabei auf Merkmale wie eine Gebärmutter reduzieren. Denn das ist ja genau das Konzept, das das patriarchal strukturierte Gesellschaftssystem seit Tausenden von Jahren nutzt, um seinen eigenen Herrschaftsanspruch zu begründen. Das heißt nicht, dass sich Frauen nicht über ihre Genitalien, über ihren Uterus, über die Erfahrung von Menstruation, Schwangerschaft und Mutterschaft mit ihrem eigenen Frausein identifizieren können oder dürfen. Natürlich dürfen sie das. Und unweigerlich tun viele Frauen das auch, weil all das Dinge sind, die ihr Leben, so wie unsere Gesellschaft organisiert ist, maßgeblich prägen. Aber cisgeschlechtliche Frauen sind erstens nicht die einzigen, deren Leben das beeinflusst, und zweitens sind nicht alle Frauen gleich. Nicht alle Menschen, die von sexistischer Diskriminierung betroffen sind, kämpfen immer die gleichen Kämpfe. Aber sie kämpfen dennoch alle gegen das gleiche System, auf dem ihre z. T. unterschiedlichen, aber dennoch sexistisch begründeten Benachteiligungen beruhen. Egal ob wir cis-, trans-, intergeschlechtliche Frauen und Männer oder ob wir nichtbinäre Menschen sind, zusammen sind wir stark. Klingt kitschig, ist aber wahr, denke ich.

Die gesellschaftliche Ungleichheit, die Feminist*innen seit Jahrhunderten beklagen, liegt zu einem großen Teil gerade an der konzeptuellen Verschmelzung von Frausein, Uterus, Gebärfähigkeit und Mutterschaft. In der Betrachtung der Kulturgeschichte der Klitoris werden ›Männer‹ und ›Frauen‹ als Begriffe eine wesentliche Rolle spielen, da es sich dabei um genau die Kategorien handelt, die die gesellschaftlichen Wahrnehmungen von Genitalien bestimmen und die gleichzeitig von genau diesen Wahrnehmungen selbst bestimmt werden. Wir sollten im Hinterkopf behalten, dass es bei den Begriffen ›Mann‹ und ›Frau‹ im Kontext von Gesellschaftsanalyse nicht einfach darum geht, wer Männer und Frauen *sind*, sondern vor allem darum, wer als Mann oder Frau *betrachtet wird*, welche Eigenschaften ihnen zugeschrieben werden, welche geschlechterspezifischen Erwartungen an sie gestellt werden, welche Rollen sie innerhalb der gesellschaftlichen Strukturen erfüllen sollen und wie all das mit ihren Körpern in Verbindung gebracht wird. ›Frau‹ und ›Mann‹ als Kategoriebegriffe sind in unserer Gesellschaft ein wesentlicher Bestandteil der Lebensrealität. Man kann Geschlecht dekonstruieren, und das ist auch ein wesentlicher Schritt auf dem Weg zu gleichberechtigteren Geschlechterverhältnissen. Eine Analyse der gesellschaftlichen Strukturen kommt ohne diese Begriffe und Kategorien jedoch kaum aus. Ich denke, unser Augenmerk muss deshalb weniger darauf liegen, ›Frau‹ und ›Mann‹ als Begriffe in unserem Sprechen über Geschlecht völlig zu vermeiden, sondern die wichtigere Aufgabe besteht darin, sie besser zu verstehen. Dabei müssen wir uns klarmachen, dass es eine gesellschaftliche Frage ist und bleibt, wem es unter welchen Umständen erlaubt wird, diese Kategorien für sich zu beanspruchen und was mit den Menschen in unserer Gesellschaft passiert, die keine dieser beiden Kategorien für sich beanspruchen können oder wollen. Die Entscheidungen, die wir sowohl als Individuen als auch als Gesellschaft im Umgang mit diesen Fragen treffen, sind bestimmend dafür, wie gleichberechtigt unsere Gesellschaft werden kann. Wir sind unweigerlich mit dem Konflikt konfrontiert, dass wir, solange Geschlechterkategorien wie ›Mann‹ und ›Frau‹ in unserer praktischen Welt existieren, nicht darum herumkommen, in unseren Analysen von Geschlecht und Gesellschaft mit diesen Begriffen zu arbeiten, während wir in der Analyse und Dekonstruktion von Geschlecht gleichzeitig versuchen, diese Kategorien zu überwinden. Es ist ein Dilemma, für das es keine einfache Lösung gibt. Was wir jedoch sehr wohl tun können, ist, in unserem Umgang mit der Verwendung solcher Begriffe achtsam zu sein. Wo macht es tatsächlich Sinn, von Männern und Frauen zu sprechen, und wo können wir in unserer Sprache eventuell präziser beschreiben, was wir eigentlich meinen?

Fassen wir also zusammen: Das Konzept einer biologisch bestimmten, eindeutigen Unterschiedlichkeit zweier Geschlechter funktioniert nur, solange man sowohl Aspekte geschlechtlicher Uneindeutigkeit als auch solche der Gleichheit ignoriert. Die Anatomie der Klitoris stellt dabei einen erheblichen Störfaktor für die Vorstellung von geschlechtlicher Ungleichheit dar. Denn diese

Schwellkörper haben wir tatsächlich alle. Wenn wir uns fragen, wer denn eigentlich alles eine Klitoris hat, sollte zunehmend klar geworden sein, dass die Antwort darauf vor allem davon abhängt, wie wir ›Klitoris‹ definieren. Diese Schwellkörper können schließlich ganz unterschiedliche Formen annehmen. Die Frage danach, was Geschlecht genau ist, ist und bleibt scheißkompliziert. Geschlecht ist nur so lange einfach und eindeutig, solange man nicht zu genau drüber nachdenkt.

Funktionen der Klitoris

Lustempfinden und Orgasmus

Jetzt, wo wir uns damit auskennen, wie die Klitoris aufgebaut ist, werden wir uns damit beschäftigen, wie sie funktioniert. Für das sexuelle Lustempfinden und für Orgasmen ist die Klitoris sehr wichtig. Wir haben schon festgestellt, dass Körper sehr unterschiedlich sein können. Was wir erregend finden und auf welche Reize wir reagieren, muss allerdings nicht ausschließlich mit unserer anatomischen Veranlagung zusammenhängen, sondern wird auch davon beeinflusst, was für Erregungsmuster wir erlernen.[73] Wenn wir ausprobieren, was sich für uns erregend anfühlt und uns zum Orgasmus bringt, dann merkt sich unser Gehirn, was gut funktioniert. Für unseren Körper kann es effizient sein, immer wieder zur gleichen Technik zurückzukehren. Wir können uns das so vorstellen, als würden wir durch einen dichten Wald gehen. Haben wir einmal einen guten Weg durch das Gebüsch gefunden, nehmen wir ihn immer wieder. Dadurch entsteht mit der Zeit ein Pfad, der uns einen sicheren Weg bietet, den wir kennen und auf dem wir schneller und sicherer an unser Ziel kommen, als wenn wir jedes Mal wieder durch das dichte Gebüsch irren. Das bedeutet aber nicht, dass es nur *einen* Weg gibt. Wir können immer wieder neue

Wege ausprobieren. Das ist eventuell erst mal etwas anstrengender und führt vielleicht nicht immer gleich zum ›Ziel‹. Aber so können auch neue Pfade entstehen. Manchmal höre ich die Befürchtung, dass man durch regelmäßigen Gebrauch eines Vibrators die Fähigkeit verlieren könnte, beim gemeinsamen Sex zum Orgasmus zu kommen. Diese Angst muss meiner Ansicht nach keine*r haben. Es kann durchaus sein, dass man sich an eine bestimmte Art der Stimulation gewöhnt und dadurch weniger empfänglich für andere Reize wird. Das, was uns ein Vibrator bietet, ist für eine*n Partner*in eher schwer zu imitieren und als Stimulation daher nicht so gut übertragbar auf gemeinsamen Sex ohne so ein Gerät. Es kann durchaus sein, dass wir ohne Vibrator nicht so schnell oder einfach zum Orgasmus kommen, wenn das die Stimulation ist, an die wir gewöhnt sind. Das liegt aber nicht daran, dass irgendetwas abstumpfen oder kaputtgehen würde, und es wird dadurch auch nicht für immer unmöglich, anders zum Orgasmus zu gelangen. Wenn man jedes Mal den gleichen Weg nimmt, dann wuchern die anderen Pfade vielleicht etwas zu. Aber mit Geduld und Übung kann man sich sowohl auf alten als auch auf neuen Wegen zum Orgasmus zurechtfinden. Für manche Menschen ist es einfach leichter, mit einem Vibrator zum Orgasmus zu kommen. Für andere hingegen ist diese Stimulation viel zu stark, sodass sie Vibratoren gar nicht unbedingt mögen. Und wieder andere kommen nur mit Vibrator zum Orgasmus. Ich finde, die Hauptsache ist, dass wir den Spaziergang genießen.

Auch soziale Faktoren können sich auf unser Lustempfinden und unsere Orgasmusfähigkeit auswirken. Hier kommt z. B. auch die Tabuisierung von Sex und Lust zum Tragen. Auf der einen Seite können Tabus anregend sein, weil mit ihnen auch ein Reiz des Verbotenen einhergehen kann. Auf der anderen Seite können die Scham und das kulturelle Konzept der Sündhaftigkeit von Sex auch dazu führen, dass wir Schwierigkeiten haben, uns mit Sexualität gut zu fühlen. Scham- und Schuldgefühle, die für Menschen unterschiedlich stark mit Sex verbunden sein können, stehen einer freudvollen Neugier auf den eigenen Körper im Weg. Die Einstellung, dass sexuelle Lust etwas Schlechtes, Sündhaftes ist, verbinden wir heute vielleicht vorwiegend mit streng religiösen Gemeinschaften. Doch gerade in unserem Selbstverständnis einer modernen, aufgeklärten Gesellschaft verlieren wir manchmal den Blick dafür, wie stark solche kulturell tradierte Werte in uns allen stecken.

Wir schämen uns für unsere Körper. Wir schämen uns dafür, wie wir beim Sex aussehen oder klingen. Wir schämen uns dafür, wie wir riechen und für unsere Körperflüssigkeiten. Wir schämen uns dafür, wenn wir viel Sex wollen. Wir schämen uns dafür, keinen Sex zu haben. Wir schämen uns für Geschlechtskrankheiten. Wir schämen uns für unsere sexuellen Wünsche und Fantasien. Auf irgendeine Art und Weise schämen wir uns immer für irgendetwas, das mit Sex zu tun hat. Für die meisten Menschen ist es z. B. ein absoluter Albtraum, dass jemand ihren Suchverlauf auf Pornoseiten finden könnte.

Einer meiner persönlichen top Schammomente war, als ich vor ein paar Jahren einmal drei Freunde zu einem Spieleabend zu Besuch hatte. Im Laufe des Abends ging jeder irgendwann mal zur Toilette – außer mir. Als später alle gegangen waren und ich mich bettfertig machen wollte, ging ich ins Bad und stellte fest, dass die ganze Zeit mein Vibrator auf der Heizung gelegen hatte. Ich hatte ihn im Badezimmer abgewaschen und dann auf die Heizung gestellt, die nicht lief, aber wo er trotzdem einfach an der Luft trocknen konnte. Und ich hatte ihn dort komplett vergessen. Die Heizung war direkt vor der Toilette, sodass jeder einzelne meiner Freunde das Ding direkt vor der Nase hatte, als sie auf dem Klo saßen. Als ich später selber aufs Klo ging und das plötzlich sah, bin ich innerlich tausend Tode gestorben. Denn es verriet scheinbar so viel über mich. So viel, worüber ich gelernt hatte, dass ich mich dafür schämen muss. Erstens: Ich hatte einen Vibrator. Okay, das ging noch. Niemand meiner Freunde hätte mich dafür verurteilt. Das wusste ich. Zweitens: Es verriet, dass ich vermutlich irgendwann vor ihrem Besuch masturbiert hatte. Da wird es schon unangenehmer. Und drittens: Mein Vibrator war damals so ziemlich das billigste Ding, das man sich vorstellen kann. Ich hatte ihn nicht aus optischen Gründen gekauft, sondern ich hatte einfach nicht viel Kohle und musste mich erst mal durch die Sextoy-Landschaft durchprobieren, um zu sehen, was es eigentlich so gibt und was mir gefällt. Um es kurz zu machen, mein Vibrator war ein ziemlich peinliches Teil. Mich hat das eigentlich nie gestört – bis zu dem Moment, in dem andere ihn gesehen haben. Die zentrale Angst in so einem Moment ist natürlich: Oh Gott, was werden die jetzt von mir denken?

An dieser Stelle ist es wichtig, sich noch mal klarzumachen, dass ein bedeutender Unterschied zwischen Privatsphäre und Schamgefühl besteht. Das Gegenteil von Scham ist nicht völlige, ungefilterte Offenheit. Ganz im Gegenteil, die Fähigkeit, selbstbestimmte Grenzen zu setzen, ist in allen Bereichen des Lebens und so auch beim Thema Sex gut, wichtig und angemessen. Es ist völlig legitim, Dinge für sich behalten und nicht mit anderen teilen zu wollen. Wenn wir jemanden nicht an unseren sexuellen Fantasien teilhaben lassen möchten, ist das okay. Wenn wir möchten, dass unsere Selbstbefriedigungsroutine allein uns gehört und niemand darin Einblick bekommt, dann ist das okay. Wenn wir mit Pornografie unsere Neugier auf bestimmte Dinge stillen, die wir anderen nicht zeigen möchten, dann ist das okay. Wir sind deshalb nicht verklemmt, prüde oder unentspannt. All das sind legitime Grenzen. Ebenso steht es uns zu, nicht alles über das Sexleben anderer Menschen wissen zu *wollen*. Viele kennen dieses Gefühl vermutlich am besten gegenüber eigenen Familienmitgliedern, insbesondere den Eltern. Man weiß zwar, dass auch die eigenen Eltern ein Sexleben haben. Aber man möchte darüber einfach nichts Näheres wissen, und das ist auch okay. Das kann natürlich auch für jede andere Beziehung gelten, und es ist legitim zu sagen: »Ich bin dafür nicht die richtige Gesprächsperson«, weil wir uns einfach unwohl damit fühlen. Wenn wir jedoch Schwierigkeiten haben über Sex zu reden, weil Sexualität allgemein so ein Schamthema ist, dass wir grundsätzlich Angst haben, wir seien komisch, falsch, pervers und dadurch vielleicht nicht liebenswert, dann ist das eine andere Sache. Scham hat mit der Angst zu tun, von anderen negativ bewertet zu werden. Aber sie ist vor allem auch eine Bewertung unser selbst, die uns hemmen kann, uns in unseren Körpern und in unseren Sexualitäten wohlzufühlen. Sexuelle Lust und Orgasmus haben viel mit Loslassen zu tun und das ist eher schwer, wenn man dabei die ganze Zeit denkt: »Bin ich ein schlechter Mensch?«, »Was wird man von mir denken, wenn das jemand mitbekommt?« Auch andere Ängste können uns beim Sex belasten, z. B. die Angst vor Schwangerschaft oder Grenzüberschreitungen, aber auch Performancedruck, z. B. bezüglich Orgasmus, Erektion und Ejakulation.

Orgasmus und sexuelle Lust finden nicht nur zwischen unseren Beinen statt, sondern auch zwischen unseren Ohren. Unsere Genitalien sind mit unserem Gehirn und unserem Nervensystem verbunden. Was wir kulturell über Sexualität lernen, ob wir uns entspannt oder unwohl fühlen, ob Sex für uns Freude oder Stress bedeutet, all das kann sich auf unser sexuelles Empfinden auswirken. Die Nerven, die für sexuelle Lust, Erregung und Orgasmus wichtig sind, sind sowohl Teil des somatischen als auch des autonomen Nervensystems.[74] Das heißt, bis zu einem gewissen Grad können wir Erregung beeinflussen, während es gleichzeitig viele Funktionen und Reaktionen gibt, die wir nicht bewusst kontrollieren können. Dass man sich eine Erektion z. B. nicht einfach durch Willenskraft herbei- oder wegzaubern kann, ist den meisten Menschen, vor allem auf den Penis bezogen, bekannt. Für die Klitoris gilt genau das Gleiche, auch wenn die Erektion da meistens nicht so offensichtlich ist. Der Sympatikus und der Parasympatikus sind Teile des autonomen Nervensystems und haben Einfluss auf Erregung und Orgasmus. Der Sympatikus hat eine aktivierende Funktion. Auf Englisch bezeichnet man das auch als ›Fight and Flight Response‹, also ›kämpfen oder fliehen‹. Der Parasympathikus ist das Gegenstück dazu und wird auch als ›Ruhenerv‹ bezeichnet. Er ist für

Entspannung und Regeneration zuständig und spielt beim Sex eine wichtige Rolle. Vor allem die Erektion wird vom Parasympatikus stark beeinflusst. Wenn wir gestresst sind, wird es damit also schwieriger. Besonders für Menschen mit Penis kann das ein echter Teufelskreis werden. Denn das stressbedingte Ausbleiben einer Erektion führt häufig zu noch weiterem Stress. Für Menschen mit Klitoris gilt das Gleiche. Ich höre z. B. immer wieder gerade von Frauen, dass sie sich von dem Erwartungsdruck, beim Sex kommen zu sollen, gestresst fühlen, wodurch das Kommen letztendlich nur noch schwieriger wird.

Wir können Erregung und Orgasmen auf die unterschiedlichsten Arten Erleben und hervorrufen. Wir können zum einen die genitalen Rezeptoren direkt stimulieren, z. B. durch Streicheln, Reiben, Lecken etc. der Klitoris, Vulva, Vagina oder des Penis. Das bezeichnet man auch als ›taktile Reize‹. Ist die Erregung erst mal in Gang gekommen, steigern die Rezeptoren meistens noch ihre Empfänglichkeit im Vergleich zum Ruhezustand.[75] Die Informationsweitergabe von den Genitalien zum Gehirn ist jedoch keine Einbahnstraße. Es gibt auch noch jede Menge anderer Reize, die gar nichts mit Anfassen zu tun haben und die ebenso sexuell stimulierend wirken, z. B. Geräusche, Bilder, Geschichten, Erinnerungen, Gespräche, Fantasien oder Träume. Da in unserem Körper alles miteinander verbunden ist, können uns auch Berührungen nicht genitaler Körperstellen sexuell stimulieren und zum Orgasmus bringen.[76]

Fortpflanzung ja oder nein? Das ist hier die Frage …

Eine weitere Frage, die uns in den wissenschaftlichen und gesellschaftlichen Debatten um die Klitoris, sowohl historisch als auch gegenwärtig, immer wieder beschäftigt, ist jedoch die nach der eigentlichen Funktion der Klitoris. Wir wissen mehr oder weniger, *was* sie tut, aber *wozu*? Hinter dieser zunächst recht offen erscheinenden Frage versteckt sich eigentlich eine andere, deutlich konkretere Frage. Hat die Klitoris eine Funktion für die Reproduktion, ja oder nein? Zu verschiedenen Zeiten wurde dies gesellschaftlich sehr unterschiedlich beantwortet. Über viele Jahrhunderte bestand kein Zweifel daran, dass der Klitoris eine zentrale Funktion bei der Fortpflanzung zukommt. In unserer heutigen Gesellschaft sehen wir das jedoch größtenteils ganz anders. Ob die Klitoris nun eine Funktion für die Reproduktion hat oder nicht, werden wir vermutlich nie abschließend klären können. Auf eine tatsächliche Beantwortung dieser Frage möchte ich mich daher hier nicht fokussieren. Ich finde es jedoch relevant, sich anzuschauen, wer diese Frage wie wann beantwortet (hat). Welche Argumente und Begründungen werden benutzt, von wem und mit welchen Konsequenzen? Denn das betrifft auch unser Verhältnis zur Klitoris als Individuen und Gesellschaft. Im Kern geht es dabei immer wieder um die Daseinsberechtigung eines Organs, das uns Lust bereitet. An den gesellschaftlichen Narrativen rund um Sexualität können wir beobachten, dass Lust und Fortpflanzung meist als zwei miteinander konkurrierende Konzepte betrachtet werden. Die Kultur westlich-christlicher Gesellschaften tut sich extrem schwer damit, Sex, Lust und Fortpflanzung miteinander zu vereinbaren. Damit greife ich schon ein bisschen vor. Vieles davon wird noch klarer werden, wenn wir uns die Kulturgeschichte der Klitoris genauer anschauen.

Die Lust, das Wohlgefühl und die Ekstase, die mit sexuellen Handlungen verbunden sein können, waren den Menschen vermutlich nie ein Geheimnis. Dieses Wohlgefühl und der Drang danach, es immer wieder zu erleben, können eine Motivation dafür sein, gemeinsam mit einer anderen Person sexuelle Handlungen auszuüben, die zu Schwangerschaft und somit auch zu Fortpflanzung führen können. Fortpflanzung macht jedoch letztendlich nur einen sehr kleinen Teil von Sexualität aus. Denn erstens garantiert Sex allein noch keine erfolgreiche Befruchtung, und zweitens gibt es überproportional mehr sexuelle Handlungsmöglichkeiten, die *nicht* zu Fortpflanzung führen, also solche, bei denen das der Fall ist. Nur Sex, bei dem Sperma innerhalb des Zeitfensters der Fruchtbarkeit der Eizelle in die Vagina gelangt, führt zu Schwangerschaft. Alle anderen Formen von Sex tun das nicht, z. B. Oralverkehr, Sex mit den Händen, mit Hilfsmitteln wie Dildos etc., Selbstbefriedigung und alles, was einem sonst noch einfällt. Außerdem haben wir nicht nur dann Sex, wenn wir denken: »So, jetzt wollen wir ein Kind bekommen.« Wir können Sex haben, um gemeinsam oder auch allein Lust zu erleben, um Stress abzubauen und uns zu entspannen, um Spaß zu haben, um uns mit jemandem nahe und verbunden zu fühlen und aus unzähligen anderen Gründen. Dadurch, dass Sex zu Schwangerschaft führen kann, beinhaltet er also die Komponente von Fortpflanzung, die ohne Zweifel für die Erhaltung der Art eine extrem wichtige Funktion hat. Sex beinhaltet aber eben auch noch viele andere Komponenten, die nicht direkt etwas mit Fortpflanzung zu tun haben. Beide Komponenten sind bzw. können jedoch auch mit sexueller Lust verbunden sein. Und das auf die Kette zu kriegen, das fällt unserer Gesellschaft richtig schwer.

Fortpflanzung, so gern wir sie immer wieder als ›die natürlichste Sache der Welt‹ bezeichnen, wird von Menschen ebenso kulturell geformt wie alle anderen Bereiche unseres Lebens auch.[77] So bestanden und bestehen in unserer Gesellschaft jede Menge gesetzliche und auch moralische Regeln, wer mit wem Sex haben darf, welche Art von Sex erlaubt ist und für wen es unter welchen Umständen legitim ist, sich fortzupflanzen und für wen nicht. Kurz gefasst geht es dabei um die gesellschaftlichen Bewertungen von Ehe, Selbstbefriedigung, Homosexualität, Verhütung und Schwangerschaftsabbruch. Das klingt erst einmal recht abstrakt und ein bisschen viel auf einmal. Was damit gemeint ist, wird noch klarer werden, wenn wir uns in den nächsten Kapiteln mit der Kulturgeschichte der Klitoris beschäftigen. An dieser Stelle möchte ich nur so viel vorwegnehmen: Entgegen dem verbreiteten Bild, dass Sexualität in der Vergangenheit gesellschaftlich viel stärker tabuisiert wurde oder die Menschen früher deutlich prüder gewesen wären als heute, muss man eigentlich sagen, dass historische Quellen uns vielmehr zeigen, dass sexuelle Lust immer schon als ein normaler Teil des Lebens betrachtet wurde. Gleichzeitig sollte dieses Vergnügen jedoch auch in geregelte Bahnen geleitet werden, um die Lust der Menschen so weit wie möglich gesellschaftlich zu kontrollieren. Für die Arterhaltung und die Erhaltung der Gesellschaft wurde Fortpflanzung über lange Zeit als etwas betrachtet, das den sexuellen Genuss und die Lust rechtfertigte. Sexuelle Lust und der Orgasmus – solange dies innerhalb der Ehe stattfand – wurden deshalb positiv als etwas angesehen, das die Fortpflanzung begünstigte. Das ist an dieser Stelle einer der für uns wichtigsten Punkte. Lange Zeit ging man größtenteils davon aus, dass es nur zu einer Schwangerschaft kommt, wenn beide Sexualpartner*innen beim Geschlechtsverkehr einen Orgasmus haben. In diesem Kontext wurde die Klitoris als lustspendendes Sexualorgan eben auch als fortpflanzungsrelevant betrachtet. In zahlreichen historischen Ratgebern und medizinischen Texten findet man beschrieben, wo sich die Klitorisperle befindet, wie man sie am besten stimuliert und wie wichtig sie für den Geschlechtsverkehr und die erfolgreiche Fortpflanzung ist.

In unserer heutigen Zeit, mit technischen Möglichkeiten wie z. B. der In-vitro-Befruchtung, wissen wir, dass man noch nicht einmal mehr selbst Sex haben muss, um sich fortzupflanzen. Die gesellschaftliche Sichtweise auf die Relevanz des Orgasmus von Frauen für die Fortpflanzung hat sich verändert. Ihnen wurde von der medizinischen Wissenschaft zunehmend eine aktive Rolle bei der Fortpflanzung abgesprochen. »Der entscheidende Vorgang bei der Kohabitation [d.h. Geschlechtsverkehr] ist die Ejakulation«[78], schreibt 1886 der Mediziner Richard von Krafft-Ebing (1840–1902) in einem der damals einflussreichsten Werke zu Sexualität *Psychopathia sexualis.*

Unser heutiger Umgang mit Sexualität ist stark von historischen Diskursen geprägt. Die kulturelle und gesellschaftliche Bedeutung von Sex hat sich zwar in mancher Hinsicht durchaus verändert – wie genau, damit werden wir uns gleich noch genau befassen –, aber einige Strukturen sind doch auch recht unverändert geblieben, auch wenn uns dies häufig gar nicht so bewusst ist. Die gesellschaftliche Anerkennung des Lustfaktors von Sex hat gegenüber dem Reproduktionsaspekt zugenommen. Für die meisten Leute ist klar, dass wir Sex haben wollen, weil es Spaß macht, und das ist kein Tabu. Verhütung – also das Verhindern von Fortpflanzung – wird gesellschaftlich mittlerweile als ein relativ selbstverständlicher Teil von Sexualität betrachtet. Gleichzeitig bleibt jedoch unsere Sexualaufklärung sehr auf Reproduktion fokussiert. Wenn wir als Jugendliche etwas über Sex lernen, dann steht dabei meistens im Fokus, wo die Babys herkommen und wie man Schwangerschaft verhindert. Das ist natürlich auch total wichtig, aber es ist nicht das Einzige, was Sex ausmacht.

Gerade im Kontext reproduktionsfokussierter Sexualaufklärung kommt die Klitoris oft nicht vor. Der Orgasmus von Männern wird dabei allerdings häufig recht selbstverständlich besprochen. Denn es wird erklärt, wie das Sperma aus dem Penis kommt, um in die Vagina und dann in den Uterus zu gelangen. Vor ein paar Jahren habe ich mal in einem ehrenamtlichen Aufklärungsprojekt mitgearbeitet, bei dem Studierende, überwiegend Mediziner*innen, mit Jugendlichen in der Schule einen Projekttag zu Sexualität gestalten und so einen Teil des Sexualkundeunterrichtes übernehmen. Als einer der Studenten, die das Projekt leiteten, den Jugendlichen erklären sollte, was Ejakulation bedeutet, sagte er: »Die Ejakulation ist der Orgasmus des Mannes. Das ist der Höhepunkt des Sex, und danach ist es vorbei.« Ihr könnt euch sicher vorstellen, wie ich innerlich die Hände über dem Kopf zusammenschlug und alles in mir schrie: »Neeeeeein!« Ich dachte mir augenblicklich: »Na toll. Diese Jugendlichen hier, das sind genau die Leute, die zehn oder 20 Jahre später bei mir im Workshop sitzen, weil sie irgendwie nicht so richtig zufrieden sind mit dem Sex, den sie seit Jahren haben, aber selber nicht wissen, warum eigentlich und die dann die nächsten Jahre damit verbringen müssen, diesen ganzen Mist wieder zu entlernen.« Und es ist ja noch nicht einmal die Schuld dieses einen Studenten. Mit Sicherheit wird er das nicht gesagt haben, weil er selbst der tiefen Überzeugung ist, dass der Orgasmus des Mannes tatsächlich das Wichtigste am Sex wäre. Sondern es spiegelt eine gesellschaftliche Einstellung wider, die uns auf unterschiedlichsten Ebenen immer wieder ein ganz bestimmtes Bild davon vermittelt, wie Sex abzulaufen hat. Und der Orgasmus von Frauen ist da schon auch wichtig, aber er gehört eben nicht zwingend dazu. Die Klitoris wird in der Sexualaufklärung häufig nicht ausführlich besprochen, weil Lust und wie ein Orgasmus bei Menschen mit Klitoris genau funktioniert, dort weniger thematisiert wird als reproduktive Funktionen, wie z. B. Befruchtung oder auch Themen wie Menstruation und Verhütung.

Es gibt jedoch auch einige Wissenschaftler*innen, die der Klitoris sehr wohl reproduktive Funktionen zusprechen. Mir geht es an dieser Stelle nicht darum, eine Lanze für die Reproduktion zu brechen. Aber diese Perspektiven finde ich dennoch beachtenswert. Catherine Blackledge ist z. B. eine Autorin, die in ihrer Einordnung der Klitoris eine eher evolutionsbiologische Perspektive einnimmt, und sie bezieht sich auch auf das Sexualverhalten vieler Tiere. Denn Menschen sind bei Weitem nicht die einzigen Lebewesen, die eine Klitoris haben. Alle Säugetiere, die sich durch interne Befruchtung fortpflanzen – also durch Penis-in-Vagina – besitzen Schwellkörper und somit auch eine Klitoris. Blackledge hebt hervor, dass man im Tierreich ganz unterschiedliche Weisen von sexuellem Vorspiel beobachten könne und die Qualität des Vorspiels mitunter auch darüber entscheiden würde, ob es überhaupt zur Kopulation und somit zu einer potenziellen Fortpflanzung komme. Auch die Muskelkontraktionen, die wir als Orgasmus bezeichnen, finden bei vielen Tieren statt. Bei Menschen und auch anderen Säugetieren, wie Hunden und Katzen, kommt es zu einer sogenannten ›Spontanovulation‹. Das heißt, der Eisprung und somit der Zeitraum der Furchtbarkeit tritt unabhängig vom Geschlechtsverkehr auf. Bei manchen Tieren erfolgt der Eisprung jedoch als Reflex, der wie die Ejakulation beim Sex ausgelöst wird. Wenn die richtige sexuelle Stimulation notwendig ist, um fortpflanzungsrelevante Funktionen wie Eisprung und Ejakulation auszulösen, dann könne die richtige sexuelle Stimulation, laut Blackledge, auch für die Wahrscheinlichkeit einer Befruchtung durchaus von Bedeutung sein. Außerdem beschreibt sie, dass die Weibchen vieler Tierarten zahlreiche Möglichkeiten hätten, unerwünschtes Sperma auszuscheiden oder abzutöten. Blackledge ist der Meinung, dass es aus evolutionsbiologischer Sicht deshalb nicht einfach nur entscheidend sei, welches Männchen als Erstes oder am häufigsten sein Sperma ablädt, sondern dass für den Fortpflanzungserfolg auch entscheidend wäre, ob ›die richtigen Knöpfe‹ gedrückt werden. Aus all diesen Aspekten schließt sie, dass die Qualität sexueller Stimulation bei Tieren – oder das, was wir bei Menschen als sexuelle Lust und Befriedigung bezeichnen würden – also durchaus einen Einfluss auf den Fortpflanzungserfolg haben könnte.[79]

Die Schwellkörper von Klitoris und Penis spielen, laut Blackledge, insofern eine evolutionsbiologische Rolle, als dass sie den reibungslosen Ablauf von Geschlechtsverkehr ermöglichen. Dadurch, dass Klitoris, Harnröhre und Vagina als ein Komplex miteinander verbunden sind, seien sie genauso als eine Einheit zu begreifen wie der Penis. Die Erektion der Schwellkörper sorge beim Penis dafür, dass er sich leichter in eine Körperöffnung einführen ließe. Das ist nicht ganz unwichtig, vor allem, wenn man bedenkt, dass die meisten Tiere ja keine Hände haben, die sie zu Hilfe nehmen könnten. Die Stimulation und Erektion der Klitoris sorge dafür, dass die Befeuchtung der Vagina in Gang gesetzt würde. Wenn alles gut flutscht, ist Geschlechtsverkehr nicht einfach nur angenehmer. Die Feuchtigkeit, die man auch als Lubrikation bezeichnet, ist ein wichtiger Schutz. Denn durch das Aneinanderreiben von Penis und

Vagina kann es sonst zu Wundreibung und dadurch zu Rissen und Blutungen kommen. Ohne ausreichende Befeuchtung der Vagina ist Geschlechtsverkehr deshalb schmerzhaft und birgt Verletzungsgefahr.[80]

Ich stelle immer wieder fest, dass vielen Menschen das Bewusstsein dafür fehlt, dass die Feuchtigkeit der Vagina beim Geschlechtsverkehr genauso wichtig ist wie die Erektion des Penis. Den meisten ist dabei durchaus klar, dass Feuchtigkeit ein Zeichen von Erregung sein kann. Fehlende oder nachlassende Feuchtigkeit der Vagina wird, meiner Erfahrung nach, aber deutlich seltener als Notwendigkeit angesehen, den Geschlechtsverkehr abzubrechen als eine fehlende Erektion des Penis. Jedem*jeder scheint klar zu sein: Wenn der Penis weich ist, geht's nicht. Mit der gleichen Selbstverständlichkeit sollte allen klar sein: Wenn die Vagina nicht feucht ist, geht's nicht. Vaginale Feuchtigkeit ist zwar weniger offensichtlich als die Peniserektion. Spürbar ist sie aber trotzdem.

Eine weitere Schutzfunktion sieht Blackledge in der Schwellung des Harnröhrenschwellgewebes, das ja auch zum Klitoriskomplex gehört. So führt sie eine Theorie an, dass die Harnröhre durch die Erektion zusätzlich noch etwas zugedrückt würde und sich dadurch die Wahrscheinlichkeit von Harnwegsinfektionen reduzieren könnte.[81] Nachgewiesen ist dies jedoch nicht. Auch über die Bedeutung der Vulvaejakulation für die Fortpflanzung wird spekuliert. Während Blackledge meint, die Ejakulation könne eine Möglichkeit sein, um Sperma hinauszuspülen und die Wahrscheinlichkeit einer Befruchtung zu verringern, gehen andere Wissenschaftler*innen davon aus, dass genau das Gegenteil der Fall sei. Da sich das Vulvaejakulat und das Penisejakulat sehr ähnlich sind, gibt es auch die Theorie, dass hierdurch ein Milieu geschaffen würde, das Beweglichkeit und Überlebensfähigkeit der Spermien positiv beeinflussen könne und so eher befruchtungsfördernd wäre.[82]

Dass sexuelle Lust und Orgasmen einen Anreiz für fortpflanzungsrelevante Handlungen darstellen, erscheint zunächst einmal nicht abwegig. Trotzdem gehen Sex und Reproduktion nicht automatisch Hand in Hand. Es gibt jede Menge Vermutungen, Theorien und Schlussfolgerungen, mit denen Aussagen über die Zusammenhänge von Lust und Fortpflanzung getroffen werden. Viele davon sind jedoch sowohl widersprüchlich als auch schwer zu belegen. Das heißt natürlich nicht, dass sie falsch oder schlecht sein müssen. Aber es ist wichtig sich klarzumachen, dass wir letztendlich relativ wenig über die Bedeutung und die Funktionen sexueller Lust wissen. Auch unsere Möglichkeiten, mit wissenschaftlichen Mitteln verlässliche Antworten auf Fragen zu sexueller Lust und Reproduktion zu bekommen, sind ziemlich beschränkt. Dass es keine definitiven Antworten gibt, bedeutet aber nicht, dass man keine sachliche Diskussion über diese Fragen führen könnte. Gerade das findet aber häufig nicht statt. Bei der Frage nach der Funktion der Klitoris stößt man schnell auf zwei Lager, die sich mit Vehemenz an der absoluten Gültigkeit ihrer jeweiligen Position festkrallen und sich scheinbar unvereinbar gegenüberstehen. Das ist zum einen die Position, dass die Klitoris nur der Lust diene und diese Lust von Reproduktion völlig unabhängig existiere. Und zum anderen die Position, dass sexuelle Lust kein Selbstzweck sei, sondern nur deshalb existiere, weil sie Reproduktion fördere. An beiden Positionen ist aus meiner Sicht problematisch, dass sie den Unschärfen zwischen Sex, Lust und Fortpflanzung keinen Raum geben. Scheinbar muss es immer entweder das eine *oder* das andere sein, hedonistische Lust *oder* Reproduktionszweck. Im kulturhistorischen Blick auf die Klitoris werden wir noch sehen, dass uns diese Aushandlung gesellschaftlich schon lange begleitet und auch weiterhin eine Herausforderung ist.

Ob die Klitoris eine Funktion für die Reproduktion hat oder nicht, ist aus meiner Sicht keine Frage, die beantwortet werden kann oder muss. Ich kann einen Orgasmus haben, ohne dabei schwanger zu werden und ich kann schwanger werden, ohne dass ich dafür einen Orgasmus brauche. Und das ist es, was für mich zählt. Der stetige Aushandlungsprozess von Lust und Fortpflanzung kann uns jedoch einiges über gesellschaftliche Werte und über den kulturellen Umgang mit Sexualität verraten. Genau darin sehe ich die Relevanz solcher Perspektiven, die der Klitoris eine oder sogar viele Funktionen für die Reproduktion zuschreiben. Mir geht es dabei nicht darum, die Funktion der Klitoris abermals auf Fortpflanzung zurückzuführen oder sogar darauf zu reduzieren. Dass unser Verständnis von Sex und auch die Sexualaufklärung den Reproduktionsaspekt meist sehr stark fokussieren, halte ich bereits für falsch. Denn Sex ist viel mehr als nur Fortpflanzung. Aber eine Sache finde ich daran trotzdem ausgesprochen interessant. Und zwar führen uns solche Perspektiven, wie sie u. a. von Catherine Blackledge vertreten werden, eines vor Augen: Die Klitoris in der Sexualaufklärung nicht zu behandeln, weil es da nur um Fortpflanzung geht, ist eine total faule Ausrede. Denn offenbar gibt es sehr viele Aspekte, die sich dafür anbieten würden, über die Klitoris auch im Kontext von Reproduktion zu sprechen. Dass dies jedoch nicht getan wird, macht einmal mehr deutlich, dass es beim Auslassen der Klitoris um etwas anderes geht als nur die fehlende Thematisierung von Lust. Es geht vielmehr um den systematischen Ausschluss eines Organs, an dem Geschlechtergleichheit sichtbar wird.

TEIL II

DIE KULTURGESCHICHTE DER KLITORIS

Bevor wir unsere Zeitreise starten …

Vieles vom bisher Besprochenen – um nicht zu sagen, eigentlich alles – habe ich im Vergleich zu anderen Dingen erst ziemlich spät in meinem Leben gelernt. Obwohl ich in unterschiedlichen Altersstufen Sexualaufklärungsunterricht in der Schule hatte, als Teenager neugierig den Dr.-Sommer-Teil der *Bravo* gelesen habe und über Sexualität zu sprechen auch mit Freund*innen kein absolutes Tabu war, habe ich nirgends etwas über den inneren Teil der Klitoris erfahren und meine Beobachtung ist, dass es den meisten anderen Menschen genauso geht.

Es stellt sich also die Frage, was der Grund dafür ist? Am naheliegendsten scheint einem erst mal die Erklärung, dass dieses Wissen über die Anatomie der Klitoris vielleicht einfach noch nicht so lange bekannt ist. In Artikeln lese ich z. B. immer wieder, dass die wahre Größe der Klitoris angeblich erst in den 1990ern entdeckt worden sei. Das erklärt zwar nicht, warum ich in den 2000ern in der *Bravo* oder im Biounterricht immer noch nichts darüber gelernt habe, aber es klingt erst mal schockierend. Viel skandalöser ist jedoch, dass diese Angabe gar nicht zutrifft, sondern, wie wir im Folgenden noch genauer sehen werden, die Anatomie der Klitoris in der Medizin eigentlich schon seit vielen Jahrhunderten bekannt ist.

Trotzdem ist sie immer noch nicht Teil unseres Allgemeinwissens geworden.

Im Folgenden beschäftigen wir uns mit der Kulturgeschichte der Klitoris. Genauer gesagt, wir werfen einen Blick darauf, was man zu welcher Zeit über die Klitoris wusste, wie der Stand der Forschung dazu war und wie man mit diesem Wissen gesellschaftlich umgegangen ist. Man findet bei diesem Thema wiederholt die Aussage, dass es immer mal wieder Informationen zur Klitoris gegeben habe, die dann aber wieder verschwunden seien, verloren gegangen, unterdrückt und zu einem späteren Zeitpunkt wiederentdeckt worden wären. In Teilen mag das auch zutreffen, denn die Anatomie der Klitoris wurde nicht zu jedem Zeitpunkt auf die gleiche Art und Weise behandelt. Doch die eigentliche Herausforderung bei diesem Thema sind nicht etwa historische Wissenslücken. Sondern im Gegenteil, je tiefer man recherchiert, desto deutlicher wird, dass es eigentlich zu jeder Zeit Wissen über die Klitoris gab. Was die Angelegenheit jedoch verkompliziert, ist, dass man nicht zu jeder Zeit das Gleiche unter der Klitoris verstand oder die gleichen Begriffe dafür verwendete. In der historischen Forschung gibt es genauso wenig einen einheitlichen Blick auf die Klitoris wie heute. Vielmehr sind wir immer wieder konfrontiert mit Ambivalenzen und verschiedenen Ansichten, die sich teilweise sogar widersprechen. Die Geschichte der Klitoris besteht also nicht aus einer Reihe von Entwicklungen, die wir chronologisch und linear, wie bei einer Perlenkette, Schritt für Schritt durchgehen könnten und bei der wir in der Gegenwart an einem Punkt von maximalem Erkenntnisgewinn und gleichberechtigten Geschlechterverhältnissen ankommen würden. Doch es gibt in den vergangenen Jahrhunderten viele spannende Entwicklungen zu beobachten, und die Kulturgeschichte der Klitoris kann uns vor allem relevante Einblicke geben, wie Körper, Sexualität und Geschlecht gesellschaftlich gedacht wurden und wie sich diese Vorstellungen verändert haben.

Im Rahmen dieses Buches findet unmöglich all dies Platz, ich musste also eine Auswahl treffen. Wir werden uns daher auf die europäische, westlich-christlich geprägte Kulturgeschichte konzentrieren. Nicht etwa, weil es zur Kulturgeschichte der Klitoris außerhalb europäischer Wissensproduktion nichts zu sagen gäbe oder dies nicht relevant wäre. Im Gegenteil, gerade außereuropäische Perspektiven können uns vor Augen führen, dass es eben nicht nur *eine* Art und Weise gibt, wie Geschlecht und Körper verstanden werden können. Entgegen dem verbreiteten Empfinden westlicher Kulturen ist die Kategorisierung von Menschen in zwei Geschlechter keineswegs ein universales Konzept.[83] Perspektiven europäischer Kulturgeschichte können keine Allgemeingültigkeit beanspruchen. Doch da es diese Perspektiven sind, die unsere heutige Sicht auf die Klitoris in Deutschland und in einem christlich geprägten Kulturraum am stärksten beeinflussen, werde ich mich im Rahmen dieses Buches hierauf beschränken.

Darüber hinaus gibt es allein in diesem Kontext bereits eine Vielfalt von Ansätzen und komplexen Zusammenhängen, die gar nicht so leicht zu überblicken sind. Und es wimmelt nur so vor Missverständnissen zur Klitoris, vor Mythen aller Art, denen wir hier auf den Grund gehen wollen. All das bedarf mehr als nur des Abarbeitens historischer Fakten. Wir wollen im Folgenden versuchen zu verstehen, wie es zu unserer heutigen Situation gekommen ist, in der das Wissen über die Anatomie der Klitoris nicht allgemein verbreitet ist, obwohl es schon so lange existiert und obwohl wir als Gesellschaft doch zunehmend anerkannt zu haben scheinen, dass Sexualität auch über Reproduktion hinaus im Leben vieler Menschen eine wichtige Rolle spielt.

Eine weitere Auswahl, für die ich mich bei der Kulturgeschichte der Klitoris entschieden habe, ist der zeitliche Rahmen. Ich halte es für sinnvoll, einen Blick auch auf weit zurückliegendes Wissen zu werfen. Das ist wichtig, um bestimmte Konzepte besser zu verstehen, die uns vielleicht zunächst fremd erscheinen, die aber trotzdem immer noch tief in unserer Kultur verwurzelt sind. Den Fokus des historischen Rückblicks werde ich allerdings auf die jüngere Vergangenheit legen. Denn für unser Wissen über die Klitoris wird es vor allem ab dem 17. Jahrhundert interessant, und unser Verständnis von Sexualität, Körpern und Geschlecht ist heute stärker von den gesellschaftlichen Veränderungen seit Beginn der Neuzeit und Aufklärung geprägt als z. B. von der Antike. Ich habe mich also entschieden, den jüngeren Zeitabschnitten mehr Raum zu geben, weil ich sie für unser heutiges Leben für besonders bedeutungsvoll halte, nicht aber, weil es über frühere Zeiten weniger zu sagen gäbe.

Bevor wir aber inhaltlich in die Kulturgeschichte der Klitoris eintauchen, gibt es noch ein paar Aspekte, die dabei allgemein zu berücksichtigen sind. Besonders wichtig ist, dass Geschichte bzw. Geschichtsschreibung nie objektiv ist. Bereits die Quellen, die uns zur Verfügung stehen, um historische Perspektiven zu verstehen, sind extrem selektiv. Denn wir können uns nur auf das stützen, was materiell, also z. B. in Schrift, Bild oder Artefakten, festgehalten und überliefert ist. Wenn wir etwas Historisches über Sexualität erfahren wollen, sind die Quellen, die uns zur Verfügung stehen, meist medizinische Schriften, Gerichtsakten oder Gesetzestexte, religiöse Schriften, Eheratgeber oder auch künstlerische Werke. Nichts davon sind neutrale Texte. Sie erfüllen unterschiedliche Zwecke und verfolgen verschiedene Ziele.

Selbst wenn manche Quellen als repräsentativ für eine bestimmte Zeit gelten können, darf nicht vergessen werden, dass auch sie immer nur einen Ausschnitt darstellen. Oftmals verraten sie uns einiges über gesellschaftliche Normen und Werte. Aber auf eine tatsächlich gelebte Praxis lassen sie nicht automatisch schließen und schon gar nicht für die gesamte Bevölkerung. Denn vieles, was historisch dokumentiert ist, bezieht sich auf wohlhabende und mächtige Gesellschaftsgruppen, wie z. B. den Adel oder den Klerus, und wurde auch von Angehörigen dieser Gruppen verfasst.

Das heißt, auch Quellen über das Leben und die Ansichten weniger wohlhabender oder armer Menschen geben nicht zwangsläufig deren eigene Perspektive wieder, sondern zeigen vielmehr die Sicht derer, die über sie schrieben.

Hinzu kommt, dass die meisten Texte, die uns heute als Quellen dienen, von Männern verfasst wurden. Wenn ich über die Kulturgeschichte spreche, verwende ich durchgängig eine geschlechterinklusive Form (z. B. Autor*innen). Es gibt zwar viel weniger Quellen, die von Frauen verfasst wurden, aber es waren nie *nur* Männer, die an den gesellschaftlichen Diskursen teilnahmen. Dennoch müssen wir im Hinterkopf behalten, dass Männer und deren Sichtweise gesellschaftlich deutlich bestimmender waren, mehr Raum einnahmen und mehr Gewicht bekamen als die von Frauen. Der gesellschaftliche Blick auf Frauen, ihre Körper und auf Sex ist in der europäischen Kulturgeschichte also vor allem ein männlicher. Selbstverständlich können sich auch Männer in adäquater Weise mit Frauen, ihren Körpern und ihrer Erlebenswelt befassen. Die feministische Wissenschaftskritik hat mit umfangreichen Analysen allerdings gezeigt, dass dies historisch und auch gegenwärtig häufig nicht geschieht.[84] Wenn Diskurse zu Geschlecht und Sexualität von Männern dominiert werden, kommen Frauen mit ihren eigenen Perspektiven darin nicht nur nicht zu Wort, die Repräsentation von Frauen und ihrer Sexualität besteht auch nahezu ausschließlich aus einem männlichen Blick *auf* sie.

Jeder Text, den wir als Quelle nutzen, ist also gefärbt durch die subjektiven Perspektiven der jeweiligen Autor*innen, und zwar auch, oder man sollte vielleicht sogar sagen, *gerade* auch, wenn sie sich selbst als objektiv präsentieren. Dies gilt besonders für wissenschaftliche und für Forschungstexte. Denn gerade in der Wissenschaft besteht meist ein ausgeprägtes Selbstbild von Objektivität und Neutralität, sodass für gewöhnlich kaum hinterfragt wird, inwiefern auch Wissenschaft und die eigene Forschung in ein kulturelles und gesellschaftliches Wertesystem eingebettet sind.

Daran anschließend ist wichtig, dass auch wir selbst Ereignisse und Entwicklungen im historischen Rückblick nur durch die Brille unseres *eigenen* Verständnisses sehen können. Was jemand vor Hunderten von Jahren tatsächlich meinte, dachte oder fühlte, können wir nur erahnen, aber nie wirklich wissen. Wir können Quellen interpretieren und Schlüsse daraus ziehen, und natürlich gibt es auch Belege für bestimmte historische Ereignisse. Doch bei jeglicher Auseinandersetzung mit Geschichte sollten wir im Hinterkopf behalten, dass sie meist nur so nachgezeichnet wird, wie sie im Kontext der dominanten Narrative – der Erzählungen – unserer eigenen Zeit und Gesellschaft Sinn ergibt. Das heißt, wir können z. B. nicht voraussetzen, dass bestimmte Begriffe für Menschen immer die gleiche Bedeutung hatten wie für uns heute, oder dass Konzepte wie Geschlecht immer auf die gleiche Art und Weise verstanden wurden.[85] Gerade das Beispiel der Klitoris wird im Laufe dieses Kapitels noch veranschaulichen, wie dynamisch Geschlechterbegriffe tatsächlich sein können.

Dabei sollten wir nicht dem Trugschluss verfallen, dass wir es heute automatisch besser wissen als die Menschen damals. Ohne Zweifel gibt es technische Entwicklungen, die uns heute vieles ermöglichen, was vor 500 Jahren gerade in der Medizin und der Erforschung des menschlichen Körpers noch nicht denkbar war. Aber wir neigen in unserem westlichen Wissenschaftsverständnis dazu, Fortschritt und Erkenntnisgewinn auf eine etwas überhebliche Art und Weise mit Korrektheit oder Wahrheit gleichzusetzen. Wir denken dann, so wie wir die Welt sehen, *so* ist es richtig. Dabei vergessen wir leicht, dass die Menschen damals ja nicht weniger klug waren als wir heute. Ihr Denken war einfach eingebettet in den Kontext ihrer Zeit. Mit historischer Distanz mag uns einiges davon heute absurd oder falsch erscheinen. Aber das liegt daran, dass unsere Sicht auf die Welt heute in mancherlei Hinsicht einfach von anderen Faktoren bestimmt wird und sie dadurch auch eine etwas andere ist. Das heißt allerdings nicht, dass nicht auch unser heutiges

Denken Teil und Produkt unseres eigenen gesellschaftlichen Kontextes wäre. Aber all das wird noch konkreter werden, wenn wir uns später Beispiele zur Geschichte der Klitoris anschauen.

Eine weitere Hürde für unser Verständnis der damaligen Perspektiven auf Sexualität und Körper ist, dass Bedeutungen auch in Übersetzungen verzerrt werden oder verloren gehen können. Jede*r, die*der schon einmal Stille Post gespielt hat, weiß, wie leicht Informationen – auch unabsichtlich – verändert werden können. Bei historischen Quellen, vor allem bei besonders alten Quellen, haben wir es nicht selten mit Texten zu tun, die mehrfach und zum Teil in verschiedenen Jahrhunderten übersetzt wurden. Jeder Übersetzungsschritt beinhaltet immer auch eine Interpretationsleistung der Übersetzer*innen. Wie ein Text übersetzt wird, hängt dabei nicht nur von den sprachlichen Fähigkeiten, sondern auch von den Wertungen, die die jeweilige Person in den Text einbringt, ab. Im Mittelalter wurden die meisten Texte in Klöstern vervielfältigt und übersetzt, sodass davon auszugehen ist, dass die dort entstandenen Texte z. T. auch mit den Moralvorstellungen der christlichen Kirche besetzt wurden. Wer wo was hinzugefügt, weggelassen oder auf welche Weise interpretiert hat, ist heute natürlich kaum noch nachzuvollziehen.

All das hört sich vielleicht so an, als ob wir keiner historischen Quelle mehr Glauben schenken könnten. Das ist meiner Meinung nach nicht so. Historische Quellen sind ein absoluter Schatz, wenn es darum geht, mehr über unsere Vergangenheit zu lernen und so auch unsere Gegenwart besser zu verstehen. Wir müssen uns aber klarmachen, dass es vieles gibt, was wir einfach nicht wissen können. Warum es so wichtig ist, all das im Hinterkopf zu behalten, wird im Laufe der historischen Betrachtung der Klitoris noch deutlich werden. Jetzt legen wir aber erst mal los und tauchen ab in die Vergangenheit.

Von der Antike bis ins 15. Jahrhundert

Die Klitoris vor 2000 Jahren

Wir beginnen mit einem Blick in die Antike. Dabei muss man vorausschicken, dass das, was meist als ›die Antike‹ bezeichnet wird, keine einheitliche Gesellschaft oder Kultur beschreibt. Denn mit diesem Begriff wird ein Zeitraum zusammengefasst, der sich über viele Jahrhunderte vor und nach Beginn der christlichen Zeitrechnung erstreckt. Auch geografisch ist die Epoche der Antike in einem weit ausgedehnten Raum verortet. Sie bezieht sich auf Gebiete, die wir heute als Nahen Osten bezeichnen, auf Ägypten und den heutigen europäischen Mittelmeerraum. Auch wenn sie uns nur einen Ausschnitt zeigen, gibt es einige Texte, die aus dieser Zeit recht gut überliefert sind. Die Konzepte von Geschlecht und Sexualität, die diese Texte beschreiben, hatten starken Einfluss auf die europäische Gesellschaft und Kultur. Wir werden uns hier eine sehr kleine Auswahl von Autoren und ihren Positionen zu diesen Themen ansehen, die aber für den weiteren Kontext der Klitoris relevant sind.

Der älteste von ihnen ist Hippokrates (um 460 v. Chr. – 370 v. Chr.). Grundlage der hippokratischen Medizin bildete die Humoraltheorie, die auch als Säftelehre bekannt ist.[86] Laut dieser Theorie sei das Gleichgewicht von vier Säften (Blut, Schleim, gelbe und schwarze Galle oder Galle und Wasser) wichtig für den Gesundheitszustand des Menschen. Dieses Gleichgewicht könne durch Ernährung, Schlaf, körperliche Betätigung und auch durch sexuelle Aktivität beeinflusst werden. Man sollte nicht zu viel Sex haben, aber eben auch nicht zu wenig – was das genau bedeutete, war aber wahrscheinlich, genau wie heute, relativ. Auf Hippokrates wird auch als Vertreter der Zwei-Samen-Theorie Bezug genommen. Dabei wird davon ausgegangen, dass das Ejakulat des Mannes und das der Frau sich beim Geschlechtsverkehr vermischen müssen und es so zur Befruchtung kommt. In diese Zeugungsvorstellung ist die Lust von Frauen also nicht nur integriert, sie spielt auch eine wesentliche Rolle. In der hippokratischen Medizin werden Geschlechter binär gedacht, und für die erfolgreiche Zeugung kommt Mann und Frau eine gleichwertige Bedeutung zu.[87] Die Klitorisperle wurde – laut Reinier de Graaf, den wir später noch genauer kennenlernen werden – von Hippokrates als »Columnella«, also als kleine Säule, erwähnt und wurde von ihm auch als lustspendendes Sexualorgan thematisiert.[88]

Ein weiterer Autor der Antike, auf den sich im Kontext von Geschlecht und Sexualität immer wieder bezogen wird, war Aristoteles (384 v. Chr.–322 v. Chr.). Er vertritt allerdings eine andere Zeugungstheorie, die eher als Ein-Samen-Theorie bezeichnet werden kann. Darin wird eine geschlechtsspezifische Zuordnung von Aktivität und Passivität deutlich, die sich bis heute durch unsere Sexualitätsvorstellungen zieht. Die Frau stelle dabei das passive Material, quasi den Nährboden zur Zeugung dar, während das Ejakulat des Mannes als der Samen gilt, der die Frau befruchte und die Materie so aktiv in Bewegung bringe.[89] Die Frau hat in diesem Konzept die Rolle der passiven Empfängerin des belebenden, aktiven Samens des Mannes. Der Begriff der ›Empfängnis‹, den wir trotz seiner ideologischen Aufladung heute immer noch recht selbstverständlich verwenden, wird im Christentum besonders bedeutend. Die Idee, dass die Frau bei der Befruchtung etwas von außen erhält, was ihr Körper wie ein passives Behältnis entgegennimmt und ernährt, ohne jedoch selbst aktiv am Erschaffungsprozess neuen Lebens beteiligt zu sein, klingt aber auch schon hier an. Da Aktivität in diesem Denkmodell höher bewertet wird als Passivität, handelt es sich um ein asymmetrisches Modell, das den Zeugungsbeitrag des Mannes fokussiert und durch das auch sein Orgasmus beim Geschlechtsverkehr mehr Bedeutung bekommt als der der Frau.[90] Männer und Frauen unterscheiden sich in Aristoteles' Geschlechtermodell nicht grundsätzlich in allen Teilen, aber Uterus und Penis werden von ihm als ihnen eigentümliche Merkmale herausgestellt.[91] Geschlecht wird dabei als gegensätzlich und komplementär verstanden. Die Klitoris scheint in Aristoteles' Abhandlungen nicht zentral diskutiert zu werden.

Ein Vertreter der Antike, dessen Geschlechterkonzept uns noch bis in die Renaissance begleiten wird, ist Galen (um 130–210 n. Chr.). Der US-amerikanische Kulturwissenschaftler und Historiker Thomas Laqueur erklärt, dass für Galen die Körperteile von Männern und Frauen einander genau entsprachen, und zwar auch ihre Genitalien. Diese unterschieden sich dabei nur durch ihre Lage. Die Vagina war nach Galens Ansicht ein nach innen gestülpter Penis und der Uterus ein umgekrempelter Hodensack. Hoden und Eierstöcke werden als das Gleiche verstanden, und es gibt zu diesem Zeitpunkt auch nur ein Wort für beides, ›Testikel‹ (griech. orcheis). Manchmal werden sie etwas bildlicher auch als ›Steine‹ bezeichnet. Auch wenn Galen die Überzeugung vertrat, dass jeder Teil des männlichen Körpers auch am weiblichen zu finden sei, die Klitoris schien in seiner Gleichung keinen Platz zu finden.[92] Dabei könnte man durchaus annehmen, dass sie ihm bekannt war. Denn nicht nur bei Hippokrates wird sie bereits benannt. Auch in anderen antiken Texten fand sie Erwähnung, z.B. unter den Begriffen ›Landica‹, ›Kleitoris‹ und vielen weiteren Namen, die häufig entweder auf den Lustfaktor der Klitoris anspielen oder sie mit dem Penis vergleichen.[93] Die Existenz der Klitorisperle war also in der Antike kein Geheimnis.

Auch wenn sich Galens Geschlechtermodell erst einmal durch Gleichheit auszuzeichnen scheint, wohnt ihm trotzdem eine Hierarchie inne. Laut Laqueur beruht die Idee der Antike, dass sich die Sexualorgane von Männern und Frauen an verschiedenen Stellen befinden, auf der sogenannten ›Vier-Elemente-Lehre‹. Dabei werden vor allem qualitative Unterschiede zwischen den Gegensatzpaaren Hitze/Trockenheit und Kälte/Feuchtigkeit gemacht. Mann und Frau wurden diesen Gegensatzpaaren zugeordnet, wobei Männer zur

Hitze gehörten und Frauen zur Kälte. Hitze wurde höhere Qualität zugesprochen als Kälte.[94] Galen schließt an die hippokratische Zwei-Samen-Theorie an, auch wenn er den Samen der Frau etwas schlechter bewertet als den des Mannes. Daran, dass Frauen einen Samen haben, besteht für Galen jedoch kein Zweifel, und er begründet dies, laut Laqueur, folgendermaßen:

> Wäre es anders, warum, so [Galens] rhetorische Frage, hätten sie dann Hoden, mit denen sie ja offensichtlich ausgestattet sind: Und wenn sie keine Hoden (orcheis) hätten, dann hätten sie auch keine Lust auf Geschlechtsverkehr, was sie wiederum eindeutig haben.[95]

Auch, dass Frauen Lust auf Sex haben, scheint für Galen also außer Frage zu stehen. In antiken Texten finden sich immer wieder Hinweise darauf, dass die Libido damals nicht auf die gleiche Weise vergeschlechtlicht wurde wie heute. Das ist eine äußerst relevante Beobachtung, denn die Konstruktion von Lust-auf-Sex als etwas geschlechterspezifisch Unterschiedliches nimmt in unserem heutigen Sexualitätsdiskurs ja eine sehr zentrale Rolle ein. Die Idee, dass Frauen natürlicherweise weniger Lust auf Sex hätten als Männer, war bis ins 18. Jahrhundert allerdings nicht verbreitet. Aber dazu kommen wir noch. Antike Quellen weisen darauf hin, dass man Frauen in Bezug auf Sex tendenziell sogar für lustvoller hielt als Männer.[96] Solch ein Bild bot Männern die Möglichkeit, sich im Wertesystem der Antike als vermeintlich tugendhafteres Geschlecht herauszustellen und damit einen patriarchalen Machtanspruch zu legitimieren. Denn Zuschreibungen, dass Frauen z. B. anfälliger für exzessives Verhalten seien, wurden mit einer vermeintlich größeren geistigen Schwäche und geringerer Fähigkeit zur Selbstkontrolle begründet. Dass sie Männern in diesen Hinsichten unterlegen seien, wurde wiederum auf den Mangel an Hitze zurückgeführt. Hitze oder Kälte wird dabei nicht konkret auf die überprüfbare Körpertemperatur bezogen, sondern es geht vielmehr um ein Konzept der

Kategorisierung und um die Zuschreibung gewisser Qualitäten. Ein aufgrund größerer Hitze nach außen gestülpter Penis galt in diesem Konzept als Idealkörper, während ein nach innen gekehrter Penis als Zeichen geringerer Hitze minderbewertet wurde.[97]

Nachkommen, Ehe und Sexualität

In den kurzen Darstellungen von Hippokrates', Aristoteles' und Galens Theorien haben wir bereits einen Einblick bekommen, dass Zeugungstheorien ein wichtiger Faktor dafür waren, wie man sich Genitalien vorstellte und wie man Geschlechterunterschiede konzipierte. Das Verhältnis von Sex, Lust und Fortpflanzung ist etwas, das uns durch die ganze Geschichte bis heute begleiten wird. Alle drei Aspekte können miteinander verknüpft sein, müssen es aber nicht. Das heißt, Sex kann lustvoll sein und Spaß machen, muss deshalb aber noch lange nicht reproduktiv sein. Die Lust, die wir beim Sex empfinden können, kann ein Anreiz sein, Sex haben zu wollen und uns so dazu animieren, das überhaupt erst zu tun, was es braucht, um sich fortzupflanzen. Aber Fortpflanzung kann auch geschehen, wenn Sex überhaupt nicht lustvoll ist. Es gibt also Verbindungen zwischen Sex, Lust und Reproduktion, aber sie hängen deshalb nicht zwingend miteinander zusammen. Obwohl diese Beobachtung recht einfach scheint, ist die Unschärfe der Abgrenzbarkeit dieser drei Aspekte etwas, woran wir uns als Gesellschaft seit Jahrtausenden abarbeiten.

Man kann davon ausgehen, dass sich heute die Häufigkeit von Geschlechtsverkehr mit reproduktiven Absichten selbst bei Menschen, die sich Kinder wünschen, auf eine eher geringe Anzahl beschränkt. Das heißt, den meisten Sex haben viele von uns nicht, um sich fortzupflanzen. Die Entwicklungen auf dem Gebiet der Schwangerschaftsverhütung seit der zweiten Hälfte des 20. Jahrhunderts haben dazu beigetragen, dass wir heute viel mehr

Möglichkeiten haben, unsere Fortpflanzung selbst zu kontrollieren als dies historisch der Fall war. Auch wenn es seit der Antike und darüber hinaus bereits diverse Verhütungsmethoden gab, von denen einige durchaus wirksam gewesen sein dürften[98], waren Möglichkeiten der Schwangerschaftsverhütung nicht so zuverlässig wie heute. Geschlechtsverkehr und Fortpflanzung waren deshalb historisch sicherlich nicht nur auf praktischer Ebene, sondern auch gedanklich wesentlich direkter miteinander verknüpft.[99]

Wer wie woraus Leben schafft, hat dabei eine soziale und höchst politische Bedeutung. In den antiken Quellen finden wir eine Reihe unterschiedlicher Zeugungstheorien, die diskutieren, welchen Beitrag Mann und Frau jeweils beim Zeugungsprozess leisten. Ein wesentlicher Bestandteil vieler Zeugungstheorien war vor allem, die Wichtigkeit des Zeugungsbeitrages des Mannes herauszustellen. Denn durch die Gebundenheit der Schwangerschaft und des Gebärens an den Körper der Frau hat sie bereits eine machtvolle Position als Lebensspenderin inne. Mit einer so wichtigen gesellschaftlichen Funktion stellt das Gebären, als eine der Frau eigentümlich betrachtete Fähigkeit, eine ernsthafte Bedrohung für die soziale Vormachtstellung des Mannes dar. Dessen vermeintliche Überlegenheit wurde durch die Zeugungstheorien daher rhetorisch wiederhergestellt und so zu sichern versucht.

An dieser Stelle sollten wir uns noch einmal kurz daran erinnern, dass die Fähigkeit, zu gebären, in der Praxis – damals wie heute – nicht für Frauen verallgemeinert werden kann. Es gibt sowohl Frauen, die nicht schwanger werden können als auch intergeschlechtliche Menschen, nichtbinäre Personen und trans Männer, die durchaus gebärfähig sein können. Die gesellschaftliche Kategorisierung von Geschlechtern richtet sich jedoch oftmals nicht nach diesen Lebensrealitäten und wird somit der Komplexität und Vielfältigkeit von Körpern häufig nicht gerecht. Bei der hier verallgemeinernden Gleichsetzung von Gebärenden mit Frauen geht es im Folgenden darum zu beschreiben, wie man ›die Frau‹ als Kategorie imaginiert (hat). Das heißt, es geht um die gesellschaftliche *Vorstellung* davon, was es heißt, eine Frau zu sein. In diesem Fall ist die Vorstellung: Frauen gebären, Männer nicht. Daraus folgt, welche Position Menschen in der sozialen Ordnung einnehmen können oder sollen.

In nahezu allen Zeugungstheorien wurde dem männlichen Samen eine entscheidende Relevanz beigemessen. Da Frauen diejenigen waren, die die Kinder zur Welt brachten, war der Anteil des Mannes an der Reproduktion weniger offensichtlich. Es durfte jedoch nicht der Eindruck entstehen, dass Männer für die Fortpflanzung und somit für den Fortbestand der Gesellschaft unwichtig wären, denn das hätte ihre gesellschaftliche Machtposition in Frage stellen können. So hielten es durchaus einige Autor*innen für notwendig, in ihren Zeugungstheorien die Selbstbefruchtung, also die Möglichkeit, dass die Frau ohne das Zutun des Mannes Nachkommen zeugt, auszuschließen.[100] Auffassungen, dass der Mann den ›heißeren‹, stärkeren Samen oder in irgendeiner anderen Form den entscheidenden Anteil bei der Zeugung hatte, spiegeln also die gesellschaftliche Geschlechterhierarchie wider und dienten dazu, diese Hierarchie gleichzeitig zu rechtfertigen.

Der Beitrag, den die beiden Elternteile auf der Zeugungsebene (also z. B. durch einen oder zwei Samen) leisteten, war eine naturphilosophische Angelegenheit. Wer die Mutter bzw. vor allem, wer der Vater war, war dagegen weniger eine biologische, sondern vielmehr eine soziale Frage. Die Mutter galt als die Person, die das Kind geboren hatte. Die Möglichkeit, biologische Vaterschaft zuverlässig nachzuweisen, gibt es allerdings erst seit wenigen Jahrzehnten. Deshalb galt der Grundsatz: *Pater semper incertus est* – Der Vater ist immer ungewiss.[101] Die Mutterschaft wurde der Gebärenden *zugeschrieben*, während der Vater seine Elternschaft *anerkennen* musste bzw. konnte. Mutterschaft wird historisch also vor allem biologisch, Vaterschaft hingegen eher sozial begründet. Diese asymmetrische Bewertung von Elternschaft hat bis heute starken Einfluss auf den gesellschaftlichen Umgang mit Sexualität und auf Geschlechterverhältnisse. Schon in der Antike lässt sich eine Doppelmoral beobachten, wenn es z. B. um außerehelichen Geschlechtsverkehr geht. Innerhalb der Ehe gezeugte sogenannte legitime, also dem Gesetz entsprechende Nachkommen folgten dem rechtlichen Status des Vaters. Da sich Männer der Anerkennung von Elternschaft jedoch leichter entziehen konnten als Frauen, wurde der Status von *un*ehelichen Nachkommen an den gesellschaftlichen Status der Frau geknüpft.[102] Deshalb war die Ehe eine wichtige Institution, um Nachwuchs zu legitimieren. Vor allem in wohlhabenden Gesellschaftsgruppen war dies relevant, weil der Rechtsanspruch auf Erbschaft eine wichtige Rolle bezüglich der Verteilung von Macht und Reichtum spielte.[103] Da zwischen Männern und ihren außerehelichen Kindern keine rechtliche Verbindung bestand, hatte Ehebruch für Männer meistens keine drastischen Folgen. Um das entstandene Kind musste sich dessen Mutter kümmern. Außerehelicher Geschlechtsverkehr wurde bei Männern in antiken Gesellschaften nicht bestraft, solange sie dabei

> nicht die ›Rechte‹ eines Ehemannes, Vaters oder Bruders an ›seiner Ehefrau‹, ›seiner Tochter‹ oder ›seiner Schwester‹ bedrohten. […] [Das] Sexualleben von Frauen [wurde hingegen] moralisch und rechtlich beschränkt. Frauen wurden bei außerehelichem Sexualverkehr (in den meisten Poleis) mit erheblichen Sanktionen – dem Verlust des Status bis hin zum qualvollen Tod – bedroht.[104]

Die Thematisierung von Sex ist in den Quellen meistens auf vaginalen Geschlechtsverkehr mit dem Ehemann bezogen.[105] Auf der einen Seite ist das nicht überraschend, da ein gesellschaftliches und politisches Interesse an der Zeugung von Nachwuchs bestand und dies, wie wir bereits festgestellt haben, aus rechtlichen Gründen nur in der Ehe stattfinden sollte. Reproduktion hatte einen hohen gesellschaftlichen Stellenwert. Von zu viel Geschlechtsverkehr wurde allerdings abgeraten, da er für auszehrend gehalten wurde.[106] Der »gänzliche Verzicht auf Sexualleben [galt jedoch] als krankheitsverursachend.«[107] Hatten Frauen ›genügend‹ Nachkommen geboren – was auch immer das genau hieß –, sollten weitere Schwangerschaften möglichst vermieden werden. Nicht zuletzt deshalb, weil Schwangerschaft und Geburt auch immer ein gesundheitliches Risiko darstellten. Dazu gab es Ratgeber, die verschiedene Methoden der Schwangerschaftsvermeidung empfahlen. Wobei die Grenzen zwischen Verhütung und Schwangerschaftsabbruch über viele Jahrhunderte keineswegs so klar definiert waren wie heute. Einige Gelehrte sprachen sich jedoch auch gegen solche Praktiken aus, und zwar unter anderem deshalb, weil ihnen nicht recht war, dass damit Frauen diejenigen wären, die die menschliche Zukunft in der Hand hätten.[108]

All das zeigt uns nicht nur, dass Reproduktionspolitik schon damals scheinbar genau die gleichen Themen beinhaltete wie heute. Die Betrachtung antiker Zeugungs- und Geschlechterauffassungen macht bereits deutlich, was wir in der Geschlechtergeschichte bis heute beobachten können: Zwischen dem gesellschaftlichen Umgang mit sexueller Lust und bevölkerungs- sowie machtpolitischen Interessen besteht eine fortwährende Verbindung.[109]

Warum habe ich das hier überhaupt so ausgeführt? Weil diese Verbindung eine wesentliche Grundlage ist, um den gesellschaftlichen Umgang mit der Klitoris zu verstehen. Denn wie wir im Verlauf der Kulturgeschichte noch weiter sehen werden, steht die Klitoris immer in einem Spannungsfeld von Lust und Reproduktion. Wie sexuelle Lust und Fortpflanzung gesellschaftlich miteinander in Verbindung gebracht werden, hat dabei nicht nur Auswirkungen *auf* den Umgang mit der Klitoris. Sie ist auch oft das Objekt, *an* dem gesellschaftliche Interessen und Machtpositionen ausgehandelt werden.

Sexualitätsnarrative im Mittelalter

Mit der Ausbreitung des Christentums wird der Diskurs um Fortpflanzung und sexuelle Lust in ein neues kulturelles System eingebettet. Die gesellschaftliche Frage, wo Sexualität auf welche Weise stattfinden darf, ohne eine Bedrohung der gesellschaftlichen Ordnung darzustellen, bleibt jedoch bestehen. Auch wenn christlich-religiöse Moralvorstellungen mit Beginn des Mittelalters einen großen Einfluss auf den gesellschaftlichen Umgang mit Sexualität bekamen, änderte sich vieles nicht grundlegend, sondern erscheint vielmehr nur in einem neuen Gewand.

Das Mittelalter deckt, ähnlich wie die Antike, einen Zeitraum von ungefähr einem Jahrtausend ab, und zwar grob von 500 bis 1500.[110] Unnötig zu sagen, dass es sich auch hier um keine einheitliche Epoche handelt. Mittelalterliche Ansichten von Sexualität waren, so beschreibt es die US-amerikanische Historikerin Ruth Mazo Karras, »konfliktbeladen und kompliziert«[111] – in dieser Hinsicht scheinen sie sich also erst mal nicht wesentlich von jeder anderen Epoche oder der Gegenwart zu unterscheiden. Für unsere Betrachtung der Klitoris ist jedoch besonders relevant, dass viele medizinische Autor*innen des Mittelalters Ordensmitglieder waren. Ihnen ging es, so Karras weiter, »nicht um eine bessere Kenntnis des menschlichen Körpers, um ihn gesund zu erhalten, sondern darum, Gottes Schöpfung besser zu verstehen«[112]. Zwei wesentliche Aspekte bei der Betrachtung von Körpern und Sexualität, die uns während des Mittelalters begleiten, sind erstens die kategorische Verknüpfung von Lust und Sünde und zweitens die Vorstellung eines monotheistischen, patriarchalen Gottes, der als Spender allen Lebens betrachtet wurde.

In der christlichen Lehre finden wir einen grundlegenden Konflikt beim Umgang mit Sexualität: Lust war schlecht, weil sie als Ausdruck der Schwäche der Menschen bewertet wurde. Reproduktion war gut, weil sie als Wille Gottes galt. Fortpflanzung wurde so zum einzig zulässigen Zweck, mit dem Sex überhaupt zu rechtfertigen war. Göttlicher Wille und vermeintlich natürliche Bestimmung werden im mittelalterlichen Sexualitätsnarrativ miteinander verschmolzen. Denn jede Form der sexuellen Handlung, die nicht der Fortpflanzung diente – Oralverkehr, Analverkehr, Selbstbefriedigung (gemeinsam oder alleine), Anwendung von Verhütungsmethoden, der Abbruch vaginalen Geschlechtsverkehrs vor dem Samenerguss (Coitus interruptus), homosexueller Geschlechtsverkehr jeder Art – wurde als ›unnatürlich‹ oder als ›Akt gegen die Natur‹ bezeichnet und galt somit als Sünde.[113] Menschen sollten in ihrer sexuellen Praxis nichts tun, was eine Befruchtung hätte verhindern können, oder auch nur ungünstig dafür gewesen wäre. Denn ob es zur Zeugung kam, hatte in der christlichen Lehre nicht der Mensch selbst zu entscheiden, sondern Gott.

Auch die Ehe hatte dabei eine große Bedeutung. So wie bereits zuvor war die Ehe auch im Mittelalter nicht primär ein Bekenntnis romantischer Liebe,

> sondern vielmehr die Begründung einer Rechtsbeziehung, welche die daraus hervorgehenden Kinder legitimierte und die Besitzübertragung von Familie zu Familie oder von Generation zu Generation erleichterte.[114]

Außerdem galt die Ehe im Christentum auch als heilige Institution. Wie eng Reproduktion und Ehe miteinander verknüpft wurden, können wir am Begriff des ›Ehezweckes‹ erkennen. Eheschließungen waren damals deutlich informeller als heute. Damit eine Ehe jedoch rechtsgültig war, musste sie auch vollzogen werden, und zwar durch Geschlechtsverkehr. Der *einzige* akzeptierte Grund, eine Ehe wieder aufzulösen, war eine Zeugungsunfähigkeit einer der beiden Ehepartner*innen. Auf der praktischen Ebene erfüllte die Ehe damals wie heute eine Vielzahl von Funktionen, z. B. das Teilen eines Haushaltes, gemeinsames Wirtschaften, Gemeinschaft und soziale Absicherung. In der kirchlichen Lehre hatte die Ehe jedoch vor allem *einen* Zweck, Fortpflanzung, bzw. die Regulation von Fortpflanzung.[115]

Noch ein Aspekt, der in den Sexualitätsvorstellungen des Mittelalters von Bedeutung war und der uns bis heute begleitet, ist die Zuordnung von Aktivität und Passivität. Die Bedeutung der Jungfräulichkeit war dabei in der christlichen Lehre genau die gleiche wie in weltlichen Beziehungen. Da die Vaterschaft, anders als die Mutterschaft, immer unsicher war, glaubte man, anhand der Jungfräulichkeit der Frau beim Eintritt in die Ehe die Legitimität des Nachwuchses kontrollieren zu können. Die enorme Bedeutung der Jungfräulichkeit drückt also vor allem die Angst des Mannes aus, dass die Kinder, die sein Vermögen und seinen Status erben, nicht seine eigenen sein könnten. Hieran wird noch einmal deutlich, dass die Rolle der Gebärenden mit Macht über die gesellschaftliche Ordnung assoziiert wird, und dieser Macht wurde versucht, durch Kontrolle des Sexualverhaltens von Frauen beizukommen. In der biblischen Geschichte hat die Jungfräulichkeit bei Maria z. B. die Funktion, die ›unbefleckte Empfängnis‹ als Wunder herauszustellen und Jesus als Sohn Gottes zu legitimieren. Andernfalls könnte nur allzu leicht die Vermutung aufkommen, dass Jesus vielleicht doch einfach Josefs Sohn war. Nicht so sensationell.

Das Narrativ der ›unbefleckten Empfängnis‹ sagt uns dabei vieles über Vorstellungen von Sex und Geschlecht. So zeigt uns die Betonung der ›Unbeflecktheit‹, was für Zeugung galt, nämlich, dass sie ›befleckt‹ war. Sex wurde also als etwas Schmutziges betrachtet. Die ›Empfängnis‹ ist ein passiver Akt. Der Körper der Frau dient dabei als Vehikel. Ihr selbst wird keine Rolle als Erzeugerin beigemessen. Ihre Rolle als Mutter besteht vor allem in der Nährung und Versorgung des Kindes. Die ›heilige Mutter‹ – ein Begriff, der sich zwar auf Maria bezieht, der aber auch ein bestimmtes Frauenbild beschreibt – ist eine Frau, die gleichzeitig asexuelles Wesen, passive Empfängerin und umsorgende Ernährerin darstellt.

Dem stand ein weiteres gesellschaftliches Frauenbild gegenüber, das sexuelles Verlangen als selbstverständlichen Teil des Frauseins beschreibt. So führt Karras das Beispiel einer mittelalterlichen Volksgeschichte an, in der es unverblümt heißt: »Eine junge und wohlgenährte, gesunde Frau will ihr Leben lang häufig ficken.«[116] Frauen galten sogar als sexuell unersättlich und zügellos. Dieses Bild war jedoch weniger ein Zeichen der Anerkennung weiblicher Sexualität als vielmehr eine Negativbewertung. Sie wurde auch als Begründung genutzt, weshalb gerade die Sexualität von Frauen besonderer Kontrolle von außen bedürfe. Darüber hinaus darf man bei solchen Ansichten nicht vergessen, dass viele Texte, die uns heute als Quellen dienen, von Männern der Kirche verfasst wurden, die sich dazu verpflichtet hatten, keusch zu leben. Dass das sexuelle Verlangen von Frauen in ihren Berichten zuweilen möglicherweise etwas überdimensioniert wurde, mag also auch daran gelegen haben, dass sie Frauen und ihre Sexualität stets als Bedrohung ihres eigenen Keuschheitsgelübdes empfanden. Über das tatsächliche Begehren oder Sexualverhalten von Menschen im Mittelalter können wir aus den beschriebenen Frauenbildern vermutlich nur wenig lernen. Dass Frauen ein geringerer sexueller Drang als Männern eigen gewesen wäre, davon schien man im Mittelalter allerdings nicht auszugehen.[117]

In den Vorstellungen des Mittelalters war Sex, laut Karras, nicht unbedingt etwas, das man gemeinsam tat. Es war vielmehr etwas, das eine Person mit der anderen machte, und zwar der Mann mit der Frau. Die Zuordnung von Aktivität und Passivität richtete sich dabei z. B. nicht danach, wer den Geschlechtsverkehr initiierte, wer oben und wer unten lag oder wer im dynamischen Sinne vielleicht die*der dominantere Partner*in war. Bei dieser Zuordnung ging es eigentlich nur ums Reinstecken. Die Frau war passiv, weil sie etwas *erhielt*. Beim Geschlechtsverkehr erhielt sie den Penis, und bei der Empfängnis erhielt sie den befruchtenden Samen des Mannes.[118]

Doch auch über diese Zeit hinweg hielten sich verschiedene Zeugungstheorien. Der Umgang mit Sex bewegte sich in einem Spannungsfeld unterschiedlicher und zum Teil widersprüchlicher Anschauungen. Auch wenn Lust im Auge der christlichen Kirche ein unliebsamer Begleiter war, wurde nicht gänzlich verworfen, dass sie für die Zeugung notwendig sei. Auch die Humoraltheorie, die die regelmäßige Ejakulation als wichtig für das Gleichgewicht der Körpersäfte betrachtete, blieb in der Medizin des Mittelalters von Bedeutung. Dies stand im Gegensatz zum christlichen Keuschheitsideal sexueller Abstinenz. Auch die Fortpflanzungskonzepte von Aristoteles und Galen wurden in der Wissenschaft weiter diskutiert. Dabei wurden antike Texte vor allem durch die Übersetzungen arabischer Gelehrter des Mittelalters weitertradiert. Dort findet auch die Klitorisperle als lustspendendes Organ weiterhin Erwähnung. Zum Beispiel bei dem muslimischen Gelehrten Ali Ibn Sina (um 980–1037), der in lateinischen Texten Avicenna genannt wird, taucht sie unter dem arabischen Begriff ›al bathara‹ (man findet auch andere Schreibweisen, z. B. ›al bachara‹ oder ›alhatra‹) und dem lateinischen Wort ›virga‹ auf, was sich mit Rute oder Ast/Zweig übersetzen lässt. Und sie wird mit dem Penis verglichen. In den Schriften von Abu I-Qasims um (923–1013), auf Lateinisch Abulcasis, einem weiteren arabischen Gelehrten des Mittelalters, erscheint sie unter dem Begriff ›tentigo‹, was meist mit ›Geilheit‹ oder auch ›Spannung des Gliedes‹ übersetzt wird und sich sowohl auf die Erektion als auch auf das Spannungsgefühl sexueller Lust beziehen lässt.[119]

Renaissance und Beginn der Neuzeit

Wieder-, Fehl- und Neuentdeckungen

Die Renaissance ist die Epoche, in der die ›Entdeckung‹ der Klitoris für gewöhnlich verortet wird. Damit ist gemeint, dass wir Forschung und Wissen zum inneren Teil der Klitoris bis zu Quellen aus dieser Zeit zurückverfolgen können. Diese Texte sind sogar noch sehr gut im Original erhalten. Wenn man mehr zur Geschichte der Klitoris erfahren will und sich mit diesen alten Quellen beschäftigt, steht man allerdings vor zwei Problemen. Problem Nummer eins: Alles ist auf Lateinisch. Wenn man keine Lateinkenntnisse hat, kann man sich die Bilder anschauen, und man kann auch hier und da nachvollziehen, worum es geht. Aber man kann den Text natürlich nicht auf die gleiche Weise verstehen wie eine Übersetzung. Selbst wenn es Übersetzungen gibt – die jedoch teilweise wirklich sehr schwierig zu finden sind –, hat man immer noch das Problem, dass schwer nachzuvollziehen ist, welche Übersetzungsentscheidungen getroffen wurden, welche Wertung das Original bereits enthält und welche eventuell von den Übersetzer*innen hinzugefügt oder auch weggelassen wurden. Problem Nummer zwei: Die Terminologie, also die Begriffe für die Genitalien, ist in dieser Zeit sehr ungenau. Das heißt, zum einen wurden selbst Wörter, die wir heute noch kennen und benutzen, damals teilweise anders verwendet, was erst einmal verwirren kann. Zum anderen wurden nicht alle Wörter in allen Texten auf die gleiche Weise benutzt. Gerade wenn es um die Klitoris geht, muss man deshalb häufig sehr genau hinsehen, was damit an der jeweiligen Stelle eigentlich gemeint ist. Um dies überhaupt erkennen zu können, braucht man bereits ziemlich viel Vorwissen.

Wenn es um die wissenschaftliche Entdeckung der Klitoris geht, wird meistens auf einen Streit zwischen den italienischen Anatomen Realdo Colombo (1516–1559) und Gabriele Falloppio (1523–1562) verwiesen. Colombo schreibt in seinem umfangreichen anatomischen Werk *De re anatomica* (1559) zur Klitoris:

> Dieser Auswuchs, der aus dem Uterus entspringt, nahe der Öffnung, welche Muttermund genannt wird, kommt aus dem Unterleib heraus und erhebt sich oberhalb der Scham: Er endet aber in einem kleinen erhobenen Teil auf der Kuppe der Vulva oberhalb der Öffnung, wo der Urin hinausfließt. Und [...] jener Teil ist vornehmlich der Sitz der Lust der Frauen [...]. [...] Wenn du diesen Teil berührst, wirst du genau erfahren, dass er steif und länglich geworden ist, und zwar so sehr, dass er das Aussehen eines männlichen Gliedes zeigt. Da diesen Auswuchs und die Funktion (Nutzen) desselben bis heute niemand bemerkt hat, soll er, wenn es erlaubt ist, den von mir entdeckten Dingen (Phänomenen) Namen zu geben, amor Veneris oder Wonne (Lust) genannt werden.[120]

Colombo war also der Meinung, er habe die Klitorisperle entdeckt. Sein Kollege – oder Rivale – Gabriele Falloppio antwortete darauf in seinem eigenen Werk zur Anatomie, dass die Klitoris, so wie sie Colombo beschrieb, schon lange in der antiken Literatur bekannt gewesen sei.[121] Ohne Zweifel war Colombos Werk für die anatomische Forschung von großer Bedeutung. Für die Forschung zur Klitoris ist es jedoch deutlich weniger relevant als es häufig präsentiert wird. Denn, wie auch schon sein Zeitgenosse Falloppio feststellte, wir erfahren hier im Grunde genommen nichts Neues. Was Colombo beschreibt, bezieht sich nur auf den äußeren Teil der Klitoris, also die Perle. Positiv ist zwar, dass Colombo den Lustaspekt der Klitorisperle so betont und durchaus wertschätzende Worte dafür findet. In Bezug auf die anatomische Struktur findet man hier jedoch keinen Hinweis auf den inneren Teil der Klitoris, keine Erwähnung der Bulbi und auch nicht der Schenkel, sodass man hier weder von einer Neuentdeckung noch von einer Beschreibung der gesamten Klitoris sprechen kann. Falloppio merkt zwar an, dass Colombo eigentlich nichts anderes beschreibt als schon die verschiedenen Autor*innen der Antike. Jedoch ergänzt auch er das bestehende Wissen über die Klitoris nicht wesentlich. Darüber hinaus findet sich in beiden Werken keine einzige Abbildung der Klitoris, nicht einmal der Klitorisperle. Wie wir noch sehen werden, gibt es in der historischen Forschung deutlich relevantere Wissenschaftler*innen, die unsere Aufmerksamkeit mehr verdienen als Colombo und Falloppio und ihr kleiner Streit. Im Wesentlichen schien es ihnen doch mehr um ihr eigenes Ego als tatsächlich um die Klitoris zu gehen.

Eine bedeutende Neuerung der Medizin während der Renaissance, auf der auch die bereits erwähnten Werke beruhen, ist die Sektion, das heißt, das Sezieren menschlicher Leichname, um mehr über den Körper zu lernen. Auch in den Jahrhunderten zuvor wurde schon seziert, allerdings vorwiegend an Tierkadavern, wie z. B. Schweinen oder Affen.[122] Die Einführung der Sektion am Menschen wird auf den italienischen Anatomen Mondino de Luzzi (um 1275–1326) zurückgeführt und ist seitdem zu einem bedeutenden Bestandteil der biologischen und medizinischen Wissenschaften geworden.[123] Als einer der bedeutendsten Anatomen der Epoche gilt Andreas Vesalius (1514–1564) mit seinem Werk *De humani corporis fabrica* (1543). Die Renaissance wird oft als Wiedergeburt der Antike bezeichnet, und so finden sich auch in der Medizin viele Bezüge auf die Konzepte antiker Naturphilosophie. Vor allem Galens Geschlechtermodell der Vagina als nach innen gestülpter Penis war nach wie vor relevant.

Die detailreichen Zeichnungen in Vesalius' Werk führen uns eindrücklich vor Augen, wie man sich die Vagina als inneren Penis vorgestellt hat (Abb. 10). An der Darstellung dieser Lehren, die uns heute eher fremd sind, können wir gut erkennen, dass Abbildungen nicht als neutrale Zeugnisse der Realität missverstanden werden dürfen. Wir können das an den historischen Bildern so gut erkennen, weil sie nicht *unsere* Vorstellungen widerspiegeln. Dadurch, dass uns die damaligen Vorstellungen fremd sind, erscheinen uns auch

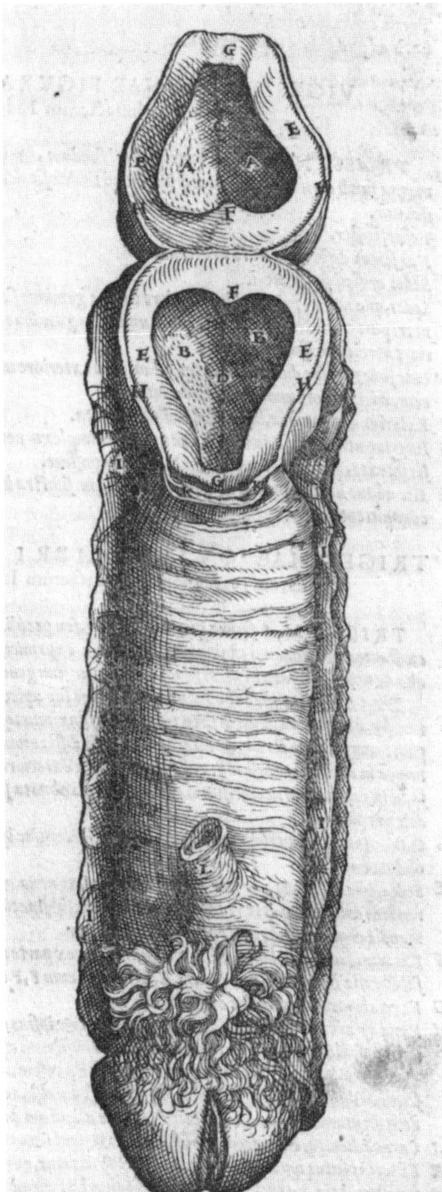

Abb. 10 Vesalius, Andreas. *De humani corporis fabrica.* Basel: 1543, S. 381

deren Bilder auf offensichtliche Weise nicht als Abbildungen der Realität, sondern als Produkte ihrer Zeit. Repräsentationen sind jedoch *immer* eingebettet in ihre gesellschaftlichen, kulturellen und politischen Kontexte – damals wie heute. Wir stellen etwas so dar, in diesem Falle Körper oder Genitalien, wie wir es sehen und wahrnehmen. Wir re-präsentieren es so, wie wir es im Rahmen unserer eigenen kulturellen Deutung für richtig halten und wie es in unserem Kontext Sinn ergibt. Solange Darstellungen Werte und Vorstellungen wiedergeben, die unsere *eigene* Kultur und Gesellschaft vertritt, fällt uns die Subjektivität vermeintlich objektiver Darstellungen jedoch für gewöhnlich gar nicht auf. Mit anderen Worten, Vesalius und vielen anderen Menschen wird die Darstellung der Vagina als innerer Penis genauso wenig komisch vorgekommen sein, wie sich heute die meisten Ärzt*innen, Biolog*innen und Laien überhaupt nicht über eine Genitaldarstellung wundern, auf der keine Klitoris zu sehen ist. Die Konventionen und Vorstellungen der jeweiligen Zeit lassen die Darstellungen als ›richtig‹ erscheinen, nicht die vermeintlich bessere Beobachtung.

In der Renaissance wurden »Sektionen und deren bildliche Darstellungen [...] genutzt, um die eigene gemachte Aussage, die oft in antiker Tradition wurzelte, als korrekt zu bezeugen und zu unterstreichen.«[124] Doch trotz gewisser Ähnlichkeiten waren die Darstellungen nicht alle gleich und wandelten sich auch. Während wir in Vesalius' Abbildungen nicht mal den Hauch einer Klitorisperle zu sehen bekommen, ist sie in Helkiah Crookes (1576–1648) *Mikrokosmographia* (1615) nicht nur eingezeichnet, sondern auch mit der Bezeichnung ›Clitoris‹ betitelt, und das, obwohl auch Crookes Darstellungen klar dem Vagina-als-innerer-Penis-Modell folgen (Abb. 11).

Wirklich interessant wird es für unsere Klitoris-Betrachtungen ab dem 17. Jahrhundert, und zwar vor allem in Thomas Bartholins (1616–1680) *Anatomia* (1655) und in Reinier de Graafs (1641–1673) Werk *De mulierum organis generationi inservientibus* (1672). Hier

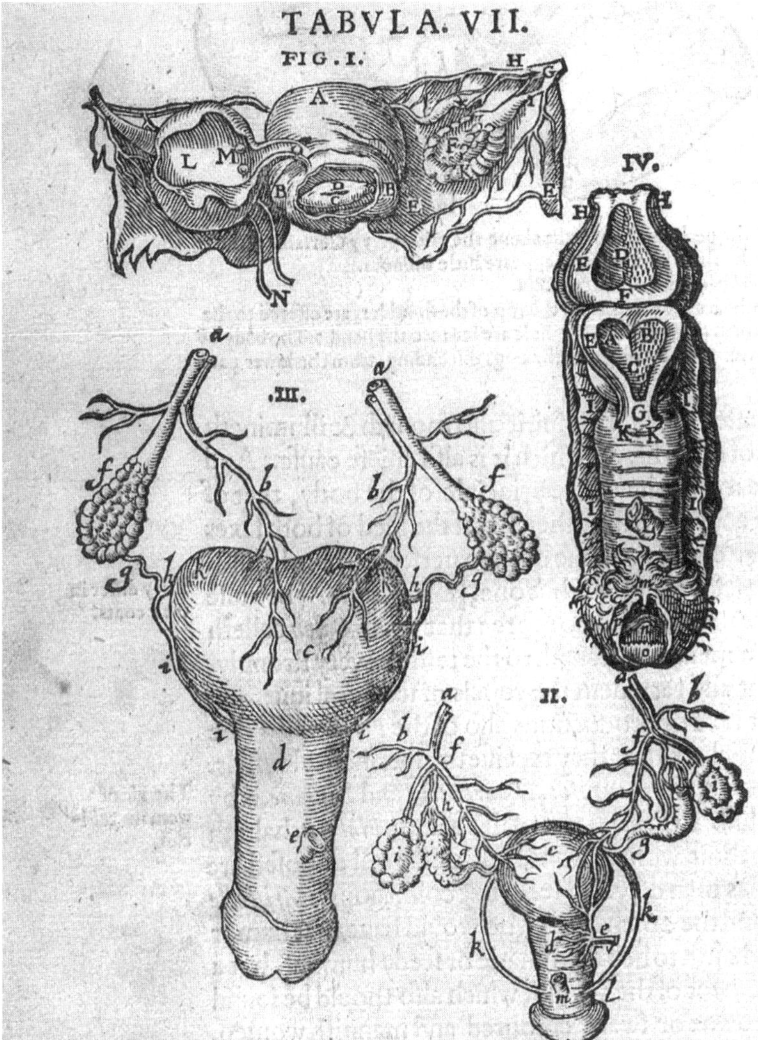

Abb. 11 Crooke, Helkiah. *Mikrokosmographia.* 1615. London: 1658, S. 166

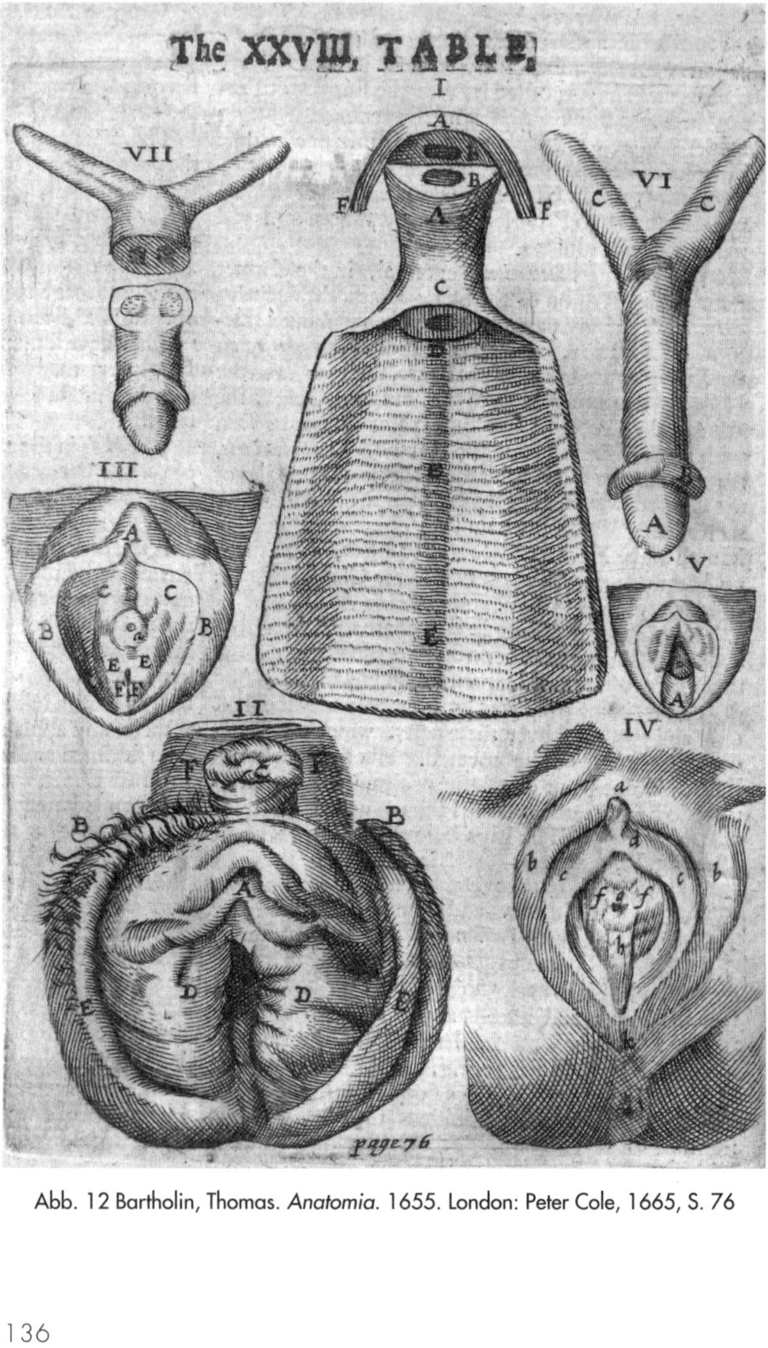

Abb. 12 Bartholin, Thomas. *Anatomia*. 1655. London: Peter Cole, 1665, S. 76

finden wir die ältesten uns bekannten Darstellungen des inneren Teils der Klitoris.

Bartholin beschränkt sich in seiner Beschreibung der Klitoris auf das Corpus cavernosum, also auf den Teil, der Perle, Schaft und Schenkel bildet. Dafür schreibt er aber bereits, dass die Klitoris dem Penis in Lage, Material, Zusammensetzung, Befriedigung, Wesen und Erektion gleichkommt und genau wie der Penis eine Eichel und eine Vorhaut habe. Die Klitoris sei der Hauptsitz des Vergnügens beim Geschlechtsverkehr, und wenn man sie sanft berührte, dann flösse unversehens der Samen (das Ejakulat), besonders bei Menschen, die sich schon länger dem Geschlechtsverkehr enthalten hätten und die deshalb große Begierde verspürten. Außerdem merkt er an, dass die Klitoris für so ein verhältnismäßig kleines Organ sehr stark mit Nerven ausgestattet sei.[125] In seinem Buch wird jedoch nur das Corpus cavernosum abgebildet, und leider wird hier nicht gezeigt, wie dieser Teil der Klitoris sowohl bezüglich Größe als auch Lage im Verhältnis zur restlichen Genitalanatomie steht (Abb. 12).

In de Graafs Zeichnungen und Beschreibungen finden wir hingegen Klitorisperle, Vorhaut, Schaft, Schenkel, an der Klitoris ansetzende Muskeln, Venen, Arterien und Nervenstränge. Die Bulbi nennt er ›Plexus retiformis‹, was so viel bedeutet wie ›netzartiges Geflecht‹ und vor allem deren Struktur beschreibt. Mit 13 Seiten und einigen großformatigen Abbildungen enthält sein Werk die umfassendste und genaueste Beschreibung der Klitoris, die in der Forschung bisher zurückverfolgt wurde. Die Zeichnungen in de Graafs Buch unterscheiden sich in ihrer Darstellungsweise und Perspektive jedoch erheblich von den Abbildungen, die wir heute von der Klitoris kennen. Dennoch sind sie unheimlich genau und aufschlussreich. Auf unseren heutigen Bildern der Klitoris wird eine Darstellungsweise präferiert, die Dreidimensionalität simuliert. Die Klitoris wird dabei meistens wie losgelöst vom Rest des Körpers betrachtet. Doch die Form und Perspektive versucht wiederzugeben, in welchem Zustand die Klitoris natürlicherweise im Körper

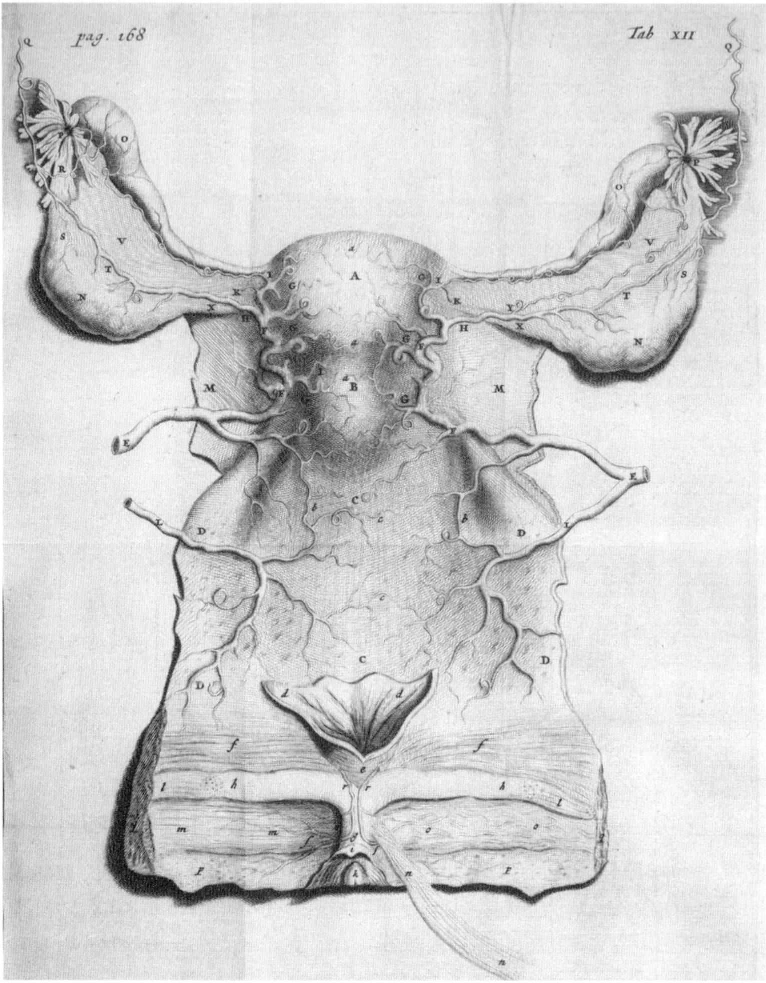

Abb. 13 Graaf, Reinier de. *De mulierum organis generationi inservientibus.* Leiden: Officina Hackiana, 1672, S. 168

vorzufinden wäre. Einige wenige Darstellungen bilden dabei auch die komplexe Eingebundenheit der Klitoris in den Körper ab.

Die Perspektive, die wir in de Graafs Zeichnungen finden, ist jedoch eine ganz andere. Sie gibt die Sicht des Anatomen wieder,

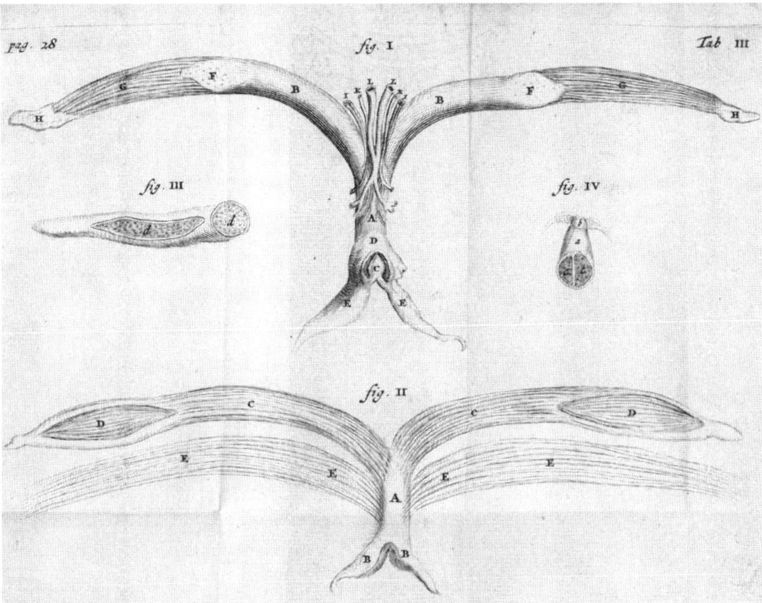

Abb. 14 Graaf, Reinier de. *De mulierum organis generationi inservientibus.* Leiden: Officina Hackiana, 1672, S. 28

der das sezierte Körperteil vor sich liegen hat. Dabei finden sich sowohl Aspekte von Realismus als auch von Abstraktion. Das gesamte, zusammenhängende Gebilde wird dabei wie an der Unterseite aufgetrennt, flach auf dem Tisch liegend, gezeigt (Abb. 13). Vaginalwand (p), Bulbi (o), Klitorisschenkel (h) und Muskeln (f) werden wie übereinandergestapelt dargestellt. Dabei ist es schwer, einen Eindruck zu bekommen, wie das Ganze am Körper eigentlich aussehen würde und wie es z. B. am Knochen befestigt ist. Andere Zeichnungen zeigen zwar die geschwungene Form der Klitorisschenkel, bilden dafür aber z. B. die Bulbi nicht mit ab. Die Detailzeichnung des Corpus cavernosum zeigt Klitorisperle, Vorhaut, Schaft und Schenkel, ähnlich wie bei Bartholin, vom restlichen Klitoriskomplex getrennt (Abb. 14).

Auch für de Graaf ist das Schenken von Lust und sexueller Befriedigung eine wesentliche Funktion der Klitoris, und er sieht sie als notwendig an für die Fortpflanzung. Denn er ist der Meinung, dass es ohne die Klitoris und ihre zentrale Lustfunktion schlichtweg zu wenig Anreiz gäbe, sich fortzupflanzen. Keine Frau, so de Graaf, wäre bereit, die anstrengenden neun Monate einer Schwangerschaft, die schmerzhafte und oft tödliche Geburt und die Mühen und Sorgen, die damit verbunden sind ein Kind großzuziehen, auf sich zu nehmen, wenn Sex durch die Klitoris für sie nicht so lustvoll wäre.[126] Auch wenn de Graaf nicht die Ansicht vertrat, dass es zur Zeugung zwei Samen braucht, verwirft er keinesfalls die Existenz und Bedeutung des Ejakulates. Er beschreibt im Kapitel zur Klitoris sogar die Prostata und erklärt, dass diese der Prostata, die man beim Penis findet, entspricht. Doch de Graaf sieht nicht nur Ähnlichkeiten zwischen den Genitalien. Gerade die lang tradierte Vorstellung, dass die Vagina ein innerer Penis sei, verwirft er und schreibt:

> Es ist geradezu lächerlich, dass einige meinen, dieser Teil würde dem Penis entsprechen, so dass die Dinge, die bei den Männern außen sind, bei den Frauen innen liegen. Es ist lächerlich, weil sie [die Vagina] absolut keine Ähnlichkeit mit dem Penis hat.[127]

Von Samen, Eizellen und der Bedeutung von Lust

Ein Grund dafür, weshalb de Graaf die Zwei-Samen-Theorie bei der Zeugung für unwahrscheinlich hielt, findet sich in seiner Untersuchung der Eierstöcke. So schreibt er, dass er in den ›Testes‹ (den Hoden) der Frau, keinen Samen finden konnte, sondern vielmehr ›Eier‹ (Ova – bzw. das, was wir heute als Eierstockfollikel bezeichnen würden). Er halte es deshalb für sinnvoller, diesen Körperteil nicht Testes, sondern Ovarien, also Eierstöcke, zu nennen.[128] De Graaf war in dieser Zeit jedoch weder der erste noch der einzige Forscher, der zu dieser Schlussfolgerung kam. Die Idee von Ei und Spermium griff dabei zum Teil auch auf die Zeugungstheorie der aristotelischen Lehren zurück. In Anlehnung an dieses Konzept bot nun das Ei der Frau die Materie. Der Samen des Mannes, wie schon in der Antike, war dagegen die Wirkursache, die das neue Leben erst erweckte.

Dabei gab es auch innerhalb dieser Vorstellung verschiedene Lager, die zum Teil gegensätzliche Ansichten vertraten. Die Vorstellung, dass der Mensch bei der Zeugung bereits in Miniatur komplett vorgefertigt angelegt sei, bezeichnet man als Präformationstheorie. Manche Forscher, wie z. B. de Graaf, sahen das Ei als Behältnis und Aufenthaltsort dieses Miniaturmenschen an, dessen Leben durch die Befruchtung des Samens in Gang gesetzt wurde. Sie werden Ovisten genannt. Andere waren der Meinung, der präformierte Mensch sei im Spermium enthalten. Sie werden als Animalkulisten bezeichnet. ›Animal‹ beruht hier auf der für Spermien genutzten Bezeichnung ›Samen*tierchen*‹. Das Ei diene demnach lediglich als Nahrungsquelle. »Beiden Theorien war gemein, dass die Frau maximal den materiellen Beitrag zur Zeugung beisteuerte.«[129] Die Vorstellung, dass der Mensch noch nicht fertig angelegt ist, sondern sich durch die Zeugung erst schrittweise formiert, hatte jedoch ebenfalls ihre Vertreter*innen.[130]

Das Lusterlebnis von Frauen beim Geschlechtsverkehr verlor durch die Entdeckung der Ei- und Samenzellen jedoch nicht unmittelbar an Bedeutung. Denn es war noch lange nicht bekannt, wie es zum Eisprung kam, oder was genau bei der Befruchtung passierte. Bis zur Mitte des 19. Jahrhunderts gingen noch viele Forscher*innen davon aus, dass das Freilassen des Eies, wie z. B. bei vielen Tieren, erst beim Geschlechtsverkehr erfolge und dass deshalb das Lustempfinden beim Sex, bzw. der Orgasmus von Frauen, entscheidend sei. Erst 1876 gelang es, die Verbindung von Eizelle und Spermium zu beobachten, was dann als Moment der Befruchtung definiert wurde. Um 1910 gaben Analysen des Zervixschleimes weitere Aufschlüsse über den Ablauf des Zyklus beim

Menschen. Dass der Eisprung hormonell vom Körper gesteuert und also nicht primär durch Geschlechtsverkehr ausgelöst wird, ist im Grundsatz seit den 1930er-Jahren bekannt.[131]

Inhaltswarnung:
Im folgenden Abschnitt geht es um Vergewaltigung.
Wenn du dieses Thema überspringen möchtest,
lies weiter auf Seite 145

Die lange Zeit verbreitete Auffassung, dass es nur zur Befruchtung kommen könne, wenn die Frau Lust empfindet bzw. einen Orgasmus erlebt, wirkte sich nicht nur zum Vorteil von Frauen aus. Denn diese Ansicht wurde bereits seit der Antike auch dafür benutzt, Vergewaltigungsvorwürfe zu entkräften. Wenn eine Frau schwanger geworden war, wurde dies als Zeichen gewertet, dass sie dem Geschlechtsverkehr zugestimmt haben musste. Oder selbst wenn sie ihm nicht zugestimmt hatte, dass sie ihn doch trotzdem genossen haben musste, denn ohne Lust hätte es angeblich nicht zur Schwangerschaft kommen können.[132]

Auch wenn in der heutigen Gesellschaft eine ganz andere Auffassung von Zeugung vertreten wird, bei der die Lust und der Orgasmus von Frauen für gewöhnlich überhaupt nicht als zentral für die Befruchtung angesehen werden, ist dieses fatale Narrativ dennoch erhalten geblieben. Auch heute noch wird argumentiert, dass das Feuchtwerden der Vagina, die Erektion des Penis oder ein Orgasmus automatisch Zustimmung oder sexuellen Genuss signalisieren würden und nicht aufgetreten wären, wenn die sexuelle Situation erzwungen oder gewaltvoll gewesen wäre. Das ist jedoch absolut unzutreffend. Denn letztendlich handelt es sich hierbei vor allem um autonom gesteuerte Reaktionen des Körpers auf bestimmte Reize. Und vermutlich ist das etwas, das nahezu jede Person kennt. Die meisten Leute wissen z. B., dass Menschen mit Penis gelegentlich in völlig unsexuellen Situationen eine Erektion bekommen, über die sie keine Kontrolle haben. Menschen mit Vagina können so etwas ebenfalls erleben, auch wenn das Feuchtwerden der Vagina oder die Erektion der Klitoris, solange man angezogen ist, weniger offensichtlich ist. Diese Reaktionen können z. B. auch auftreten, wenn wir pornografische Szenen zu sehen bekommen, die vielleicht überhaupt nicht unserem Geschmack entsprechen, oder auch, wenn wir von Szenen sexualisierter Gewalt hören oder lesen, die wir vielleicht abstoßend, verstörend oder ekelerregend finden.

Umgekehrt können wir auch in Situationen, in denen wir durchaus Lust empfinden, unsere körperlichen Erregungsreaktionen nicht bewusst kontrollieren. Selbst wenn die Lust auf Sex groß ist, kann es sein, dass die Vagina nicht feucht wird, der Penis nicht hart wird oder dass es bei einem oder auch beiden Partner*innen nicht zum Orgasmus kommt. All das sind ebenso wenig zuverlässige Anzeichen dafür, dass der Sex nicht lustvoll gewesen wäre, wie umgekehrt. Körperliche Erregungsreaktionen *können* also mit Lustgefühl verbunden sein, sie müssen es aber nicht zwangsläufig. Sowohl unsere Körper als auch Sex sind komplexer und komplizierter als ›bei Grün gehen, bei Rot stehen‹.

Der Körper reagiert auf sexuelle Reize, macht dabei aber nicht zwangsläufig eine grundlegende Unterscheidung, ob diese Reize positiv, negativ oder auch ambivalent sind. Außerdem kann eine solche Bewertung kontextabhängig unterschiedlich ausfallen. So ist es z. B. nicht ungewöhnlich, dass Gewaltszenarien Teil der sexuellen Fantasie sind. Das bedeutet jedoch nicht, dass die betreffende Person sich auch wünscht, dies real zu erleben oder es dann tatsächlich genießen würde. Das gilt im Übrigen auch für alle anderen sexuellen Fantasien. Nur weil jemand z. B. Pornos mit Analverkehr heiß findet, bedeutet das nicht, dass die Person auch automatisch selber gerne in den Arsch gefickt werden möchte. Genauso wenig kann also darauf geschlossen werden, dass eine Person, die bei einer Vergewaltigung feucht wird oder eine Erektion hat, sich dies insgeheim gewünscht hätte oder es ›wohl doch nicht so schlimm fand‹. Einer Person, die einen sexuellen Übergriff oder eine sexualisierte Gewaltsituation aushalten musste, zu unterstellen, sie habe sie genossen oder gewollt, nur, weil ihr Körper sexuelle Erregungsreaktionen gezeigt hat, ist nicht nur perfide, sondern auch grausam und in sich bereits ein Akt der Gewalt. In unserer gesellschaftlichen Bewertung von sexualisierter Gewalt ist dies aber leider nach wie vor nicht vollständig angekommen.

Auch was den Konflikt von Lust, Schwangerschaft und Vergewaltigung angeht, finden sich bis weit ins 20. Jahrhundert noch Fälle, wo das ernsthaft diskutiert wurde. So führt Karras zwei Beispiele aus den USA an, 1985 in North Carolina und 1988 in Pennsylvania, wo beim Gesetzgebungsverfahren zum Schwangerschaftsabbruch Abgeordnete darauf bestanden, dass es auch bei Vergewaltigung keine Ausnahmeregelung vom Abtreibungsverbot geben dürfe, da Frauen, wenn sie wirklich vergewaltigt würden, vermeintlich ja gar nicht schwanger werden könnten.[133]

In der europäischen Kulturgeschichte finden sich bereits seit Anfang des 19. Jahrhunderts Änderungen in rechtswissenschaftlichen und medizinischen Texten bezüglich der Auffassung, dass Schwangerschaft und Vergewaltigung sich gegenseitig ausschlössen. So heißt es in einem Text der Rechtsmedizin von 1823, die Idee, dass eine Schwangerschaft anzeige, ob eine Frau ihre Zustimmung zum Geschlechtsverkehr gegeben hat, sei völlig ignorant und dass dies die Opfer von Vergewaltigung darüber hinaus unverdient stigmatisiere. Die Autoren fanden es durchaus überraschend, dass in der modernen Zeit eine Person mit Bildung und Intellekt zu einer derart absurden Auffassung kommen könne wie der, dass die Empfängnis eine Zustimmung zum Geschlechtsverkehr nachweisen würde.[134] Auch andere medizinische Texte erklärten, dass es bei der Zeugung keines sexuellen Lustgefühls der Frau bedürfe.[135] Die Historikerin Alison Moore zitiert beispielsweise einen französischen Arzt, der argumentierte, dass er zahlreiche Frauen kenne, die trotz einer Vergewaltigung oder auch bei sexueller Lustlosigkeit Kinder bekommen hätten und dass dies der beste Beweis dafür sei, dass es für die Empfängnis keine sexuelle Lust der Frau oder ihren Orgasmus bräuchte.[136] Hier finden wir also völlig gegenteilige Meinungen zu denen, die teilweise an gleicher Stelle noch 100 Jahre zuvor vertreten wurden. Der Eintritt eines solchen Wandels ist hier sicher nicht ganz zufällig. Denn seit dem 18. Jahrhundert etablierte sich zunehmend ein Frauenbild, das die sexuelle Lust von Frauen als nicht sehr ausgeprägt ansah. Aber darauf kommen wir gleich noch zu sprechen.

Inhaltswarnung Ende

Die Auffassung, dass die sexuelle Befriedigung, und vor allem auch die Befriedigung der Frau, für die Zeugung notwendig ist, wurde in der Vergangenheit keinesfalls einheitlich vertreten. Im 12. Jahrhundert findet sich in den Texten des arabischen Philosophen Ibn Rushd (1126–1198), auf Latein Averroes genannt, die Geschichte einer Frau, die vom Badewasser, in das ein Mann ejakuliert hatte, schwanger geworden sein soll. Damit deutet die Erzählung an, dass zur Zeugung keine sexuelle Lust, ja noch nicht einmal der Geschlechtsverkehr selber nötig waren. Laut Karras hielten andere medizinische Autor*innen diese Geschichte allerdings für unglaubwürdig. Als jedoch 1770 dem italienischen Forscher Lazzaro Spallanzani (1729–1799) die künstliche Befruchtung eines Hundes gelang, gab das solchen Ideen jedoch eine weitere Dimension.[137]

Auch wenn also die Notwendigkeit sexueller Lust für die Befruchtung nicht unbedingt als einheitliche Überzeugung betrachtet werden kann, besteht kein Zweifel daran, dass die Klitoris als Protagonistin der Lust historisch allgemein bekannt war. In einem Lexikoneintrag von 1748 findet sie sich sogar unter dem amüsanten Begriff ›Wollust-Tummelplatz‹[138]. Doch ihr Ruf war nicht nur positiv. Seit der Antike bis ins 19. Jahrhundert hielt sich die Erzählung über Frauen, deren Klitorisperlen angeblich so lang wären, dass sie andere Frauen damit sogar vaginal stimulieren konnten. Sie wurden als ›Tribaden‹ bezeichnet, ein Begriff, der historisch z. T. auch als Synonym für Lesben verwendet wurde.[139] Die Geschichte von Frauen mit einer solch großen Klitorisperle wurde in den historischen Medizinbüchern wie eine abschreckende Horror-Story immer wieder auf ähnliche Art und Weise erzählt. Wie wir schon festgestellt haben, gibt es durchaus Menschen mit einer sehr großen Klitoris. Im Kontext der Tribade steht jedoch weniger die sachliche Beschreibung im Fokus. Vielmehr geht es darum, bestimmte Überschreitungen gesellschaftlicher Grenzen zu thematisieren. Oft wird in diesen Geschichten berichtet, dass Frauen erst durch exzessives Reiben, also durch übermäßige Masturbation, eine überdimensionierte Klitorisperle entwickelt hätten. Zum einen galt dies also als Warnung, dass der Körper bei häufiger Selbstbefriedigung sichtbare Zeichen davontragen könnte. Zum anderen stellte die Möglichkeit, dass zwei Frauen sich auf die gleiche Art und Weise wie Mann und Frau, also mit vaginalem Geschlechtsverkehr, vergnügen könnten, eine absolute Grenzüberschreitung der bestehenden Geschlechterhierarchien dar.[140] Nicht nur war dieser Geschlechtsverkehr nicht fortpflanzungsorientiert. Die Frau eignete sich so beim Sex auch noch die als aktiv betrachtete Rolle an, die dem Mann zugesprochen wurde und die außerdem Ausdruck seines höheren Status war. Es war schon schlimm genug, wenn Frauen den Penis z. B. durch einen Dildo ersetzten – was im Übrigen, wie wir historischen Rechtsdokumenten entnehmen, z. T. schwer bestraft wurde.[141] Dass sie aber ein eigenes Genital besitzen konnten, das dem Penis des Mannes in dieser Form Konkurrenz machte, das ging nun wirklich zu weit. Auch wenn die Klitoris als Lustorgan weitestgehend akzeptiert war und in der Literatur vielfach ihren Platz fand; eine ›zu große‹ Klitoris war sowohl eine Bedrohung der Grenzen zwischen ›Mann‹ und ›Frau‹ als auch der hierarchischen Ordnung der Geschlechter. Dementsprechend musste eine besonders große Klitorisperle als abnormal verworfen werden, und man sah sich dazu berufen, vor ihr zu warnen. Manche Mediziner*innen merkten jedoch an, dass sie die Sorge, zwei Frauen könnten mit einer vergrößerten Klitoris vaginalen Geschlechtsverkehr ›wie Mann und Frau‹ praktizieren, für unrealistisch hielten. Selbst wenn besonders große Klitorides durchaus vorkämen, könne eine derartige Vergrößerung von bis zu 15 Zentimetern, wie sie von manchen beschrieben würde, jedoch nur der Fantasie der jeweiligen Autoren entsprungen sein.[142] Ob diese Darstellungen nun also übertrieben waren oder nicht, eines kommt im Bild der Tribade deutlich zum Ausdruck und die Wissenschaftlerin Valerie Traub hat dies sehr treffend formuliert: »Die Klitoris und die Lesbe stehen gleichermaßen für das erotische Potenzial einer weiblichen Lust, die außerhalb männlicher Kontrolle liegt.«[143] und sie werden beide daraufhin als unzulässig betrachtet.

Auf- und Umbrüche ab dem 18. Jahrhundert

Haben Frauen weniger Lust auf Sex als Männer? Und wenn ja, warum?

In unserer heutigen Gesellschaft wird Frauen oft eine geringere Libido nachgesagt als Männern. Dass Männer und Frauen kategorisch unterschiedlich große Lust auf Sex hätten, wird von vielen Menschen als ein grundsätzlicher, geradezu selbstverständlicher Unterschied zwischen den Geschlechtern gesehen. Dabei konnten wir in unserem historischen Rückblick bereits feststellen, dass in der europäischen Kultur über einen Zeitraum von circa 2000 Jahren eine ganz andere Auffassung dominant war. Nämlich die Ansicht, dass Frauen zum einen in ihrem sexuellen Verlangen zügelloser seien, und zum anderen, dass sie auch beim Geschlechtsverkehr mehr Lust empfänden als die Männer. Wir können wohl davon ausgehen, dass weder das eine noch das andere Bild so verallgemeinert die Lebensrealität der Menschen treffend erfasst. Die Libido, die Lust auf Sex, ist etwas Flexibles und Individuelles, das von vielen Faktoren beeinflusst wird und sich stets verändern kann. Wir alle können Phasen haben, in denen unser Bedürfnis nach Sex groß ist, in denen wir vielleicht an nichts anderes denken können, oder in denen wir uns für sexuelle Begegnungen ganz besonders offen fühlen. Genauso kann es Phasen geben, in denen andere Dinge des Lebens unsere Aufmerksamkeit und Energie so fordern, dass Sex in den Hintergrund rückt. Oder wir haben vielleicht wenig Lust auf Sex, weil wir nicht den Sex haben können, den wir uns wünschen.

Sowohl in meiner Arbeit als auch in meinem privaten Umfeld bin ich vielen Frauen begegnet, die sich mehr Sex wünschen als ihre männlichen Partner, für die Masturbation zum alltäglichen Stressabbau gehört, oder die regelmäßig Pornografie konsumieren. Natürlich wird nichts davon auf alle Frauen zutreffen, und es bedeutet keineswegs, dass es nicht auch reale Faktoren gäbe, die das Sexualverhalten geschlechterspezifisch beeinflussen würden – dazu kommen wir später. Es besteht jedoch für mich kein Zweifel, dass es sich bei einem aktiven, ausgeprägten Verlangen nach Sex nicht allein um Eigenschaften einer vermeintlich spezifisch männlichen Libido handelt.

Die Ansicht, Frauen hätten weniger ausgeprägte sexuelle Bedürfnisse als Männer, hat erst seit dem 18. Jahrhundert an Popularität gewonnen. In seinem 1857 veröffentlichten Werk *The Functions and Disorders of the Reproductive Organs* schrieb der britische Sexualforscher William Acton (1813–1875) den viel zitierten Satz:

> Die Mehrheit der Frauen wird (erfreulich für die Gesellschaft) von sexuellen Gefühlen jeglicher Art nicht sehr bekümmert. Was Männer gewöhnlich sind, ist bei Frauen nur die Ausnahme.[144]

Noch 1903 erklärte ein weiterer einflussreicher britischer Sexualforscher, Havelock Ellis (1859–1939), dass »Frauen von Geburt an dazu neigen, zur Erfahrung einer vollständigen sexuellen Befriedigung unfähig zu sein«[145]. Wie konnte es innerhalb von 200 Jahren zu einer solchen kulturellen Sinneswandlung, ja geradezu zu einer 180-Grad-Wendung kommen? Auf diese Frage gibt es weder eine einfache noch eine eindeutige Antwort. Um den drastischen Wandel des Bildes weiblicher Sexualität besser zu verstehen, müssen wir uns den gesellschaftlichen Kontext, in dem dieses Bild entstanden ist und seine Funktionen genauer anschauen. Dafür werde ich erst mal etwas weiter ausholen. Aber keine Sorge. Wenn ihr euch zwischendrin fragt, was Französische Revolution oder Landerwerb bitte schön mit der Klitoris zu tun haben sollen – am Ende wird es Sinn machen, und ich bin geradezu sicher, dass der eine oder andere Aha-Moment für euch dabei ist. Eins schicke ich aber wieder einmal vorweg. Das gesellschaftliche Bild von Sexualität steckt voller Konflikte, Widersprüche und Ambivalenzen. Es existieren immer mehrere Ansichten gleichzeitig. Ich weiß, das ist verwirrend. Doch wenn wir das Thema zu eindimensional betrachten, dann finden wir vielleicht einfache Begründungen, aber keine wirklichen Antworten.

Gesellschaftlicher Wandel im 18. Jahrhundert

Das 18. und 19. Jahrhundert ist eine Zeit vieler, zum Teil rapider gesellschaftlicher Veränderungen. Die Philosophie der Aufklärung, die Französische Revolution, der Wandel von einer Stände- zu einer Klassengesellschaft, die Industrialisierung und Urbanisierung, die Herausbildung von Demokratie und moderner Staatlichkeit, die Entstehung eines kapitalistischen Wirtschaftssystems, die Aneignung und Ausbeutung kolonialisierter Gebiete, die Entwicklung von Evolutionstheorien und technische Entwicklungen in der Medizin, wie z. B. das Mikroskop oder neue Möglichkeiten in der

Chirurgie – all das sind Veränderungen, die die europäische Gesellschaft in der Zeit der Aufklärung und der Moderne extrem geprägt haben. Sie unterzogen das Leben der Menschen einem vielgestaltigen Wandel. Gesellschaftlicher Wandel bedeutet allerdings auch, dass es gegebenenfalls anderer Erklärungssysteme bedarf als bisher, um bestehende Hierarchien und Herrschaftsstrukturen zu bewahren und sie auch angesichts gesellschaftlicher Veränderungen und Umbrüche weiterhin aufrechtzuerhalten, wenn auch möglicherweise in neuer Art und Weise.

Spätestens im 6. Jahrhundert hatte die christliche Kirche eine relevante Vormachtstellung in Europa erreicht. Christlich-religiöse Lehren hatten daher einen großen Einfluss auf die Ordnung der Gesellschaft und vor allem auf die Legitimation dieser Ordnung. König*innen galten als Gottes Vertreter*innen auf Erden. Das Schicksal jeder Person und somit auch ihre Position in der Gesellschaft wurden als ›von Gott bestimmt‹ angesehen. Die neu entstehenden Evolutionstheorien traten jedoch zunehmend in Konkurrenz zu christlichen Lehren. Plötzlich hieß es, der Mensch stamme vom Affen ab. Was war nun mit Adam und Eva? Die gesellschaftliche Ordnung damit zu begründen, dass sie von Gott gewollt sei und somit vom Menschen nicht verändert werden könne, wurde im 18. Jahrhundert vermehrt in Zweifel gezogen. Alles, was zuvor als Gottes geheimnisvolle Schöpfung, als heilig und unantastbar galt, durfte man sich im Namen des Fortschritts und der Wissenschaft zunehmend aneignen. Auch beim Sezieren menschlicher Leichname seit der Renaissance können wir diese Entwicklung sehen. Durch die Philosophie der Aufklärung wurde nun Rationalität in den Mittelpunkt gerückt und weniger der Glaube. Dies stand auch in enger Verbindung zum Wissenschaftsverständnis, das sich in dieser Zeit herausbildete und das wissenschaftlicher Forschung einen besonderen Stellenwert beim Erlangen von Erkenntnis einräumte. Gleichzeitig waren sowohl Wissenschaftler*innen als auch Philosoph*innen zu dieser Zeit nur selten Atheist*innen, sodass es keineswegs so war, dass ›Gott‹ keine Bedeutung mehr gehabt hätte. Philosophische und wissenschaftliche Theorien des 18. und 19. Jahrhunderts standen damit in einem Spannungsfeld zweier sich ablösender Konzepte, die schwer miteinander zu vereinbaren waren, die sich aber innerhalb der Umbruchphase auch nicht völlig voneinander trennen ließen.[146]

Die Vernunft und die Fähigkeit, sich seines eigenen Verstandes zu bedienen, machte den Menschen im Konzept der Aufklärung über alles andere erhaben. Während das Leben des Menschen zuvor als fremdbestimmt durch Gott gesehen wurde, enthielt die aufklärerische Philosophie Elemente der Selbstwirksamkeit und Selbstbestimmung. Auch in der Französischen Revolution (1789–1799) wurden diese Konzepte aufgegriffen. Dies war ein bedeutendes Ereignis, durch das die Machtposition des herrschenden Adels angegriffen wurde und das demokratische und bürgerliche Freiheitsrechte in Europa zu einem drängenden Thema machte.

Eine sehr wesentliche Frage ist jedoch, wer genau all diese neuen Werte für sich beanspruchen konnte? Der Slogan der Französischen Revolution, »Freiheit, Gleichheit, Brüderlichkeit« sagt da eigentlich schon alles. Frauen waren hier nicht *mit*gemeint. Ich weiß, die Geschichtsnerds unter euch werden jetzt sagen: »Stimmt ja gar nicht, Frauen waren auch an der Revolution beteiligt.« Das ist durchaus richtig, ändert aber nichts daran, dass es im Wesentlichen nicht darum ging, Geschlechterhierarchie als Aspekt von Ungleichheit anzugreifen oder abzuschaffen. Die Frage der Gleichberechtigung der Geschlechter hat in den gesellschaftlichen Aushandlungen um die neue soziale Ordnung nicht den Stellenwert bekommen, der nötig gewesen wäre, um Geschlechtergerechtigkeit umzusetzen. Im Gegenteil, wir werden noch sehen, dass es beim Umbruch der gesellschaftlichen Ordnung während des 18. und 19. Jahrhunderts weitgehende Bestrebungen gab, jeden möglichen Machtanspruch von Frauen zu unterbinden und an einer Geschlechterhierarchie zum Vorteil von Männern festzuhalten.

Mit dem Angriff auf das Machtmonopol des Adels ging es zunehmend darum zu bestimmen, wie Macht von nun an neu verteilt werden sollte. Dabei gab es zwei unterschiedliche Interessensgruppen. Diejenigen, die bereits vorher viel Macht hatten, waren daran interessiert, möglichst viel von ihrer bisherigen Macht und ihren Privilegien zu bewahren. Diejenigen, die bisher wenig Macht hatten, waren daran interessiert, mehr Macht zu erlangen, Privilegien für sich zu beanspruchen und ihre Lebenssituation somit zu verbessern. Ein gesellschaftliches Tauziehen also. Der dominant gewordene demokratische Gleichheitsgedanke stand jedoch im Konflikt mit den Fragen der Machtverteilung. Denn wie wird in einer Gesellschaft, die zunehmend den Anspruch stellt, dass alle Menschen frei und gleich sein sollen, entschieden, wer etwas bekommen soll und wer nicht? Außerdem wurden auch Hierarchie und Herrschaft an sich nicht angezweifelt, sondern es ging vielmehr um die Frage, wer über wen herrschen durfte. In einer Gesellschaft, die nun Gleichheit propagierte, war das natürlich erklärungsbedürftig.

Von den ›natürlichen‹ Unterschieden und wer sie macht – die Rolle der Frau als Mutter

Die vermeintlich unabänderliche Position der jeweiligen Person innerhalb der Gesellschaft, die sich zuvor durch ›Gottes Willen‹ rechtfertigen ließ, wurde nun zunehmend mit der ›Natur‹ begründet. Das lag ganz im Trend des zunehmenden Prestiges der Naturwissenschaften. Dort wurde nach vermeintlich natürlichen Unterschieden gesucht, die die gesellschaftliche Ordnung und die angestrebten Herrschaftsverhältnisse legitimieren konnten. Diese Strategie wurde sowohl in Bezug auf Geschlechterhierarchien als auch zur Rechtfertigung kolonialer Machtansprüche genutzt. Evolutions- und Zivilisationstheorien spielten dabei eine bedeutende Rolle. Sowohl Schwarze Menschen als auch *weiße* Frauen wurden von einer vermeintlich neutralen Wissenschaft als weniger ›entwickelt‹ dargestellt als der *weiße*, europäische Mann (Erklärung zur Schreibweise siehe Endnote[147]). Wobei *weiße* Frauen in dieser Hierarchie immer noch über Schwarzen Menschen eingeordnet wurden, da *weiß*-Sein in den rassifizierenden Theorien von *weißen* Wissenschaftler*innen als Zeichen von Überlegenheit und als grundsätzlich ›besser‹ bewertet wurde.

Solche Entwicklungstheorien wurden häufig mit körperlichen Merkmalen verbunden, aus denen man dann charakterliche Eigenschaften ableitete. Ein wesentlicher Austragungsort dieser Untersuchungen und Theorien waren – als symbolischer Sitz der Vernunft – das Gehirn und der Schädel. 1823 schreibt der französische Mediziner Étienne-Jean Georget (1795–1828):

> In Betreff des Gehirns kann man als allgemeine Wahrheit annehmen, daß das Weib mehr fühlt als es denkt, der Mann dagegen mehr denkt als er fühlt, daß bei diesem die intelectuellen Vermögen, bei jenem die Gemüthsvermögen entwickelter und thätiger sind. Hieraus ergeben sich fest [sic!] alle die Folgerungen hinsichtlich des Characters beider Geschlechter, der Natur ihrer wechselseitigen Beziehungen, der Herrschaft des einen, der Abhängigkeit des anderen: denn nicht sowohl die überwiegende Muskelkraft ist es, als die Kraft der Vernunft, welche die eine Hälfte des Menschengeschlechts für immer der anderen unterwirft.[148]

Dass die Vernunft von vielen Wissenschaftlern als eine Männersache betrachtet wurde, wird in zahlreichen Veröffentlichungen überdeutlich.[149] Die Behauptung, Frauen besäßen ein geringeres Vernunftsvermögen wurde auch genutzt, um sie gezielt aus den Wissenschaften und der Politik auszuschließen. Ein eindrückliches Beispiel dafür liefert folgender Ausschnitt aus *Das Studium und die Ausübung der Medicin durch Frauen* (1872) des Mediziners und Universitätsprofessors Theodor von Bischoff (1807–1882):

> Der männliche Geist sieht tiefer, weiter, schärfer, dringt mehr in das Innere der Dinge und berücksichtigt mehr das Wesen derselben, erforscht gründlicher und genauer, prüft ruhiger und urtheilt unbefangener. Der weibliche Geist berücksichtigt mehr das Aeussere, den Schein, als das innere Wesen; sein Urtheil ist befangen, oberflächlich, sein Wille schwach, das Handeln unbestimmt. [...] Aus dieser Verschiedenartigkeit der Geschlechter in körperlicher und geistiger Hinsicht, geht unwiderleglich hervor, dass das weibliche Geschlecht für das Studium und die Pflege der Wissenschaften und insbesondere der Medicin nicht geeignet ist.[150]

Männliche Wissenschaftler huldigten also selbst ihrer eigenen Unbefangenheit, während sie in ihrer Forschung genau die Geschlechterunterschiede produzierten und proklamierten, mit denen sie ihre eigene Monopolstellung in der Wissenschaft begründen und absichern konnten. Auch Bischoffs Äußerungen stützen sich auf vermeintlich biologische Unterschiede zwischen Männern und Frauen. Schädel und Gehirne wurden vermessen, gewogen und in ihrer Beschaffenheit beschrieben, um z. B. zu solchen Aussagen zu kommen, dass Männer ein ausgeprägteres Stirnhirn besäßen, während das Hirn der Frau eher im Hinterhaupt ausgeprägt sei.[151] »Im Stirnhirn [sei] insbesondere Intelligenz lokalisiert, im Hinterhaupt befänden sich hingegen Schönheitssinn, Frömmigkeit, Sitte und Liebe.«[152] Es wurde auch behauptet, dass der Schädel von Frauen eher denen von Kindern und nicht europäischer Menschen gliche als dem des Mannes, was als weiterer biologischer Beweis angeführt wurde, dass die geistigen Fähigkeiten von Frauen nicht an das Ideal des *weißen*, europäischen Mannes heranreichen könnten.[153] Es gab jedoch auch Stimmen, dass Frauen nicht von Natur aus dümmer seien, sondern dass es eine Frage der Bildung wäre.[154] Für Gegner*innen der Emanzipationsbewegung wie z. B. Professor Bischoff war die Vorstellung, dass Frauen studierten, jedoch »sinnlos, naturwidrig und widerwärtig«[155]. Aus den Texten von Bischoff und seinen Zeitgenossen wird deutlich, dass mit ›naturwidrig‹

vor allem gemeint war, dass sie die ›natürliche Rolle der Frau‹ in der Fortpflanzung sahen. Mutterschaft und Bildung waren in den Augen der Emanzipationsgegner*innen nicht miteinander vereinbar. Nicht etwa aus Zeitgründen, sondern weil es dafür angeblich unterschiedlicher Fähigkeiten bedürfe, die sich gegenseitig ausschlössen.

Viele Argumentationslinien, die versuchten, die Natürlichkeit des Unterschiedes zwischen Männern und Frauen anhand biologischer Merkmale zu beweisen, richteten sich auf die Gebärfähigkeit. Dabei lassen sich Aspekte der Ab- und Aufwertung von Frauen finden, die gewisse Widersprüche aufweisen. Anhand des Gebärens wurde die Körperlichkeit der Frau betont, die in einen Gegensatz zur Geistigkeit des Mannes gesetzt wurde. Diese Körperlichkeit wurde als ›naturnäher‹, ja zum Teil als etwas Animalisches beschrieben, während der Mann sich als überlegenes Vernunft- und Kulturwesen verstand. Während es ihr an Vernunft und Geisteskraft fehle, sei die Frau besser mit Instinkten ausgestattet, was sie ebenfalls mit dem Tier vergleichbarer mache als mit dem Mann.[156] Gerade für das erfolgreiche Erfüllen der Mutterrolle sei das vermeintlich instinktgesteuerte Wesen der Frau jedoch genau das Richtige. All diese Argumente wurden also auf der einen Seite genutzt, um die gesellschaftliche Unterordnung der Frau zu begründen. Auf der anderen Seite wurde die Rolle der Frau als Mutter jedoch auch aufgewertet. Bedingungslose Hingabe, Einfühlsamkeit und Geduld wurden als positive und ehrenhafte Qualitäten herausgestellt, die vor allem Frauen eigen wären. Viele Charaktereigenschaften, die man Männern und Frauen jeweils zuschrieb, waren einander entgegengesetzt, wurden aber nicht als besser oder schlechter beschrieben. Oftmals wurde in den Beschreibungen der Geschlechterunterschiede betont, dass Männer und Frauen zwar gegensätzlich seien, sie sich dadurch aber eben perfekt ergänzen würden.[157] Im Brockhaus von 1815 finden wir z. B. folgende Beschreibung:

> Das Weib ist auf einen kleinen Kreis beschränkt, den es aber klarer überschaut; es hat mehr Geduld und Ausdauer in kleinen Arbeiten. Der Mann muß erwerben, das Weib sucht zu erhalten [...]. Jener gehört dem geräuschvollen öffentlichen Leben, dieses dem stillen häuslichen Cirkel. Der Mann arbeitet im Schweiße seines Angesichtes und bedarf erschöpft der tiefen Ruhe; das Weib ist geschäftig immerdar, in nimmer ruhender Betriebsamkeit.[158]

Die Frau wird hier nicht abgewertet, aber sie wird als ein Wesen konzipiert, dessen »Bestimmung [es ist,] Gattin, Hausfrau und Mutter«[159] zu sein. Während der Mann als autonomes Wesen agiert, bleibt die Frau abhängig, da ihre Selbsterfüllung nur auf die Bedürfnisse anderer bezogen wird. Die Bedürfniserfüllung anderer – der Kinder, des Mannes, der Gemeinschaft/Gesellschaft – wird dabei zu ihrem *eigenen* Bedürfnis erklärt.[160] Der Psychiater Richard von Krafft-Ebing schrieb 1886:

> Für den Mann ist die Liebe fast stets nur Episode, er hat daneben viele und wichtige Interessen; für das Weib ist sie der Hauptinhalt des Lebens, bis zur Geburt von Kindern fast immer das erste, nach dieser oft noch das erste, mindestens das zweite Interesse.[161]

Während Mutterschaft zwar als ehrenhafte Aufgabe galt, in der Frauen gesellschaftliche Anerkennung finden konnten, wird das Bild der Mutter, so schreibt die Soziologin Eva Tolasch, hier mit einer »Konzeption des Weiblichen [verbunden, das sich] für die Entfaltung eigener Interessen verschließt«[162]. Es ist ein Weiblichkeitsbild, in welchem die Frau ein Dasein für andere führt und darin ihren Sinn finden soll.[163]

In diesem Kontext ist auch das Aufkommen der Vorstellung einer sexuell desinteressierten Frau zu sehen. Im gesellschaftlichen Ideal der Mutter wird die Frau desexualisiert, indem sie zu einem Körper für *andere* gemacht wird. ›Desexualisiert‹ meint nicht, dass die Frau nicht mehr als begehrenswertes Sexualobjekt wahrgenommen wird, sondern dass sie *selbst nicht* als sexuelles Wesen betrachtet wird. Eine Frau sein »heißt, Begehren *wecken*, aber nicht *[selbst] begehren*«[164]. Im einflussreichen Werk *Émile oder Über die Erziehung* (1762) des französischen PhilosophenJean-Jacques Rousseau (1712–1778) wird dies besonders drastisch deutlich, in dem er erklärt,

> dass die Frau eigens geschaffen ist, um dem Mann zu gefallen. Es ist weniger zwingend notwendig, dass ihr der Mann auch seinerseits gefällt [...]. Wenn die Frau dazu geschaffen ist, zu gefallen und sich zu unterwerfen, dann muss sie sich dem Mann liebenswert zeigen, statt ihn herauszufordern. [...] Die erste und wichtigste Eigenschaft einer Frau ist die Sanftmut: bestimmt, einem so unvollkommenen Wesen wie einem Mann zu gehorchen, der oft selbst voller Laster und immer voller Fehler ist, muss sie frühzeitig lernen, Unrecht zu erdulden und Übergriffe eines Mannes zu ertragen, ohne sich zu beklagen.[165]

Mit anderen Worten, Frauen sollen immer schön lächeln, nicht widersprechen und, wenn sie Gewalt erfahren, einfach die Fresse halten, weil – ›boys will be boys‹ – so sind Männer nun mal, da können die nix für. Rousseaus Schrift wird als Meilenstein der antiemanzipatorischen Theorien beschrieben[166] und hat offenbar auch nach circa 250 Jahren in manchen Teilen erschreckend wenig an Aktualität verloren. Es überrascht nicht, dass auch er die Aufgabe der Frau »in der Mutterschaft, bei der Erziehung der Kinder, in der Umsorgung des Ehemannes und in der Haushaltspflege« sah.[167] Das idealisierte Frauenbild, das sich also für eigene Wünsche und Ziele z. B. in Bezug auf Bildung oder die Ausübung eines prestigeträchtigen Berufes verschloss, verschloss sich ebenso für *eigene sexuelle* Bedürfnisse. Dabei hieß es, dass eine *anständige* Frau nur aus moralischen Gründen gewillt sei, Sex zu haben, z. B. aus Liebe zu ihrem Mann oder wegen ihres selbstverständlichen Kinderwunsches.[168]

Auch noch Anfang des 20. Jahrhunderts fand sich diese Ansicht, z. B. bei Krafft-Ebing:

> Ist [das Weib] geistig normal entwickelt und wohlerzogen, so ist sein sinnliches Verlangen ein geringes. Wäre dem nicht so, so müsste die ganze Welt ein Bordell und Ehe und Familie undenkbar sein.[169]

Eine zügellose Sexualität von Frauen wurde als Bedrohung für die Institution der Ehe betrachtet. Die Kontrolle über Frauen und ihr Sexualverhalten wurde durch die moralische Überhöhung dieses Frauen- und Mutterideals ausgeübt. Denn die angebliche sexuelle Bedürfnislosigkeit der Frau wird nicht allein als Mangel behandelt, sondern auch als Zeichen von ›Reinheit‹ aufgewertet. Damit ist nicht nur ›Reinheit‹ im Sinne sexueller Enthaltsamkeit gemeint, sondern vielmehr auch eine ›Reinheit‹ im Geiste. Die Frau habe Sex nicht aus egoistischen Beweggründen der eigenen Lust, sondern aus *Liebe*.

›Ich bin dein, du bist mein.‹ Liebe kann problematisch sein

Das führt uns zu einem weiteren elementaren Punkt, der das Konzept der sexuell bedürfnislosen und zurückhaltenden Frau erheblich mitgestaltet hat: die Verbindung von romantischer Liebe, Sex und Ehe. Was wir in europäisch-christlich geprägten Gesellschaften heute weitestgehend als Norm empfinden, nämlich, dass Menschen aus Liebe heiraten, ist ein verhältnismäßig neues Konzept, das erst durch den gesellschaftlichen Wandel seit dem 18. Jahrhundert entstanden ist. Das heißt natürlich nicht, dass das Gefühl der romantischen Liebe nicht auch vorher unter den Menschen existiert haben kann. Bestimmt haben sich auch im

Mittelalter Leute ineinander verknallt. Dies scheint jedoch nicht als ein Gefühl gesehen worden zu sein, das mit Ehe oder Zeugung auf gleiche Weise in Verbindung gebracht wurde, wie es heute der Fall ist.

Historisch betrachtet, war die Ehe überwiegend ein Vertragsverhältnis, das Besitzansprüche regelte und Familienverhältnisse rechtlich bestimmte. Zu einem nicht unerheblichen Teil ist das auch heute noch so. Der US-amerikanische Soziologe Randall Collins schlüsselt die gesellschaftlichen Funktionen der Ehe und wie sie miteinander zusammenhängen sehr gut auf. Collins beschreibt dabei drei Arten von Eigentum, die von der Ehe reguliert wurden. Dabei ist Eigentum in diesem Sinne nicht wie ein Ding zu verstehen, das man tatsächlich besitzen kann. Collins beschreibt Eigentum als soziales Verhältnis, das festlegt, wer welchen Anspruch auf etwas erheben kann. Wenn jemand z. B. ein Stück Land besitzt, dann dürfe diese Person es nutzen, aber vielleicht nicht automatisch damit machen, was sie will. Die*der Eigentümer*in dürfe es z. B. bewirtschaften oder darauf wohnen, aber nicht einfach eine Müllkippe für giftige Abfälle darauf errichten. Andere Personen dürften dieses Land nicht unerlaubt betreten, und wenn es doch jemand täte, dann könne die*der Eigentümer*in die Polizei rufen und eine Anzeige wegen Hausfriedensbruchs erstatten. Diese Regeln seien aber nicht überall gleich. In Schweden und einigen anderen Ländern gibt es z. B. das sogenannte Jedermannsrecht, das es Menschen in einem gewissen Maß erlaubt, Naturflächen zu nutzen und auch privaten Landbesitz zu betreten. Auch das Kaufen und Verkaufen von Land ist eine gesellschaftliche Vereinbarung, die nur in kulturellen Systemen funktioniert oder eine Bedeutung hat, die den privaten Besitz von Land überhaupt anerkennen und erlauben. Es ist also die Gesellschaft, die festlegt, was Besitz genau bedeutet und welche Rechte und Pflichten damit einhergehen. In diesem Sinne sind auch die drei Arten von Eigentum, die Collins für die Ehe beschreibt, als Besitzansprüche zu verstehen, die sozialen Regeln unterliegen.[170]

Erstens: das Haushaltseigentum. Im weitesten Sinne ist damit all das gemeint, was die Ehepartner*innen an Vermögen in die Ehe einbringen, um einen gemeinsamen Haushalt zu führen.[171] Finanzielle oder Sachzuwendungen wie die Mitgift oder die Morgengabe hatten hierbei eine wichtige Bedeutung. Da die Rechtsverhältnissee es Frauen weitestgehend unmöglich machten, eigenes Vermögen zu besitzen oder zu erwerben, war die Mitgift eine finanzielle Ausstattung der Frau, für die ihre Familie oder, im Falle der Morgengabe, der Bräutigam aufkommen musste. Diese finanzielle Ausstattung stellte eine wichtige materielle Absicherung der Frau dar. Eine Heirat konnte dadurch jedoch auch zu einer kostspieligen Angelegenheit und somit zu einer familiären Belastung werden. Solange der Mann Vermögen selbst erwerben und besitzen kann, z. B. durch gut bezahlte Arbeitspositionen oder auch durch Erbe, die Frau jedoch nicht die gleichen Möglichkeiten hat, ein eigenes unabhängiges Vermögen aufzubauen, besteht in Bezug auf das Haushaltseigentum ein erhebliches vergeschlechtlichtes Ungleichheitsverhältnis. Dabei müssen wir auch bedenken, dass ein Haushalt historisch anders aussah als heute. Eine Ehe kann heute bedeuten, dass sich der Haushalt auf zwei Personen beschränkt. Es gibt sogar viele sogenannte Single-Haushalte, die nur aus einer Person bestehen. Diese Vereinzelung ist ein Produkt der Individualisierung der Gesellschaft seit dem 18. Jahrhundert. Zur damaligen Zeit war ein Haushalt vor allem eine Versorgungs*gemeinschaft,* die keineswegs nur die direkte Verwandtschaft beinhaltete. Zu einem Haushalt gehörten auch verschiedene Bedienstete. Die Anzahl der Hausangestellten richtete sich nach dem Reichtum der Familie. Um einen *eigenen* Haushalt zu führen, brauchte es also bereits ein gewisses Vermögen. Das bedeutet, dass Menschen, die nur ein geringes Einkommen hatten oder arm waren, oft gar nicht heiraten und einen eigenen Haushalt haben konnten, sondern dass sie als Bedienstete im Haushalt einer wohlhabenden Familie arbeiteten.[172] Dass Frauen nicht erwerbstätig waren, war darüber hinaus ein spezifisches

Merkmal gesellschaftlich bessergestellter Milieus, also des Adels und später der Oberschicht und des Bürgertums. Auch in der Debatte um Frauen auf dem Arbeitsmarkt seit den 1950er-Jahren wird häufig vergessen, dass Frauen weniger privilegierter Gesellschaftsgruppen *schon immer* gearbeitet haben. Es geht also weniger darum, dass Frauen generell nicht hätten arbeiten können, sondern darum, dass es für Frauen unmöglich gemacht wurde, *gut* zu verdienen. Für Frauen der Arbeiter*innenklasse und für nicht *weiße* Frauen war es nämlich trotz Erwerbstätigkeit kaum möglich, eigenes Vermögen aufzubauen. Sondern sie arbeiteten, um zu überleben. Die Aushandlungsmechanismen bezüglich Ehe und Eigentum waren deshalb vor allem in den wohlhabenden Gesellschaftsgruppen relevant. Wie wir noch sehen werden, war sexuelle Bedürfnislosigkeit oder Zurückhaltung von Frauen deshalb auch ein Ideal, das vor allem im Bürgertum wirksam war.

Zweitens: das erotische Eigentum. Es beschreibt den ehelichen Anspruch auf den Körper und die sexuelle Verfügbarkeit der Ehepartner*innen.[173] So ausgedrückt klingt das für uns vielleicht erst malbefremdlich. Aber erotisches Eigentum ist auch heute noch ein wesentliches Kennzeichen des gesellschaftlich dominanten Beziehungskonzeptes, der seriellen Monogamie. Die Erwartungshaltung, dass Sexualität in der Partnerschaft stattfindet und unsere sexuellen Bedürfnisse dort erfüllt werden, ist in unserer Gesellschaft immer noch sehr stark verbreitet. Auch im mittelalterlichen Ehezweck der Zeugung haben wir eine Form des erotischen Eigentums kennengelernt. Wie stark sexuelle Verfügbarkeit jedoch auch in unserer Zeit im Ehebegriff verankert ist, wird z. B. daran deutlich, dass Vergewaltigung, wenn sie innerhalb der Ehe passiert, in Deutschland erst seit 1997 als solche auch als Straftat gilt. Hierfür Anerkennung zu finden war nicht leicht, da der Anspruch auf Sex als Teil des erotischen Eigentums in der Ehe betrachtet wurde. Sexualisierte Gewalt nicht als Übergriff, sondern als Recht auf sexuelle Verfügbarkeit zu begreifen, ist natürlich extrem problematisch.

So weit muss es jedoch noch nicht einmal gehen. Allein, dass wir uns vielleicht manchmal einfach *verpflichtet fühlen,* mit unseren Partner*innen Sex zu haben, zeigt, dass erotisches Eigentum in unseren Beziehungen immer noch eine Rolle spielt. Auch sexuelle Exklusivität ist für viele Menschen ein zentraler Definitionsfaktor einer Paarbeziehung. Es gibt natürlich auch Menschen, die polyamouröse Beziehungen führen oder in anderen Kontexten mehrere Sexualpartner*innen haben. Erotisches Eigentum wird dann möglicherweise anders ausgehandelt. Das zeigt uns, dass solche Eigentumskonzepte nicht starr oder automatisch vordefiniert sind. Solange wir jedoch in einer Gesellschaft leben, in der erotisches Eigentum ein so zentraler Faktor unserer Beziehungsverständnisse ist, wird dies jedoch auch in offenen oder polyamourösen Beziehungen vermutlich nicht völlig an Bedeutung verlieren. Leute können erotisches Eigentum also durchaus auf verschiedene Weisen verhandeln, aber es bleibt dennoch eine Aushandlungssache und ist auch in nicht monogamen Beziehungen meistens nicht einfach egal. Beim Thema Exklusivität bekommt auch das Konzept der Jungfräulichkeit erst seine besondere Bedeutung. Wie wir schon festgestellt haben, ist es unter anderem an gesellschaftliche Festlegungen von Mutter- und Vaterschaft geknüpft. Dass der Anspruch auf erotisches Eigentum jedoch geschlechterspezifisch ungleich verteilt wird, können wir bereits daran ablesen, dass sexueller Unerfahrenheit bei Männern beim Eintritt in die Ehe gesellschaftlich deutlich geringere Relevanz beigemessen wird. Hierauf werden wir in Kürze noch zurückkommen. Wir können aber schon einmal festhalten, dass sich das Konzept des erotischen Eigentums zwar historisch durchaus verändert hat, es aber dennoch bis heute eine Rolle im gesellschaftlichen Verständnis der Paarbeziehung spielt.

Drittens: das generationale Eigentum. Damit ist der Anspruch gegenüber den Nachkommen gemeint. Für die heutige Bedeutung des generationalen Eigentums gibt Collins ein Beispiel aus

Konfliktsituationen wie dem Sorgerechtsstreit bei der Ehescheidung. Wenn sich Eltern aus monogamen Zweierbeziehungen trennen, steht oft die Frage im Raum, ›wer die Kinder bekommt‹, bzw. wer welchen Anspruch auf sie erheben kann.[174] Das generationale Eigentum hat sich jedoch historisch stark gewandelt. Von den drei Eigentumstypen, die von Collins beschrieben werden, hat sich dieses in seiner Bedeutung vermutlich am stärksten verändert. Denn im historischen Vergleich haben Eltern heute deutlich weniger Kontrolle über das Leben ihrer Kinder als damals.[175] Trotzdem sind einige Zeichen des generationalen Eigentums auch in unserer Gesellschaft immer noch vorhanden, auch wenn wir uns ihrer ursprünglichen Bedeutung oder auch ihrer Symbolik nicht immer bewusst sind. Bei vielen Hochzeiten wird z. B. immer noch die Braut von ihrem Vater zum Altar geführt. Was viele von uns eventuell als ein rührendes Ritual wahrnehmen, symbolisiert jedoch eigentlich den Austausch von Eigentum zwischen zwei Männern. Der Vater übergibt sein generationales Eigentum, die Tochter, an den Bräutigam, wo sie zu seinem erotischen Eigentum wird, die Ehefrau. Mir ist schon klar, dass es für viele Menschen heute vor allem eine emotionale Komponente hat, wenn der Vater die Tochter bei der Hochzeit zum Altar führt. Wenn man sich jedoch klarmacht, was dieses Ritual eigentlich bedeutet, finde ich persönlich diese Geste in der heutigen Zeit, gelinde gesagt, einfach geschmacklos. Na ja, wie dem auch sei …

Für unsere Betrachtung der Entwicklung des Frauenbildes ab dem 18. Jahrhundert ist wichtig zu verstehen, dass es historisch beim generationalen Eigentum vor allem um zwei Dinge ging, und zwar um Heiratspolitik und ökonomische Ressourcen. Was bedeutet das? Menschen konnten nicht heiraten, wen sie wollten. Die Auswahl der potenziellen Ehepartner*innen war größtenteils auf die eigene gesellschaftliche Stellung begrenzt. Durch die Ehe wurden Familienverbindungen zusammengeknüpft, und so wurde auch bestimmt, wie das Vermögen der Familie weitergegeben wurde. Nicht nur die Kontrolle über die unmittelbaren Nachkommen war dabei von Interesse. Sondern es ging auch um die langfristige Planung und Fortführung der Familienlinie. Vor allem in den Adelsfamilien wurde entweder möglichst untereinander geheiratet, um Macht und Vermögen zu konzentrieren. Oder es wurden strategische Verbindungen mit anderen Familien durch Ehen geschlossen, um Macht und Vermögen zu vergrößern. Menschen konnten hierbei meistens nicht selber bestimmen, wen sie heiraten wollten, und Liebe hat bei diesen Entscheidungen bis ins 18. Jahrhundert keine relevante Rolle gespielt. Generationales Eigentum bedeutete zum anderen, dass Eltern bzw. die Familie Anspruch an die Nachkommen als Arbeitskraft oder auf deren Einkommen stellen konnte. In diesem Sinne waren Nachkommen also auch eine ökonomische Ressource für die Familie. Dieser Aspekt war vor allem in weniger wohlhabenden oder armen Gesellschaftsgruppen ein wichtiger Faktor, z. B. bei Bauern oder Familien, die ein eigenes Geschäft betrieben.[176]

Die Romantisierung der Ehe

Die drei Eigentumstypen sind in der Ehe bzw. im Familienleben stark miteinander verschränkt. Historisch sind viele Aspekte dieser Typen sogar noch deutlich schwerer voneinander zu trennen gewesen als heute, z. B. Geschlechtsverkehr (erotisches Eigentum) vom Kinderkriegen (generationales Eigentum), oder das Zusammenleben in einer Paarbeziehung (erotisches Eigentum) von einem gemeinsamen Haushalt (Haushaltseigentum). Sowohl die Bedeutung als auch die Beschaffenheit der verschiedenen Eigentumstypen haben sich jedoch unter dem Einfluss bestimmter gesellschaftlicher Veränderungen im Laufe der Zeit gewandelt. Nicht nur der Angriff auf die Vorherrschaft des Adels war hier ein wichtiger Faktor, sondern auch die gesellschaftliche Entwicklung im Zuge der Industrialisierung nahm in verschiedener Hinsicht darauf Einfluss.

Durch die Auflösung der Ständegesellschaft und die während der Industrialisierung zunehmende Relevanz der Fabrikarbeit hatte der Arbeitsmarkt begonnen, sich zu verändern. Städte wuchsen. Mehr Menschen hockten enger aufeinander, ohne aber dabei wesentlich in einer Versorgungsgemeinschaft wie der Großfamilie oder auch der Dorfgemeinschaft miteinander verbunden zu sein. Durch die Urbanisierung und die politisch-philosophische Sicht auf den Menschen als autonomes und selbstbestimmtes Wesen prägte sich zunehmend ein Individualitätsdenken aus. Das kapitalistische Wirtschaftssystem nahm darauf ebenfalls Einfluss. Denn wie die US-amerikanischen Historiker*innen John D'Emilio und Estelle Freedman feststellen, eine »Ethik, die zum Erwerb von Konsumartikeln ermunterte, begünstigte auch eine wachsende Akzeptanz von Vergnügen, Wunscherfüllung und persönlicher Zufriedenheit«[177].

All diese Entwicklungen wirkten sich auch auf die Heiratsmärkte aus. Es wäre natürlich unzutreffend zu sagen, dass nun plötzlich alle Leute einfach heiraten konnten, wen sie wollten. Dennoch lässt sich als eine wesentliche gesellschaftliche Veränderung des 18. und 19. Jahrhunderts beobachten, dass die Heiratspolitik deutlich liberaler wurde. Das ist ein bedeutender Faktor, der auch das Bild der sexuell bedürfnislosen Frau maßgeblich geprägt hat. Collins erklärt, dass mit abnehmender politischer Bedeutung der Adelsdynastien und der Auflösung der Ständegesellschaft das generationale Eigentum an Bedeutung abnahm. Selbstverständlich gab es nach wie vor Familien und Nachkommen. Doch Haushalte wurden kleiner, und der Familienbegriff konzentrierte sich zunehmend auf die Kernfamilie (Vater-Mutter-Kinder), während er vorher eine deutlich größere Wirtschafts- und Machtkomponente beinhaltet hatte. Das generationale Eigentum wurde nicht komplett irrelevant, und strategische Eheschließungen konnten auch weiterhin ein Mittel zur Erhaltung von Vermögen sein, vor allem in reichen Familien. Das Entscheidende ist jedoch, dass die Auswahl der Ehepartner*innen zunehmend von der Gemeinschaft auf das Individuum übertragen wurde. Nun, da gesellschaftlich weniger strikt vorgegeben war, wen man heiraten sollte, konnten persönliche Präferenz und emotionale Hingezogenheit immer mehr zu Entscheidungskriterien bei der Auswahl der Ehepartner*innen werden. Gleichzeitig war das Konzept der romantischen Liebe, parallel zum Rückgang der gesellschaftlichen Bedeutung von Religion und Kirche, immer stärker in Mode gekommen. In einer Welt, die mehr und mehr durch Wissenschaft und das Ideal der Rationalität entzaubert wurde, erfüllte das Konzept der romantischen Liebe das Bedürfnis der Menschen nach etwas Höherem, Vorbestimmtem, Unerklärlichem, was sie zuvor in der gesellschaftlichen Bedeutung von ›Gott‹ finden konnten.[178] Vor allem die Literatur des 18. Jahrhunderts ist voll von Geschichten romantischer Liebe, die sie als Basis für Partnerschaft idealisierten. Dabei war romantische Liebe keinesfalls ein Frauending, wie es heute oftmals dargestellt wird. Siehe z. B. den Erfolg von Goethes *Leiden des jungen Werthers* (1774). Kurz zusammengefasst: Eine Geschichte, in der ein junger Mann sich in eine bereits verlobte Frau verliebt und sich aus Liebeskummer letztendlich das Leben nimmt.

Liebe wurde als Gefühl also erst mal nicht geschlechterspezifisch gesehen. Mit dem Aufkommen der Liebesheirat veränderte sich jedoch auch das Verhältnis von Sex und Liebe, und in diesem Kontext bekam Liebe durchaus eine geschlechterspezifische Komponente. Sex wurde in diesem Zusammenhang mehr und mehr als ›Liebesakt‹ romantisiert. Geschlechtsverkehr wurde zuvor, im Kontext des generationalen Eigentums, einfach als Ehezweck betrachtet. Eine wesentliche Säule der Eheinstitution war die legitime Zeugung von Nachkommen. Da man sich die*den Ehepartner*in bisher aber meistens nicht nach eigenen Wünschen oder mit der Begründung der Liebe aussuchen konnte, hatten auch Sex und Liebe in diesem Ehekonzept wenig miteinander zu tun. Geschlechtsverkehr war neben seiner Funktion als Zeugungsakt höchstens noch ein Ausdruck von Lust. Nun, da Liebe jedoch zunehmend Teil des Ehekonzepts und der Partner*innenwahl wurde, waren auch Sex und Liebe weniger klar voneinander zu trennen. Darüber hinaus hatte sich ein Frauenbild etabliert, das Frauen eigene sexuelle Begierde absprach. Anstelle von Lust wurde deshalb die Liebe zu einem Gefühl, das es Frauen erlaubte, sich sexuellem Begehren hinzugeben, ohne an Tugendhaftigkeit einbüßen zu müssen. Auf Grund der Zuschreibung sexueller Bedürfnislosigkeit wurde Liebe allerdings auch zum *einzigen* Gefühl, durch das sexuelles Begehren von Frauen zu rechtfertigen war. Sex und Liebe zu verbinden, war für Frauen deshalb nicht unbedingt eine Wahl, die ihrer Libido oder ihren eigenen Wünschen entsprang, sondern primär eine Anpassung an gesellschaftliche Erwartungen und eine Einschränkung, um nicht an Status zu verlieren. Dass Liebe in der Ehe zunehmend Platz fand, lag zusammengefasst also zum einen daran, dass andere Auswahlkriterien für Partnerschaft (generationales Eigentum) an Bedeutung abnahmen und die Partner*innenwahl daraufhin persönlicher gestaltet werden konnte. Zum anderen fiel das Konzept romantischer Liebe zu diesem Zeitpunkt auf einen fruchtbaren Boden gesellschaftlicher Bedürfnisse.

Sex als Ware

Die Medaille hatte allerdings zwei Seiten. Während das geringere Gewicht des generationalen Eigentums auf der einen Seite eine persönlichere Partner*innenwahl ermöglichte, blieben damit nur noch zwei Eigentumstypen als relevante Handelswaren des Heiratsmarktes auf dem Tisch: das erotische Eigentum und das Haushaltseigentum. Männer und Frauen stiegen hier jedoch mit sehr unterschiedlichen Voraussetzungen in den Ring der Partner*innenwahl. In einer Gesellschaft, die Frauen sowohl finanzielle als auch Bildungsressourcen vorenthielt, verfügten sie über ein deutlich geringeres Haushaltseigentum als Männer und über keine Möglichkeit, selbstständig Vermögen aufzubauen, das sie als Handelsware auf dem Heiratsmarkt attraktiv machen konnte. Frauen hatten nun zwar mehr Möglichkeiten, ihre Ehepartner selbst zu wählen, doch ohne finanzielle Alternativen zur Ehe blieben sie von Männern abhängig. Collins erklärt, dass für die meisten Frauen des Bürgertums die einzige Chance auf einen einigermaßen hohen Lebensstandard deshalb in einer guten Partnerwahl und einer erfolgreichen Heirat bestand. Die Ehe blieb also ein Tauschgeschäft und eine ökonomische Institution. Dies wurde jedoch zunehmend durch den Deckmantel der Liebe verschleiert.[179]

Ohne eigenes Vermögen war die einzige Handelsware, die Frauen auf dem Heiratsmarkt zur Verfügung stand, das erotische Eigentum, also der Zugang zu ihren Körpern und zu sexueller und emotionaler Bedürfnisbefriedigung. Damit das erotische Eigentum nicht an Relevanz verlor, war es für den Status der Frauen wichtig, dass Sexualität auf die Ehe beschränkt wurde. Andernfalls hätte ihre Handelsware auf dem Heiratsmarkt an Wert verlieren können. Ganz im Sinne des kapitalistischen Marktwirtschaftsprinzips von Angebot und Nachfrage war Verknappung eine Möglichkeit, ihre Handelsware aufzuwerten. Völlig unabhängig von den sexuellen Bedürfnissen der Frauen selber – egal, ob sie nun tatsächlich viel oder wenig Lust auf Sex hatten –, war sexuelle Zurückhaltung eine wesentliche Strategie, um die Machtasymmetrie zwischen den Geschlechtern auszugleichen. Durch die Zurückhaltung ihrer sexuellen Verfügbarkeit konnten Frauen also den Zugriff auf erotisches Eigentum und damit auch auf generationales Eigentum, das sich zwar in seiner Bedeutung massiv gewandelt hatte, aber ja dennoch nicht völlig irrelevant war, kontrollieren. Angesichts der Abwesenheit anderer Möglichkeiten gesellschaftlicher Einflussnahme, z. B. in der Politik, der Wissenschaft oder der Wirtschaft, war sexuelle Zurückhaltung für Frauen des Bürgertums die einzige Möglichkeit, Macht auszuüben.[180]

Dieses System funktionierte jedoch nur, solange es Frauen gemeinschaftlich gelang, erotisches Eigentum zu kontrollieren.

Jede Frau, die Männern den Zugang zu Sex vor oder außerhalb der Ehe gewährte, stellte deshalb eine Bedrohung für den Werterhalt des erotischen Eigentums dar. Um ihren Status aufrechterhalten zu können, waren Frauen also nicht nur gezwungen, sich selbst in ihrer sexuellen Integrität zu beschneiden. Sondern dieses System führte dazu, dass Frauen sich auch gegenseitig kontrollierten.[181] Das ist übrigens genau das Prinzip, auf dem Slut-Shaming, also die Abwertung von Frauen als ›Schlampe‹, beruht. Nicht nur Männer können eine Frau als ›Schlampe‹ bezeichnen, um sie abzuwerten. Sondern auch Frauen nutzen die Abwertung anderer Frauen, um sich von ihnen abzugrenzen und sich dabei selbst aufzuwerten. Dieses System funktioniert nur vor dem Hintergrund des gesellschaftlichen Mechanismus, dass Frauen, die ein geringes Haushaltseigentum haben, ihr erotischen Eigentum aufwerten müssen. Das resultiert darin, dass Frauen, die mit Sex freigiebig sind, ein geringerer gesellschaftlicher Wert zugeschrieben wird. Dabei ist nicht relevant, ob sie es zu ihrem eigenen Vergnügen tun oder für Männer.

Sexuelle Bedürfnislosigkeit der Frau als kultureller Wert

Sexuelle Zurückhaltung von Frauen war besonders dort von Bedeutung, wo die geschlechtsspezifische Diskrepanz des Haushaltseigentums groß war, also vor allem im Bürgertum und in wohlhabenderen Gesellschaftsgruppen. Das zeigt sich auch daran, dass sexuelle Bedürfnislosigkeit ein konkret bürgerliches Frauenideal war. Von Frauen der Arbeiter*innenklasse wurde bezeichnenderweise nicht erwartet, dass ihr Geschlechtstrieb ›natürlicherweise‹ geringer sei als der von Männern. Im Gegenteil, gerade unter denjenigen, die sexuelle Bedürfnislosigkeit als vermeintlich natürliche Eigenschaft und Tugend von Frauen betonten, fand sich meist auch das klassistische und rassistische Argument, dass sich die angebliche ›Primitivität‹, die ›fehlende Kultiviert- und Zivilisiertheit‹ sowohl der Arbeiter*innenklasse als auch nicht europäischer, hauptsächlich afrikanischer Bevölkerungsgruppen, darin zeige, dass die Frauen dort angeblich sexuell ungezügelter seien.[182] Das sind Zuschreibungen, die dazu dienten, Herrschaft zu rechtfertigen. Sexuelle Zurückhaltung wurde als Überwindung ›primitiver‹ Instinkte und Triebe beschrieben. Dies wurde als Zeichen von Kultiviertheit, ja zum Teil sogar als evolutionärer Fortschritt bewertet. Das ging sogar bis hin zum Argument, eine zivilisierte Gesellschaft zeichne sich *gerade* durch die Unterschiedlichkeit von Männern und Frauen aus.[183] So wird z. B. in einer Enzyklopädie des Erziehungswesens von 1878 festgestellt, dass bei der ländlichen Bevölkerung

> der Beruf in vieler Hinsicht derselbe ist [...], dass Stimme, Gesichtszüge und Benehmen der beiden Geschlechter in dieser niederen Schicht sich sehr ähnlich sind, der charakteristische Unterschied also erst in der Atmosphäre der höheren Bildung sich auch schärfer ausprägt.[184]

Es wurde also durchaus beobachtet, dass Männer und Frauen sich nicht in allen Gesellschaftsgruppen und Kulturen in ihrem Wesen, in ihren Fähigkeiten und Tätigkeitsbereichen grundsätzlich voneinander unterschieden. So eine Feststellung konnte jedoch die Rechtfertigung der Geschlechterhierarchie auch innerhalb der wohlhabenderen Gesellschaftsschichten in Zweifel ziehen. Um Geschlechtergleichheit – oder sagen wir mal eher Geschlechterähnlichkeit, denn von gleichberechtigten Geschlechterverhältnissen kann hier trotzdem noch lange keine Rede sein – nicht als erstrebenswerte Perspektive zu legitimieren, wurde dies also als Zeichen fehlender kultureller Entwicklung dargestellt. Ich weiß, man kann sich an dieser Stelle nicht entscheiden, ob man schreien, kotzen oder einfach nur stumm den Kopf schütteln will. Was diese absurde und in manchen Teilen auch widersprüchliche Argumentation jedoch zeigt, ist, dass sich die Zuschreibung sexueller Bedürfnislosigkeit vor allem auf ganz *bestimmte* Frauen bezog und darüber hinaus dafür benutzt wurde, um Frauen untereinander zu bewerten und zu hierarchisieren. Das ist ein weiterer Grund, warum das Konzept der sexuell desinteressierten oder bedürfnislosen Frau überhaupt so beständig war und durchaus auch von Frauen selber aufgenommen wurde. Sich in dieses Frauenbild einzufügen, bot angesichts der damaligen Umstände für Frauen die größte Chance auf gesellschaftliche Anerkennung. Verstandeskraft wurde ihnen abgesprochen. Zugang zu Bildung und eine berufliche Karriere wurden ihnen verwehrt. Doch durch sexuelle Zurückhaltung konnten sie zumindest eine moralische Überlegenheit für sich beanspruchen. Bürgerliche Zuschreibungen von Weiblichkeit zu erfüllen – Zurückhaltung, Aufopferung, Mutterschaft –, war für viele Frauen eine Möglichkeit, ihren gesellschaftlichen Status zu verbessern. Zu einem gewissen Teil ging diese Rechnung sogar auf. Frauen gewannen durch sexuelle Zurückhaltung an Ansehen, mit dem sie abwertenden Zuschreibungen wie Körperlichkeit, Naturnähe und geringerem Vernunftvermögen erfolgreich etwas entgegensetzen konnten. Außerdem verstärkte die Zurückhaltung und die angebliche sexuelle Bedürfnislosigkeit der Frauen die Dynamik der Eroberung bei der Partner*innenwahl. Die Taktik der Verknappung erotischen Eigentums funktionierte also insofern, als sie Frauen, die sich in das bürgerliche Weiblichkeitsideal einpassten, zu einem wertvollen Preis machten, durch den Männer wiederum ihren Selbstwert steigern konnten.[185]

Die Strategie der sexuellen Zurückhaltung hatte jedoch ihre Grenzen und führte Frauen letztendlich in eine Sackgasse. Erstens: Diese Strategie beinhaltete, dass Frauen sich in ihren eigenen sexuellen Bedürfnissen extrem beschneiden mussten. Zweitens: Je mehr die Frauen versuchten, sich gesellschaftlich aufzuwerten, indem sie die Zuschreibungen tugendhaften Verhaltens für sich annahmen, also z. B. Zurückhaltung oder die Beschränkung auf die

Mutterrolle praktizierten, desto mehr verunmöglichten sie für sich selbst und andere Frauen, aus dem Abhängigkeitsverhältnis von Männern auszubrechen. Drittens: Je höher das Podest war, auf das man Frauen aufgrund ihrer vermeintlich moralischen Überlegenheit stellte, desto mehr wuchs auch die Fallhöhe eines gesellschaftlichen Absturzes. Das heißt, Frauen konnten sich zwar durch sexuelle Zurückhaltung aufwerten. Aber schon der geringste Fehltritt oder auch nur das Gerücht sexueller Freigiebigkeit konnte das gesellschaftliche Ansehen einer Frau komplett zerstören. Das Worst-Case-Szenario war dann ein uneheliches Kind. Es gab zu dieser Zeit zwar Methoden, um einer Schwangerschaft entgegenzuwirken. Aber es gab keine zuverlässigen Verhütungsmittel, die Frauen selbstständig anwenden konnten. Bereits seit dem 17. Jahrhundert wurden auch Schwangerschaftsabbrüche extrem verfolgt, kontrolliert und bestraft, sodass es für Frauen nicht einfach war, selbst Kontrolle über ihre Reproduktivität auszuüben.[186] Sexuelle Zurückhaltung war somit auch eine der wenigen Möglichkeiten, mit denen Frauen sich realistisch vor ungewollter Schwangerschaft und sozialem Abstieg schützen konnten.

Das zurückhaltende Verhalten, das von vielen Autoren des 18. und 19. Jahrhunderts als natürliche sexuelle Bedürfnislosigkeit und als grundlegender Unterschied zwischen Männern und Frauen beschrieben wurde, mag also sehr wohl Realität gewesen sein. Dieses Verhalten kann jedoch nichts Eindeutiges über die Libido von Frauen aussagen. Es gab auch damals schon feministische Stimmen, die anmerkten, dass es sich hier um ein Phänomen sozialer Ungleichheit und nicht um einen natürlichen Unterschied handle. So schrieb die US-amerikanische Frauenrechtlerin Mary Gove Nichols 1854:

> Eine gesunde und liebende Frau ist zur ehelichen Vereinigung so gewiss, so häufig und genauso stark getrieben wie Männer. [...] Die Ursache ihrer Apathie gegenüber dem sexuellen Instinkt ist der unterjochte und ungesunde Zustand, in dem sie lebt.[187]

Unterschiedliches Sexualverhalten von Männern und Frauen als einen natürlichen Unterschied darzustellen, erfüllte jedoch genau die Funktion, sich der *sozialen* Ungleichheit zwischen den Geschlechtern nicht widmen zu müssen. Außerdem diente die ›Natur‹ als Totschlagargument. Frauen, die sich dagegen auflehnten, waren damit nicht einfach Rebellinnen gegen ein System der Ungleichheit. Sondern ihr Verhalten wurde als widernatürlich, unzivilisiert und teilweise sogar als krank bewertet. Mit dieser Rhetorik wurden sie von Emanzipationsgegner*innen als nicht ernst zu nehmen dargestellt und damit zu diskreditieren versucht.

Fassen wir also noch mal zusammen. Die Sexualität von Frauen sollte im 19. Jahrhundert eine Reihe von Erwartungen erfüllen, die teilweise recht widersprüchlich waren. Frauen sollten sexuell zurückhaltend und im Prinzip bedürfnislos sein. Sex mit dem Ehemann aus Liebe und zur Fortpflanzung sollten sie aber schon wollen. Frauen sollten nicht zu viel Sex wollen – das war krank. Aber wenn sie z. B. keinen Sex mit ihrem Ehemann wollten, dann war das auch nicht gut. Sie sollten halt eben *angemessen* viel Sex wollen – was auch immer das bedeutete – und vor allem am dafür vorgesehenen Platz, der Ehe. Sex sollte nicht vorrangig ihrer eigenen Bedürfnisbefriedigung gelten, denn sie hatten ja eigentlich keine *eigenen* Bedürfnisse. Einen Orgasmus sollten sie aber schon haben, und es war auch nicht so, dass Sex ihnen nicht gefallen sollte. Aber es sollte ihnen eben der *richtige* Sex gefallen, nicht der falsche. So, sonst noch irgendwelche Wünsche? Bei dieser Palette an Anforderungen dürfte es eigentlich kaum mehr jemanden verwundern, wenn Frauen – Libido hin oder her – die Lust auf Sex vielleicht ein bisschen verging.

Die Klitoris in der Moderne

Die Anatomie der Klitoris war schon lange kein Geheimnis mehr

Was ist nun mit der Klitoris in dieser Zeit? Bedeutet das Konzept der sexuell desinteressierten Frau, dass auch die Klitoris von der Bildfläche verschwand? Nein. Ich kann es nicht oft genug sagen. Wir müssen uns bewusst machen, dass in der Gesellschaft meistens verschiedene, oftmals auch sich widersprechende Diskurse gleichzeitig existieren. Die sexuelle Bedürfnislosigkeit und Zurückhaltung von Frauen war ein kulturelles Ideal, das bestimmte gesellschaftliche Funktionen erfüllte. Dieses Ideal hatte durchaus einen Einfluss auf die Menschen. Es als absolute Wirklichkeitsbeschreibung zu begreifen, wäre aber sicher falsch. Zahlreiche Eheratgeber aus der damaligen Zeit zeigen beispielsweise, dass Lust und sexuelle Befriedigung innerhalb der Ehe durchaus für beide Partner*innen als wichtig betrachtet wurde.[188] Sex, und vor allem die Relevanz von befriedigendem Sex, konnte dort sowohl bezüglich der Paarbindung als auch im Rahmen der Fortpflanzung thematisiert werden. Auch wenn es in der Wissenschaft bereits Ansätze gab, die die Bedeutung des Orgasmus der Frau bei der Zeugung infrage stellten, spiegelt das nicht notwendigerweise eine allgemeine Meinung wider. Außerdem gab es auch in der medizinischen Forschung bis ins 20. Jahrhundert noch keinen Konsens darüber, wie die Fortpflanzung beim Menschen nun abläuft. In vielen Quellen des 19. Jahrhunderts können wir daher sehen, dass die sexuelle Befriedigung von Frauen und eben auch die Klitoris im Kontext von Reproduktion nicht aus den Köpfen der Menschen verschwand.

Selbst Wissenschaftler*innen, die Frauen als sexuell desinteressiert beschrieben, konnten sich über die Anatomie der Klitoris durchaus bewusst sein. William Acton, den wir ja schon mit seiner berühmten

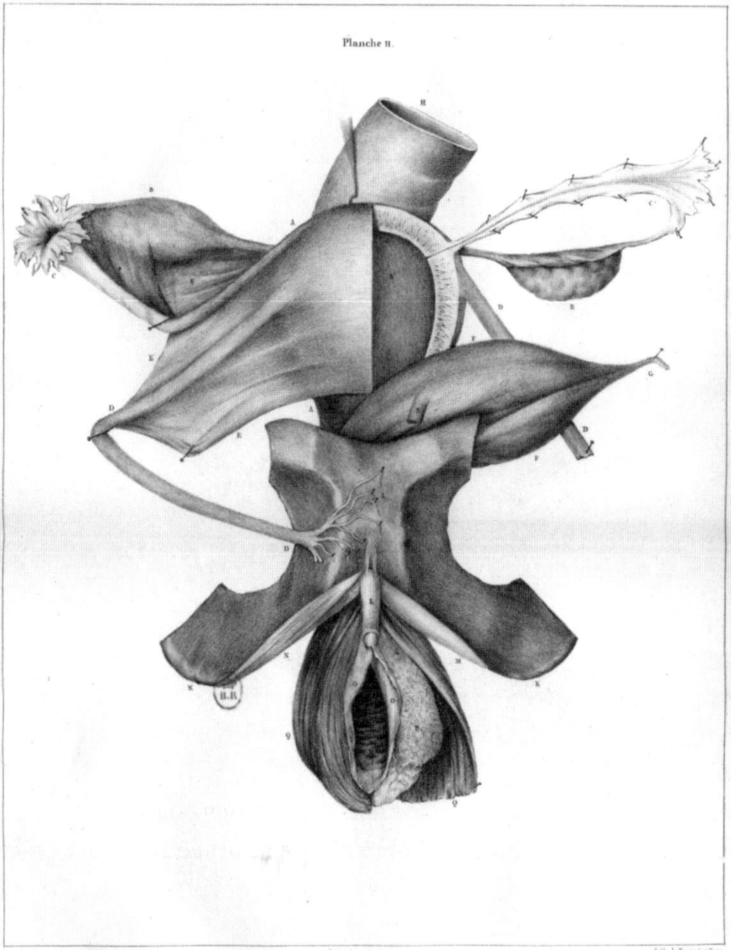

Abb. 15 Flourens, Marie-Jean-Pierre. *Cours sur la génération, l'ovologie et l'embryologie, fait au muséum d'histoire naturelle en 1836.* Paris: Trinquart 1836

Aussage kennengelernt haben, dass Frauen von sexuellen Gefühlen für gewöhnlich nicht betroffen seien, schrieb im gleichen Buch zum Thema Erektion und Schwellgewebe: »Diese Strukturen sind die

Corpora cavernosa und das Corpus spongiosum des Penis beim Mann und der Klitoris bei der Frau«[189]. Wir können also annehmen, dass in der Medizin keineswegs unbekannt war, dass die Klitoris aus mehr als nur der Perle besteht. Allerdings bedeutet das nicht, dass alle medizinischen Texte die Klitoris immer in ihrem vollen Umfang beschrieben hätten. Auch hier gab es, genau wie heute, verschiedene Positionen. Manche Autor*innen wussten vielleicht um die innere Struktur der Klitoris und haben sie nicht erwähnt, weil sie diese Informationen möglicherweise nicht wichtig fanden. Oder sie haben lieber dazu geschwiegen, weil ihnen das Thema unangenehm war. Sicher gab es auch solche Autor*innen, die einer strengen Sexualmoral verhaftet waren und die die Klitoris lieber ausließen, um die Menschen gar nicht erst auf ›dumme Gedanken‹ zu bringen. Und bestimmt gab es auch diejenigen, die es tatsächlich einfach nicht wussten oder vielleicht auch nicht wissen wollten.

Wenn die Anatomie der Klitoris keine Erwähnung findet – aus welchen Gründen auch immer –, dann erschwert das natürlich die Verbreitung dieses Wissens. Und wenn selbst in einem Expert*innenkreis von Mediziner*innen, Psycholog*innen und Sexualwissenschaftler*innen Hemmungen bestehen, sachlich, informiert und einheitlich über die Anatomie der Klitoris zu sprechen, dann trägt das nicht gerade dazu bei, dass diese Informationen sich im Allgemeinwissen der Bevölkerung etablieren. Nur weil wir das Wissen über die Klitoris in historischen Quellen nicht überall finden, bedeutet das nicht, dass es gar nicht mehr da war. Im Gegenteil, 1844 veröffentlichte der Mediziner Georg Ludwig Kobelt (1804–1857) in seinem Werk *Die männlichen und weiblichen Wollust Organe des Menschen und einiger Säugethiere in anatomisch-physiologischer Beziehung* eine Beschreibung der Klitoris mit Abbildungen, von denen sich in Sachen Detailreichtum und Präzision viele Medizinbücher auch heute noch eine Scheibe abschneiden könnten (Abb. 16).

Für Kobelt sind Lust und Fortpflanzung eng miteinander verknüpft. Er beschreibt sexuelle Lust als »zur Begattung drängenden

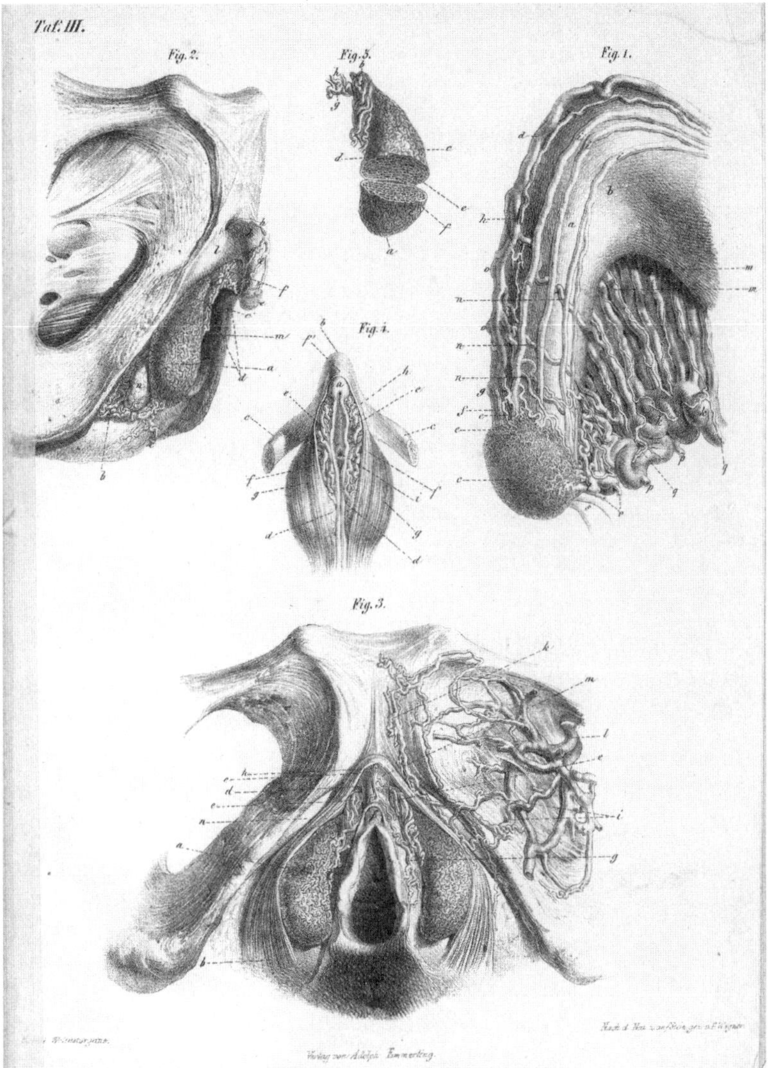

Abb. 16 Kobelt, Georg Ludwig. *Die männlichen und weiblichen Wollust-Organe des Menschen und einiger Säugethiere ...* Freiburg: Adoplh Emmerling, 1844

Kitzel«[190]. Dabei sieht er Penis und Klitoris als gleichwertige Organe, deren primäre Funktion darin bestehe, Menschen durch Lusterleben zum Geschlechtsverkehr zu motivieren. Dass man diese Organe auch für nicht reproduktives Vergnügen nutzen kann, darauf weist er ebenfalls hin. Auch wenn er dabei in der ermahnend moralisierenden Rhetorik seiner Zeit von der »Gefahr des Missbrauches« spricht, ist sein Werk ansonsten überwiegend lustbestärkend.[191] Von der Vorstellung, dass Männer und Frauen sich in ihrem Lustgefühl oder ihrem sexuellen Begehren grundsätzlich unterscheiden würden, ist bei Kobelt überhaupt keine Rede. Im Gegenteil, er scheint eher davon auszugehen, dass sexuelle Lust bei Männern und Frauen die gleiche ist und leitet eben davon ab, dass es nur logisch sei, dass sich auch die Lustorgane gleichen.

> Da sich das Wollustgefühl in beiden Geschlechtern unter denselben Erscheinungen manifestirt, so steht schon a priori zu vermuthen, dass die beiderseitigen Wollustorgane, sowohl im Ganzen, als in ihren einzelnen Theilen, einen analogen Bau und eine entsprechende Wirkungsweise zeigen müssen.[192]

Wie weite Kreise Kobelts Arbeit zog, ist schwer zu sagen. Da seine Zeichnungen nicht die einzigen in dieser Zeit waren, die die Klitoris so umfangreich zeigten, kann man davon ausgehen, dass dieses Wissen keineswegs unbemerkt geblieben ist. Schon acht Jahre zuvor, 1836, hatte der französische Mediziner Marie-Jean-Pierre Flourens (1794–1867) eine ebenso detaillierte Abbildung der Klitoris veröffentlicht (Abb.15). Dennoch sind diese Werke vor allem als Teil eines medizinischen Fachdiskurses zu sehen, und wir können nicht unbedingt davon ausgehen, dass die Informationen über den inneren Teil der Klitoris ein breites Publikum erreicht haben. In den meisten Texten lässt sich beobachten, dass der Begriff ›Klitoris‹ weiterhin verwendet wurde, um den äußeren Teil, also die Klitorisperle, zu bezeichnen. Ungeachtet der Arbeiten von de Graaf aus dem 17. oder der von Kobelt aus dem 19. Jahrhundert, schien sich also das Konzept dessen, was der Begriff ›Klitoris‹ beschreibt und einschließt, nicht wesentlich verändert zu haben. Auch wenn die Klitoris offenbar keine Unbekannte war, ist nur schwer nachzuvollziehen, wer tatsächlich wie viel über sie wusste.

Die Klitoris als Übeltäterin

Um zu verstehen, weshalb sich das fundierte Wissen über die Klitoris möglicherweise nicht bis ins Allgemeinwissen der Bevölkerung durchgesetzt hat, müssen wir uns auch den damaligen Medizindiskurs noch etwas genauer anschauen. Denn die Klitoris war zwar als empfindliches Lustorgan bekannt, das auch der Fortpflanzung zugutekam. Aber ihr Ruf war nicht nur positiv. Gerade wegen des Nervenreichtums und der Bekanntheit ihrer leichten Reizbarkeit geriet die Klitoris im 19. Jahrhundert zunehmend in den Fokus der Medizin. Die Entstehung der Industriegesellschaft und technische Entwicklungen hatten sich auch dort bemerkbar gemacht. So erlaubten Innovationen wie das Mikroskop oder die Entwicklung antiseptischer Techniken in der Chirurgie der medizinischen Forschung, immer tiefer in das Innere und in die Einzelteile des Körpers vorzudringen.

Das Nervensystem erhielt im 19. Jahrhundert mehr und mehr Aufmerksamkeit und begann zu einem relevanten Dreh- und Angelpunkt von Gesundheit und Krankheit zu werden. Damals wurde die sogenannte ›Reflextheorie‹ zu einem beliebten Konzept in der Medizin.[193] Sie beschrieb die Auffassung, dass verschiedene Körperteile über das Nervensystem miteinander verbunden seien und sich so gegenseitig beeinflussen könnten. So weit, so gut. Das ist eine Erkenntnis, die auch unserem heutigen medizinischen Verständnis des Körpers entspricht. Die Medizinhistorikerin Marion Hulverscheidt erklärt mit Bezug auf den Neurophysiologen

Charles-Édouard Brown-Séquard (1817–1894), der ein wichtiger Vertreter der Reflextheorie war, die Vorstellung dieser Theorie. Darin wird auch deutlich, wie sich das damalige Verständnis des Nervensystems in dieser Theorie von unserem heutigen Verständnis unterscheidet.

> Demnach könne jedes Organ jedes andere Organ via nervaler Irritation beeinflussen. So könnten Hämorrhoiden zu Magenverstimmung führen und Krankheiten der Harn- und Geschlechtswerkzeuge zu [...] einer Lähmung der Beine. Die verschiedenen Formen des Wahnsinns wie Halluzinationen, Ekstase, Schwindel, Chorea, Hysterie, Tetanus, lokale Krämpfe und auch generelle Lähmungen könnten ihre Ursache in einer oft unbemerkten Irritation peripherer, sensibler Nerven haben. Eine Irritation konnte nur dort vonstatten gehen, wo eine Empfindlichkeit vorlag, die Klitoris galt als ein sehr reizbares, irritables Organ.[194]

Vor allem nervenreiche Körperregionen, wie z. B. die Klitorisperle, rückten im Kontext der Reflextheorie also stärker in den Blick des medizinischen Interesses. Auch wenn es an sich keinen falschen Ansatz darstellt, dass alles im Körper miteinander verbunden ist, war die Reflextheorie jedoch vor allem eine *Theorie*, die großen Interpretationsspielraum bot. Da sie sich auf das Körperinnere bezog und die Verbindung von Körperteilen durch das Nervensystem für die meisten Menschen relativ abstrakt blieb, ermöglichte die Reflextheorie, medizinische Zusammenhänge herzustellen, die nicht sichtbar und auch schwer überprüfbar waren. Unter der Reflextheorie wurden, laut Hulverscheidt, auch »Störungen jenseits des Zentralnervensystems aufgefasst«, die anderweitig »nicht diagnostizierbar waren«[195]. Mit anderen Worten, die Reflextheorie konnte Erklärungen für so ziemlich alles liefern, was man als Krankheit wahrnahm oder wahrnehmen wollte und wofür sich sonst keine Erklärung finden ließ. Gerade die Klitoris galt in diesem Zusammenhang also nicht nur als sensibles, sondern auch als *reizbares* Organ, das auf Grund seiner hohen Konzentration an Nerven von Ärzt*innen im Rahmen solcher medizinischen Erklärungen z. T. zu einem krankheitsauslösenden Problemort gemacht wurde.[196]

Inhaltswarnung:
In diesem Kapitel geht es um historische und gegenwärtige operative Eingriffe an der Klitoris, die als Klitorisentfernung, Klitoridektomie und z. T. auch als Genitalverstümmelung bezeichnet werden. Wenn du dazu lieber nichts lesen möchtest, mach weiter auf Seite 196

Im 19. Jahrhundert wurden in der Medizin europaweit operative Entfernungen der Klitorisperle und andere Eingriffe an der Klitoris als Behandlungsmethoden für unterschiedliche Symptome diskutiert und ausgeführt. Wie etabliert diese Praktiken tatsächlich waren, ist schwer zu sagen. Marion Hulverscheidt, die diese Eingriffe insbesondere im deutschsprachigen Raum detailliert untersucht hat, gibt für den Zeitraum von 1815 bis 1915 etwa 100 Fälle an, die in deutschsprachigen medizinischen Zeitschriften und Lehrbüchern beschrieben wurden. Die Zahl der Aufzeichnungen über Eingriffe, die im deutschsprachigen Raum in dieser Zeit tatsächlich durchgeführt wurden, beläuft sich auf 28 Fälle und betrifft Mädchen und Frauen im Alter von neun Monaten bis 47 Jahren. Hulverscheidt weist darauf hin, dass es anhand dieser Zahlen zwar nicht möglich sei, »valide Aussagen über die genaue Zahl der operierten Fälle zu machen«[197], sie zeigten jedoch, »dass es sich bei diesen Eingriffen nicht um besonders häufig ausgeführte Operationen handelt«[198].

> Die Entfernung der Klitoris wurde nicht als eine von vielen Möglichkeiten der Behandlung [...] angesehen, sie war eher die ultima

> ratio, also die letztmögliche Therapie, die dem Arzt zur Verfügung stand.[199]

Dennoch wurden Eingriffe an der Klitorisperle im 19. Jahrhundert rege und durchaus kontrovers diskutiert, wobei mit ›Klitorisentfernung‹ oder auch dem gleichbedeutenden Fachbegriff ›Klitoridektomie‹ die Entfernung der Klitoris*perle* gemeint war und nicht der ganzen Klitoris.

Besonders bekannt geworden ist der Fall des britischen Arztes Isaac Baker Brown (1812–1873), der 1866 einen Text mit dem Titel *On the Curability of certain Forms of Insanity, Epilepsy, Catalepsy and Hysteria in Females* veröffentlichte. »Hierin empfiehlt er die von ihm so genannte Klitoridektomie als chirurgisches Heilmittel für die im Titel genannten Erkrankungen oder Zustände«[200] – also Wahnsinn, Epilepsie, Katalepsie und Hysterie. Zu Eingriffen an der Klitorisperle bestanden innerhalb der medizinischen Fachwelt unterschiedliche Positionen. Auch in Deutschland gab es Ärzte, die solche Eingriffe als hilfreich und gerechtfertigt ansahen und solche, die sich entschieden dagegen aussprachen. Baker Brown stand also weder mit der Praktik der Klitorisentfernung selbst noch mit ihrer Empfehlung alleine. Nach Baker Browns Veröffentlichung begann jedoch eine starke Diskussion um die Klitorisentfernung, und er wurde wenig später aus der Londoner geburtshilflichen Gesellschaft (*London Obstetrical Society*) ausgeschlossen. Hulverscheidt schreibt hierzu:

> Der Hauptvorwurf an Baker Brown lautete, dass durch die Klitoridektomie die Frauen entweiblicht wurden. Hier findet sich die Annahme wieder, dass eine Frau, um schwanger zu werden, einen Orgasmus erreichen müsse; für den Orgasmus war im Wesentlichen die Klitoris verantwortlich: War sie aber verstümmelt oder amputiert, galt eine Frau somit als unfruchtbar. Hier nun setzte die Kritik der Gegner der Klitoridektomie an, die die Gebärfähigkeit

> als eine der Zentralen Aufgaben und Fähigkeiten des weiblichen Geschlechts ansahen. Das individuelle sexuelle Empfinden der betroffenen Frauen bzw. die individuellen psychischen und körperlichen Folgen des Eingriffs allgemein spielten für die Ablehnung der Klitoridektomie keine Rolle.[201]

Ein weiterer Vorwurf war, dass Baker Brown Patientinnen die Klitorisperle entfernt hatte, ohne sie selbst oder ihre Angehörigen, insbesondere deren Ehemänner (bei verheirateten Frauen) oder deren Väter (bei ledigen Frauen), ausreichend darüber zu informieren.[202] Der Eklat, zu dem es im Zuge von Baker Browns Veröffentlichung gekommen war, stellt zwar eine öffentliche Kritik an der Klitorisentfernung dar. Doch eigentlich war es ein Shitstorm, der seine Person betraf. Die Kritik bezog sich nämlich nicht allein auf die Praxis der Klitorisentfernung, sondern fokussierte sich auf Baker Brown, obwohl dieser keineswegs der einzige Arzt war, der solche Behandlungen empfahl. Sein Ausschluss aus der medizinischen Fachgesellschaft sollte deshalb nicht vorschnell als eine eindeutige oder einstimmige Kritik an der Klitorisentfernung selbst betrachtet werden, und das Ende seiner Karriere bedeutete keinesfalls das Ende dieser Praxis.[203]

Auch waren Baker Brown und andere Ärzte des 19. Jahrhunderts nicht die Erfinder dieser Methode. Bereits in medizinischen Texten der Antike und des Mittelalters findet die Entfernung der Klitorisperle Erwähnung. Allerdings gibt es aus dieser Zeit kaum Aufzeichnungen über tatsächlich durchgeführte Eingriffe. Bis ins 18. Jahrhundert wird die operative Entfernung der Klitorisperle hauptsächlich im Kontext der Tribaden erwähnt, also der Frauen, die eine ›unnatürlich große‹ Klitoris hätten. Inwiefern es tatsächlich zu operativen Eingriffen kam oder ob die Erwähnung solcher Operationen Frauen von der Selbstbefriedigung, von lesbischem Sex oder anderen gesellschaftlichen Grenzüberschreitungen einfach abschrecken sollte, ist schwer zu sagen. Eine Häufung tatsächlich belegter

Fälle der Klitorisentfernung lässt sich vor allem im 19. Jahrhundert beobachten.[204]

Laut Hulverscheidt lässt sich dies auf drei wesentliche Entwicklungen innerhalb der Medizin und des gesellschaftlichen Blicks auf Sexualität zurückführen. Erstens auf die bereits genannte Reflextheorie, mit der die Klitoris aufgrund ihres Nervenreichtums für Störungen des Nervensystems verantwortlich gemacht wurde, und zweitens auf die Lokalisation des sogenannten ›Geschlechtstriebes‹ in der Klitoris. Denn dadurch wurde diese auch zu einem Behandlungsort eines Sexualbedürfnisses, das als ›zu stark‹ ausgeprägt bewertet wurde.[205] Die Klitoris wurde nicht nur als ein Organ betrachtet, das zu sexueller Lust beitrug, sondern das diese überhaupt erst weckte. Das gesellschaftliche Weiblichkeitsbild schrieb Frauen grundsätzlich ein geringes sexuelles Verlangen und somit einen geringen ›Geschlechtstrieb‹ zu. Zeigten Frauen Verhaltensweisen, die mit dieser Zuschreibung nicht übereinstimmten, z. B. weil sie häufig Geschlechtsverkehr haben wollten oder masturbierten, dann wurde dies als ›gesteigerter Geschlechtstrieb‹ bewertet, der als normwidrig galt und pathologisiert wurde.[206] In diesem Kontext entstanden auch Krankheitsbilder wie z. B. ›Nymphomanie‹. Bei den historischen Debatten sollte man dabei nicht aus den Augen verlieren, dass Nymphomanie als Diagnose benutzt wurde, um einen ›krankhaft starken‹ Geschlechtstrieb zu beschreiben – dies jedoch stets vor dem Hintergrund, dass von Frauen erwartet wurde, eigentlich gar kein eigenes sexuelles Bedürfnis zu haben. Wenn die Norm also *kein Verlangen* ist, dann wird im Prinzip jedes sexuelle Verlangen, das Frauen zeigen könnten, zum Ausdruck von Krankheit. Da überrascht es nicht, dass Nymphomanie eine Diagnose war, die nur bei Frauen gestellt wurde.[207] Gleichzeitig wurde die sexuelle Lust von Frauen aber trotzdem als bedeutender Faktor für die Fortpflanzung betrachtet. Wenn ihr jetzt denkt: »Hä, das macht doch keinen Sinn?!« Ja, macht es auch nicht. Mehrere Ansichten über die Sexualität von Frauen standen hier im Widerspruch zueinander.

Die Klitoris wurde von vielen Mediziner*innen als Körperteil gesehen, in dem vermeintliche Krankheiten wie Nymphomanie ihren Ursprung hatten, und so ging man davon aus, dass die Entfernung der Klitorisperle Heilung bringen könnte. Auch andere Organe, wie z. B. die Eierstöcke oder der Uterus, konnten dieser Ansicht zum Opfer fallen. So finden sich ab den 1870er-Jahren und vor allem zwischen 1880 und 1885 auch Aufzeichnungen über Ovar- und Hysterektomien – also über Eierstock- oder Uterusentfernungen –, die bei der Diagnose von Hysterie zum Einsatz gekommen waren.[208]

Der dritte Aspekt, der den Umgang mit der Klitoris stark beeinflusste, war die Medikalisierung der Masturbation. Diese Entwicklung war bereits seit Mitte des 18. Jahrhunderts zu beobachten. Als Praxis, die nicht der Fortpflanzung diente, galt Masturbation auch schon zuvor als schwere Sünde. Mit dem abnehmenden gesellschaftlichen Einfluss der Kirche und der zunehmenden Autorität der Wissenschaft verlagerte sich jedoch der Blick auf Masturbation. Bis dahin galt sie als etwas Unmoralisches, das das Seelenheil bedrohte. Während des 18. Jahrhunderts wurde sie allerdings zu etwas, das Krankheiten verursachen oder selbst als Ausdruck von Krankheit gesehen werden konnte. Vor allem im Kontext von psychisch/psychiatrischen und kognitiven Erkrankungen, die man damals meist mit den Begriffen ›Geisteskrankheit‹, ›Blödsinn‹ oder ›Idiotie‹ bezeichnete, wurde Masturbation thematisiert. Dabei bestand in der Medizin allerdings keine Einigkeit darüber, was Ursache und was Wirkung war. Es wurden verschiedene Positionen vertreten, ob z. B. häufige Masturbation zu Krankheit führte, oder ob ›Geisteskrankheit‹ die Ursache der Masturbation sei.[209]

In jedem Fall galt Selbstbefriedigung als schlecht, und zwar sowohl für Männer als auch für Frauen. Seit dem 18. Jahrhundert wurde Masturbation aber eben zunehmend von einem religiösmoralischen zu einem medizinischen Problem gemacht.[210] Die Reflextheorie, die Verortung des Geschlechtstriebes in der Klitorisperle und die Medikalisierung der Masturbation sind drei Ansätze, die sich unterscheiden konnten, je nachdem, wer sie vertrat. Im Großen und Ganzen wirkten diese drei Aspekte während des 19. Jahrhunderts jedoch auf eine solche Weise zusammen, dass die Klitoris in ein kompliziertes Spannungsfeld aus gerechtfertigter sexueller Lust im Rahmen der Fortpflanzung, unangemessener Reizung im Zusammenhang mit Masturbation und vermeintlich behandlungsbedürftigen Krankheitszuständen geriet.

In diesem Kontext ist auch die Praxis der Klitorisentfernung zu sehen. Befürworter dieser Behandlung betrachteten sie z. B. bei »gewohnheitsmäßiger Onanie oder nymphomanischen Zuständen« als gerechtfertigt.[211] Je stärker Masturbation als eine Bedrohung für die körperliche und geistige Gesundheit in der Medizin etabliert wurde, desto extremer wurden auch die Maßnahmen, die den Menschen angemessen erschienen, um gegen Masturbation vorzugehen.[212] Davon waren nicht nur Frauen betroffen. Es fanden noch viele weitere Eingriffe statt, die vielleicht weniger radikal als die Entfernung der Klitorisperle, aber trotzdem nicht weniger erschreckend oder brutal waren. So wurden die Nervenenden der Klitorisperle und der inneren Vulvalippen von manchen Medizinern mit dem sogenannten ›Höllensteinstift‹ durch Verätzung zerstört, oder das Gewebe wurde durch Einschnitte vernarbt. Dies geschah z. T. ohne Narkose oder örtliche Betäubung. Auch am Penis kam es zu Eingriffen, bei denen Ärzte ohne Betäubung Teile der Vorhaut entfernten oder Einschnitte vornahmen, die gezielt eingesetzt wurden, um Schmerzen zu verursachen und auf diese Weise von der Masturbation abschrecken sollten.[213]

In der Medizin gab es jedoch auch viele Menschen, die sich gegen solche Methoden aussprachen. Es wurde darauf hingewiesen, dass der Stamm des Nervus pudendus auch durch Eingriffe an der Klitorisperle nicht vollständig entfernt werden könnte. Sodass fraglich sei, ob solche Operationen die Nervenreizungen, die bei der Reflextheorie problematisiert wurden, überhaupt beseitigen würden.[214] Zwei weitere schwerwiegende Kritikpunkte standen bezüglich der Klitorisentfernung im Raum: Hulverscheidt merkt an, dass die wenigen veröffentlichen Fälle von den ausführenden Medizinern selbst zwar häufig als erfolgreich beschrieben wurden. An tatsächlichen Belegen für eine langfristige Heilung der Indikationen und Diagnosen wie Masturbation, Hysterie oder Nymphomanie mangelte es jedoch. Selbst Ärzte, die in ihren eigenen Schriften ausgesprochen frauenfeindlich waren, zeigten sich gegenüber den angeblichen Behandlungserfolgen durch Operationen an Klitoris und Eierstöcken sehr skeptisch. Ein weiterer Faktor war die Fruchtbarkeit. Das war nicht nur bezüglich der Eierstock- und Uterusentfernung Thema, die ja beide zur Sterilisation führten. Das sogenannte Wollustgefühl und der Orgasmus wurden von vielen nach wie vor als wesentliche Faktoren der Zeugung verstanden.[215] Ein Arzt formulierte beispielsweise, die Empfindlichkeit der Klitoris sei notwendig, um »auch in den inneren Geschlechtsteilen die zur Empfängnis gehörige Aufregung herbeizuführen«[216]. An dieser Aussage ist nicht nur spannend, dass die Klitoris ganz klar mit dem Orgasmus verbunden wird, sondern auch, dass Vagina und Klitoris hier in Bezug auf sexuelle Lust und Orgasmus nicht voneinander getrennt, sondern zusammengedacht werden. Dieser Punkt wird später noch relevant für uns werden.

Einige Mediziner*innen beschrieben die Eingriffe an der Klitoris als »barbarisch«[217]. Während das Attribut der Grausamkeit und der Unmenschlichkeit, das in dieser Bezeichnung steckt, bezüglich der Klitorisentfernung treffend sein mag, hat der Begriff ›barbarisch‹ jedoch auch eine kulturelle Komponente. ›Barbaren‹ war in der Antike nämlich eine Bezeichnung, die von Griechen und Römern für andere, fremde Völker und Kulturen verwendet wurde, die mit diesem Begriff als ›unzivilisiert‹ und ›unkultiviert‹ abgewertet werden sollten. Hierin deutet sich ein weiteres Motiv der Abwendung von solchen Behandlungsmethoden an. Der Historiker Norbert Finzsch führt als einen Faktor der Distanzierung europäischer Ärzte von der Klitorisentfernung auch kolonialistische

Überlegenheitsnarrative des Westens an. In einigen afrikanischen Ländern, die von europäischen Kolonialmächten vereinnahmt und ausgebeutet wurden, wurde die Klitorisentfernung ebenfalls praktiziert, und dies wurde auch in den europäischen Medizindiskursen diskutiert. Dass europäische Kolonialmächte die gleichen Techniken zur Unterdrückung sexueller Selbstbestimmung der weiblichen Bevölkerung anwendeten, stand im Widerspruch zu ihrem Narrativ kultureller Überlegenheit und musste somit, so Finzsch, abgeschafft werden.[218] Auch Hulverscheidt weist darauf hin, dass »in einem Lexikon der Sexualwissenschaft von 1930 die Klitoridektomie als eine Operation der Vergangenheit beschrieben [wird], derer sich die moderne Medizin nicht mehr bedient«, womit man sich gezielt von anderen Kulturen abzugrenzen versuchte.[219] Dabei sind allerdings einzelne operative Eingriffe an der Klitoris zur ›Behandlung‹ von Masturbation in Europa noch bis weit in die erste Hälfte des 20. Jahrhunderts belegt.[220]

Klitorisentfernung heute

Die Dynamiken kolonialer Herrschaft und das westliche Selbstbild kultureller Überlegenheit stellen auch heute noch einen bedeutenden Aspekt im Kampf gegen Eingriffe an der Klitoris dar, der vor allem von *weißen* Menschen oftmals zu wenig beachtet wird. Die Debatte um heutzutage durchgeführte Klitorisentfernungen ist sehr komplex. Wir können ihr an dieser Stelle unmöglich gerecht werden. Einen kurzen Einblick möchte ich aber trotzdem geben. Zuallererst stellt sich die Frage, wie man operative Eingriffe an der Klitoris überhaupt benennen soll. Die Abkürzung FGM für ›female genital Mutilation‹ und die deutsche Übersetzung ›weibliche Genitalverstümmelung‹ ist in diesem Kontext recht geläufig. Die Diskussion darüber, ob man bei den Eingriffen von ›Verstümmelung‹ reden kann oder sollte, gab es auch schon im 19. Jahrhundert.

Der Begriff wurde schon damals von Gegner*innen der Klitoridektomie verwendet, um den verletzenden Charakter und die Schwere dieser Eingriffe zum Ausdruck zu bringen. Befürworter der Methode hielten entgegen, dass man bei der Entfernung eines so kleinen und versteckten Teils wie der Klitorisperle nun wirklich nicht von ›Verstümmelung‹ sprechen könne.[221] Heute wird der Begriff insofern kritisiert, als sich von den Eingriffen betroffene Menschen durch den Begriff der ›Verstümmelung‹ abgewertet fühlen können. Dies kann auch die Kommunikation mit Gruppen, in denen diese Eingriffe praktiziert werden, erschweren und somit auch hinderlich für wichtige Präventionsarbeit sein.[222] Zum Teil wird auch der Begriff ›Klitorisbeschneidung‹ verwendet, der jedoch dafür kritisiert wird, dass dieser die Eingriffe erstens verharmlosen würde und zweitens den Anschein erweckt, sie wären vergleichbar mit der Beschneidung der Penisvorhaut. Diese ist an sich ebenfalls zu kritisieren, da auch sie eine meist medizinisch nicht notwendige Verletzung des Genitals darstellt. Die Klitorisbeschneidung ist jedoch ein deutlich invasiverer Eingriff, der mit der Beschneidung am Penis nicht zu vergleichen ist.[223]

Es werden heute unterschiedliche Formen von Eingriffen an der Klitoris praktiziert, die u. a. von der Weltgesundheitsorganisation (WHO) in vier Kategorien unterteilt werden:

Typ I: Die teilweise oder komplette Entfernung der Klitoriseichel (des externen, sichtbaren Teils der Klitoris, der ein empfindlicher Teil des weiblichen Genitals ist) und/oder der Klitorisvorhaut (der Hautfalte, die die Klitoriseichel umgibt).
Typ II: Die teilweise oder komplette Entfernung der Klitoriseichel und der Labia minora (der inneren Hautfalten der Vulva), mit oder ohne Entfernung der Labia majora (der äußeren Hautfalten der Vulva).
Typ III: Auch als ›Infibulation‹ bekannt, die Verengung der Vaginalöffnung durch das Erzeugen eines verdeckenden Verschlusses. Der

> Verschluss wird durch Schneiden und Repositionierung der Labia minora oder Labia majora geformt, manchmal durch Vernähen, mit oder ohne Entfernung der Klitorisvorhaut und -eichel.
> Typ IV: Beinhaltet alle anderen verletzenden Eingriffe am weiblichen Genital zu nicht-medizinischen Zwecken, z. B. Zerstechen, Durchbohren, Einschneiden, Schaben und Ätzen des Genitalbereiches.[224]

Laut WHO sind mindestens 200 Millionen Menschen von solchen Eingriffen an ihrem Körper betroffen und es wird geschätzt, dass sie jährlich an ungefähr drei Millionen Menschen, vorwiegend im Alter zwischen Geburt und Pubertät, in circa 30 Ländern durchgeführt werden.[225] Einige Folgen können starke Schmerzen, Abszessbildung, septischer Schock, Tetanus, Probleme beim Wasserlassen, Probleme beim Abfließen von Menstruationsblut und Vaginalsekreten, Entzündungen, Blutung, Blutarmut und auch der Tod sein. Posttraumatische Belastungsstörungen, Depression und Angststörungen werden ebenfalls als Folgen aufgeführt. Durch die Eingriffe kann es außerdem zu verstärkten Schmerzen und Komplikationen beim Geschlechtsverkehr und der Geburt kommen.[226] All diese Folgen sind sowohl schockierend als auch nachvollziehbar. Es gibt jedoch auch Betroffene, die davon berichten, dass sie trotz Eingriffen an der Klitorisperle weiterhin sexuelle Lust und Orgasmen erleben können.[227]

Die meisten Fälle sind, laut UNICEF, aus Regionen des Horns von Afrika, Teilen Westafrikas, einigen Ländern des Mittleren Ostens und Indonesien bekannt. Letztendlich handele es sich jedoch um ein weltweites Thema. Zu vielen anderen Regionen, in denen die Eingriffe ebenfalls durchgeführt würden, gäbe es nämlich nicht immer Zahlen.[228] Im öffentlichen Diskurs zu FGM oder Beschneidung wird häufig eine Verbindung zwischen diesen Praktiken und der islamischen Religion gezogen. Expert*innen wie Finzsch und Hulverscheidt weisen jedoch darauf hin, dass es sich bei der

Klitorisentfernung heute um eine kulturelle und nicht primär um eine religiöse Praktik handle, die ebenso in christlichen Gemeinschaften, sowohl katholischen als auch protestantischen, durchgeführt würde.[229] Ebenso gehört die Klitorisentfernung keinesfalls automatisch überall dort zur Kultur, wo der Islam als Religion verbreitet ist.

Die beschriebenen Eingriffe an der Klitoris werden von der WHO als Menschenrechtsverletzung anerkannt. Diese Einschätzung halte ich für absolut angemessen, und je mehr Menschen sich weltweit für die Beendigung dieser Praktiken einsetzen, desto besser. Der Zweck heiligt jedoch nicht die Mittel. Wenn Menschen, die aus einem *weißen*, westlichen Kontext kommen, sich auf rassistische Narrative vermeintlich kultureller Rückständigkeit und Unterlegenheit anderer Länder beziehen, ist das nämlich problematisch – auch wenn dies möglicherweise unabsichtlich geschieht.[230] Wenn bei der Empörung über FGM oder Klitorisentfernung immer wieder im Vordergrund steht, dass die praktizierenden Kulturen rückständig und unzivilisiert seien oder dies ein Ausdruck vermeintlich inhärenter Frauenfeindlichkeit des Islams sei und ›*wir* da ja in Europa schon weiter‹ seien, dann verfehlt man nicht nur das eigentliche Problem. Man bezieht sich auch auf rassistische Diskurse, die eben *nicht* den Menschen helfen, die von Beschneidung betroffen und/oder bedroht sind. Man trägt eigentlich eher dazu bei, dass alles so bleibt, wie es ist, und zwar überall.

Ohne Zweifel ist es wichtig und richtig, dass sich Feminist*innen für Gleichberechtigung auch in anderen Teilen der Welt einsetzen. Auch als *weißer* Mensch, der in einer westlichen Kultur lebt und/oder aufgewachsen ist, kann man Menschen überall auf der Erde unterstützen. Die Karte der kulturellen Überlegenheit auszuspielen, ist dafür jedoch nicht nötig. Und in Anbetracht der Missstände vor der eigenen Haustür gibt es dazu auch keinen Grund. In Deutschland werden schließlich auch Menschen ohne medizinische Notwendigkeit an Vulva und Klitoris operiert, um bestimmten gesellschaftlichen Werten zu entsprechen. Die Debatten um jegliche Eingriffe an der Klitoris und die Klitorisbeschneidung sind sehr komplex und beinhalten deutlich mehr Aspekte als ich an dieser Stelle ausführen kann. Mir geht es nicht darum, Praktiken unterschiedlicher kultureller Kontexte miteinander zu vergleichen, und was noch wichtiger ist: Man sollte auch nicht darin verfallen, sie gegeneinander auszuspielen. Worauf ich an dieser Stelle allerdings hinweisen möchte, ist, dass das westliche Narrativ kultureller und gesellschaftlicher Überlegenheit oder Fortschrittlichkeit heuchlerisch ist und vor allem nach wie vor dazu dient, globale Machtverhältnisse, die u. a. auch auf Rassismus aufbauen, zu legitimieren.

Die Gleichberechtigung der Geschlechter ist in westlichen Kulturen zu einem gesellschaftlichen Wert geworden, den man sich heute gerne als Zeichen von Modernität und Fortschrittlichkeit auf die Fahne schreibt. Sie bleibt aber oftmals nur eine leere Hülle. Die Tatsache, dass ich gerade in den 2020er-Jahren ein Buch über die Klitoris schreibe, weil Menschen in der deutschen Allgemeinbildung immer noch nicht beigebracht wird, dass die Klitoris in Größe und Funktion mit dem Penis gleichwertig ist, obwohl das seit ungefähr 400(!) Jahren in der europäischen Medizin bekannt ist, ist dabei nur eines von vielen Beispielen.

Vor ein paar Jahren bin ich zufällig mal über ein Zitat der Schriftstellerin Andrea Dworkin (1946–2005) gestolpert, das von 1976 aus einem ihrer Bücher stammt. Sie schreibt:

> Ich denke, Feminismus widerstrebt vielen Frauen, weil es eine unerträgliche Qual ist, sich vollständig über die brutale Frauenfeindlichkeit, die unsere Kultur, unsere Gesellschaft und all unsere persönlichen Beziehungen durchzieht, im Klaren zu sein.[231]

Ich weiß noch, wie ich in dem Moment, als ich das las, förmlich den Groschen in meinem Kopf fallen hören konnte und einfach nur dachte: »Fuck.« Ich habe mich in meinen frühen Zwanzigern oft darüber gewundert, warum viele meiner Freundinnen sich selbst als gleichberechtigt sahen, bzw. Gleichberechtigung ihnen auf jeden Fall wichtig war, sie aber Feminismus als Begriff und als politische Praxis ablehnten. Eine Freundin sagte einmal zu mir: »Also, ich bin eine emanzipierte Frau, ja. Aber ich würde mich nicht als Feministin bezeichnen.« Als ich das Zitat von Dworkin las, hatte ich es schlagartig verstanden. Und was sie sagt, trifft nicht nur auf Frauen zu. Ich würde behaupten, die meisten Menschen wollen gleichberechtigt sein, bzw. sie wollen sich so *fühlen.* Männer wollen genauso in dem Selbstbild leben, dass z. B. ihre eigenen Beziehungen gleichberechtigt sind oder dass *sie* persönlich sich nicht sexistisch oder frauenfeindlich verhalten. Wer heute – oder so wie ich auch schon vor 30 Jahren – in der deutschen Gesellschaft aufwächst, wird mit der Illusion groß, gleichberechtigt zu sein. Und ich denke, wir alle hatten oder haben Momente, wo wir an dieser Illusion festhalten wollen. Weil wir dann nichts ändern müssen. Und weil die Erkenntnis, dass wir nicht gleichberechtigt sind – ja, dass wir tatsächlich an allen Ecken und Enden noch so weit davon entfernt sind – uns mit tiefer Hilflosigkeit und vielleicht sogar mit Verzweiflung erfüllt. Sich selbst – als Gesellschaft und als Individuum – für bereits gleichberechtigt zu halten und sich damit gegenüber anderen als fortschrittlicher zu präsentieren, ist eine Illusion von Überlegenheit, die letztendlich nicht mehr ist als ein Schutz vor der eigenen Ratlosigkeit und ein Mechanismus, sich mit den eigenen Problemen vergeschlechtlichter Ungleichheit nicht weiter beschäftigen zu müssen.

Leute, die von meiner Arbeit genervt sind – weil sie entweder keine Gleichberechtigung wollen, oder weil sie mit dem Mangel an Gleichberechtigung in unserer Gesellschaft nicht konfrontiert werden möchten –, fragen mich manchmal, ob es denn nichts Wichtigeres gäbe, als mit Menschen über die Klitoris zu reden? Zum einen ist das natürlich meistens keine ernst gemeinte Frage, sondern vielmehr ein Kommentar, der mir mitteilen soll: »Ich finde das, was du machst, unwichtig.« Zum anderen werden feministische

Anliegen, die potenziell in den eigenen Lebensbereich fallen, mit solchen Haltungen zu diskreditieren versucht. Es wird damit gesagt: »Es gibt viel schlimmere Dinge. Anderen Menschen geht es viel schlechter. Du übertreibst. Kümmer' dich doch lieber um was anderes.« Und vor allem: »Kümmer' dich doch um etwas, das mich nicht betrifft, wo *ich* nichts hinterfragen oder ändern muss.«

Die Angst vor der Auseinandersetzung mit der Ungerechtigkeit, die das eigene Leben oder die eigene gesellschaftliche Identität betrifft, entlädt sich oft in einem Zeigen auf andere. Wer ›die anderen‹ sind, wird dabei meistens anhand von Religion, ›Rasse‹ und Nationalität konstruiert.

Ich möchte überhaupt nicht in Zweifel ziehen, dass sich Formen patriarchaler Unterdrückung in ihrer Schwere unterscheiden. Wenn man mich z. B. fragen würde, was schlimmer ist: Keine geschlechtergerechte Sprache zu verwenden oder dass Frauen für die gleiche Arbeit weniger Geld bekommen als Männer? Dann würde ich persönlich sagen: Letzteres. Wenn man mich fragen würde, was ist schlimmer: Menschen ohne medizinische Notwendigkeit die Klitorisperle abzuschneiden oder dass die komplette Klitoris in Büchern und Aufklärungsbroschüren nicht abgebildet wird? Dann würde ich persönlich sagen: Ersteres. Aber das ist jeweils einfach nur meine subjektive Meinung.

Die Annahme jedoch, dass ein Thema mehr oder weniger wert oder angemessener wäre, um sich darüber zu beschweren, ist falsch. Auch wenn sich manche Mechanismen von Diskriminierung und Repression unmittelbarer äußern als andere (z.B. in materieller Benachteiligung und Gewalt), bleiben sie dennoch *alle* Teil des gleichen Grundprinzips der Unterwerfung und Abwertung von Weiblichkeit. Und außerdem geht es bei den Einschätzungen oder Meinungen darüber, was nun als wichtig und was als unwichtig betrachtet werden kann, ja meistens nicht um die Aushandlung von Prioritäten – im Sinne von: Um das Schlimmere kümmern wir uns zuerst und um das weniger Schlimme dann als Nächstes. Sondern das Ziel und Resultat der Das-ist-ja-nicht-so-schlimm-Rhetorik ist, dass man sich um das vermeintlich nicht *so* Schlimme letztendlich *gar* nicht kümmert. Es geht also vorrangig um das Ignorieren von Problemen, an denen man potenziell selbst beteiligt ist.

Es ist schlicht und ergreifend *einfacher*, mit dem Finger auf andere zu zeigen, die man als fremd konstruiert hat und mit denen man sich daher nicht identifizieren muss, und zu sagen: »Guck mal, was *die* mit den Frauen machen. So schlimm.« Anstatt in die Auseinandersetzung mit der eigenen Geschichte, der eigenen Kultur, der eigenen Religion, der eigenen Gesellschaft, der eigenen Regierung, dem eigenen Gesundheitssystem, der eigenen Paarbeziehung, dem eigenen Verhalten etc. zu gehen und die ganze *scheiß* harte Arbeit *selbst* zu machen, die Gleichberechtigung bedeutet.

FGM oder Klitorisbeschneidung *ist schlimm*. Keinem Menschen sollte so etwas angetan werden, und es handelt sich dabei um eine Menschenrechtsverletzung, die *niemandem* egal sein sollte. Jede*r kann sich dafür engagieren, dass diese Praktiken beendet werden, und es spricht nichts dagegen, sich dafür einzusetzen, egal woher man kommt. Internationale Kooperationen und Solidarität sind ein wichtiger Teil feministischer Praxis und bereichern den Kampf um Gleichberechtigung. Selbstverständlich können und sollten auch Menschen aus westlichen Kulturen die Ansichten und Praktiken anderer Kulturen kritisieren dürfen. Gerade *weiße* Menschen sollten jedoch sensibel sein für den schmalen Grat, der zwischen konstruktiver Kritik und rassistischen Machtdynamiken liegen kann. Ich halte es deshalb für wichtig, sich immer wieder selbst auf den Zahn zu fühlen und zu fragen, worum geht es hier eigentlich wirklich? Ist es tatsächlich das Wohl ›anderer‹ Frauen, das mir am Herzen liegt, oder will ich mich einfach nur besser fühlen, weil man *so was* ja ›bei uns‹ nicht macht? Das Gleiche gilt im Übrigen auch für viele andere Debatten, z. B. wenn es um das Tragen von Kopftüchern geht. Es sind komplexe, vielschichtige Diskussionen, in denen es keine einfachen Antworten gibt. Fest steht jedenfalls, dass es keinen

Grund gibt, sich gegenüber anderen Kulturen überlegen zu fühlen. Und auf rassistische Diskurse zurückzugreifen, ist *nie* feministisch.

Inhaltswarnung Ende

Hysterie und die Anfänge des ›vaginalen Orgasmus‹

Aber nun noch mal einen Schritt zurück. Wir waren ja noch nicht fertig im 19. Jahrhundert. In der gesellschaftlichen Aushandlung von Sexualität während dieser Zeit konnten wir beobachten, dass sich mehrere Diskurse überlagerten. Genitalien waren ein Aushandlungsort von Gesundheit und Krankheit, während sie ihre Bedeutung für die Fortpflanzung jedoch nicht verloren. Die Bewertung von Sexualverhalten unterlag gesellschaftlichen Vorstellungen, die jedoch an sich bereits uneinheitlich und widersprüchlich waren in dem, was sie von sexueller Lust hielten und wo Lust in welchem Maße als angemessen gelten konnte.

Auch die Definition von Krankheit wird stets an den gesellschaftlich etablierten Normvorstellungen verhandelt. Es geht dabei nicht einfach ›nur‹ um körperliches Leiden, sondern diese Aushandlung hat auch mit der gesellschaftlichen Bewertung von Verhalten und von Körpern zu tun. Woran oder worunter jemand tatsächlich *leidet*, ist auf der einen Seite subjektiv. Auf der anderen Seite wird es auch davon beeinflusst, was von einer Gesellschaft als normal bewertet wird. Eine Person, die ein ausgeprägtes sexuelles Verlangen hat, muss nicht automatisch darunter leiden. Gleichzeitig mag es durchaus Menschen geben, die das Ausmaß ihres sexuellen Verlangens selbst als störend empfinden. Beides ist möglich. Ob jemand unter dem sexuellen Verlangen selbst oder aber darunter leidet, von der Gesellschaft als unnormal betrachtet zu werden, das lässt sich nicht immer trennscharf beantworten.

Die Überschneidungen der Diskurse von Gesundheit und Sexualität, von Medizin und Moral machten es sehr schwer, Lust, Fortpflanzung und Krankheit noch klar voneinander zu trennen.

Da überrascht es kaum noch, dass auch einige Krankheitsbilder, die in diesem Kontext diagnostiziert wurden, oftmals völlig diffus und uneinheitlich waren. Hysterie, die ja im Kontext von Sexualität und der kulturhistorischen Betrachtung der Klitoris als Diagnose immer wieder auftaucht, konnte im 19. Jahrhundert scheinbar so ziemlich alles sein:

> Tendenz zur Einsamkeit, Angst, Müdigkeit, Ohnmacht, krankhafte Gesichtsblässe, Gähnen, Herzklopfen, schwere Kopfschmerzen, Schwindelgefühle, Schlaflosigkeit [oder] Nachtschweiß.[232]

> Empfindlichkeiten und Gefühllosigkeiten, Lähmungen und Krämpfe bis hin zum Globus hystericus — dem Gefühl, einen Kloß im Hals zu haben — hysterische Blindheit und Stummheit, hysterische Anfälle mit Redeschwällen oder mit einem Arc de cercle [rückwärtige Überstreckung]. Die Krankheitsausprägung variierte stark, so wurden auch Frauen, die regelmäßige Menstruationsbeschwerden angaben, als hysterisch eingeordnet.[233]

Viele dieser Symptome ließen sich auch nicht klar von anderen Krankheiten abgrenzen, sodass die Diagnose der Hysterie eine Interpretationssache blieb. Auch darüber, ob nur Frauen oder auch Männer daran leiden konnten, war man sich nicht einig. Die Mehrzahl der Symptome war schließlich nicht geschlechterspezifisch. Dennoch wurde die Diagnose Hysterie überwiegend bei Frauen angewendet.[234]

Der Begriff der Hysterie existiert schon seit der Antike und wird auf das griechische Wort für Uterus ›hystera‹ zurückgeführt. Das Konzept der Hysterie zu begreifen, ist gar nicht so einfach. Denn obwohl dieser Begriff in der europäischen Kulturgeschichte der Sexualität immer wieder auftaucht, hat er keine einheitliche Bedeutung. Der Historiker Norbert Finzsch schreibt dazu:

> Im *Corpus Hippocraticum*, einer Sammlung von Schriften aus dem vierten Jahrhundert vor unserer Zeitrechnung wird im Kapitel über die Frauenkrankheiten die Gebärmutter [...] für die Entstehung der Hysterie verantwortlich gemacht, weil sie wegen mangelnder Feuchtigkeit auf Grund fehlenden Geschlechtsverkehrs durch den Körper der Frau irrte und dabei verschiedenartige Symptome auslöste, die von Herzrasen zu Hustenanfällen, von Erstickungsgefühlen zu konvulsiven Anfällen, von Krämpfen zur Ohnmacht [reichen konnten]. Die Therapie bestand in regelmäßigem sexuellen Verkehr mit dem Ehemann.[235]

Ob und wer an das Umherwandern des Uterus in welchem Maß auch immer tatsächlich geglaubt hat, können wir heute kaum sagen. Der Kulturwissenschaftler Thomas Laqueur meint, dass in der Medizin jedenfalls bereits damals schon bekannt war, dass der Uterus im Körperinneren mit Bändern befestigt ist, und Ärzte wie Galen bezeichneten die Idee eines wandernden Uterus daraufhin auch in der Antike schon als amüsant, aber unrealistisch.[236] Es mag also durchaus kein Geheimnis gewesen sein, dass es sich hier vor allem um ein Sinnbild handelte, bei dem es letztendlich um die Verhandlung von Sexualität und die Konzeptualisierung sexuellen Verlangens von Frauen ging. Auch die sogenannte ›Erstickung des Uterus‹ (suffocatio uteri) ergänzte die Idee der Hysterie. Demnach musste der Samen der Frau zur Gesunderhaltung des Körpers regelmäßig abgeführt werden, und Geschlechtsverkehr spielte dabei eine wesentliche Rolle. Gleichzeitig glaubten manche, dass ein als übermäßig bewertetes sexuelles Verlangen zu sogenanntem ›hysterischem Atem‹, zu Schweratmigkeit, Starrsucht und Ohnmacht führen könne.[237] Mit Verbreitung des Christentums, das Sexualität mit Sünde verband und Enthaltsamkeit predigte, wandelte sich auch das Konzept von Hysterie. Finzsch schreibt, sie wurde »als eine Form der sexuellen Besessenheit [...] in den Hexenverfolgungen des Spätmittelalters und der frühen Neuzeit zum Kennzeichen für die Anwesenheit von Zauberei und Hexerei bewertet und entsprechend geahndet«[238]. Ab dem 18. Jahrhundert begann das Verständnis von Hysterie sich abermals zu verändern, und auch in der Verwendung des Begriffes während des 19. Jahrhunderts können wir sehen, dass es sehr, *sehr* viele und z. T. eben auch widersprüchliche Möglichkeiten gab, was Hysterie alles sein konnte.

Ich denke, am nächsten kommt man dem Konzept der Hysterie, wenn man sie nicht als eine konkrete Diagnose – denn das war sie ja überhaupt nicht –, sondern vielmehr als einen Sammelbegriff für unerwünschte Zustände versteht. Körperliches Unwohlsein oder unerklärliche Krankheitszustände, die man in den Jahrhunderten zuvor vielleicht als ›göttliche Strafe‹, ›teuflischen Fluch‹ oder einfach Schicksal verstand, wurden nun auf medizinischer Ebene mit unerwünschtem Sozial- und/oder Sexualverhalten in Verbindung gesetzt. Denn nicht umsonst wurden gerade Frauen als krank und hysterisch diagnostiziert, die sich nicht in das bürgerliche Frauenideal einpassen konnten oder wollten.[239] Der springende Punkt ist, dass mit der Verbindung von Sexualität und Gesundheitsdiskurs auf medizinischer Ebene Fragen ausgefochten wurden, bei denen es sich eigentlich nach wie vor um *gesellschaftliche Werte* handelte. Nämlich, wer darf welchen Sex wie oft haben und mit wem?

Auffällig an der ganzen Masturbationsdebatte ist auch, dass sie sich in Bezug auf Frauen vor allem auf die Klitorisperle konzentrierte. Die Vagina kam in diesen Diskussionen als Lustorgan beispielsweise nicht vor. In einem französischen medizinwissenschaftlichen Wörterbuch findet sich, laut Hulverscheidt, sogar der Begriff »Clitorisme« als Bezeichnung für »dieselbe Sache wie die Masturbation bei den Männern«[240]. Neben der Ansicht, dass die ›unsachgemäße Nutzung‹ der Klitorisperle zu Krankheit führen könne, zeigte sich auch die Befürchtung, dass Frauen, die sich häufig selbst befriedigen, möglicherweise geringeres Interesse an heterosexuellem, vaginalem Geschlechtsverkehr zeigen könnten. Hier können wir sehen, wie Klitoris und Vagina im Sexualitätsdiskurs zunehmend zu Konkurrentinnen gemacht wurden. Die Gefahr der Masturbation wurde u. a. auch darin gesehen, dass eine Gewöhnung an äußere klitorale Stimulation Frauen für die innere vaginale Stimulation weniger empfänglich machen könnte. Es wurde befürchtet, dass die Orgasmusfähigkeit der Frau beim Geschlechtsverkehr mit dem Partner abnehmen könnte, wenn sie auch masturbierte.[241] Diese Sorge hatte sicher mehrere Komponenten. Der Orgasmus und die Lust der Frau galten immer noch als wichtig für die Fortpflanzung. Dass die Frau beim Geschlechtsverkehr mit dem Ehemann zum Orgasmus kam, war durchaus erwünscht. Auch mit Blick auf sexuelle Verfügbarkeit und erotisches Eigentum war es im Interesse der Männer, dass Frauen vor allem die Partnerschaft und den Geschlechtsverkehr mit dem Ehemann als Ort der Lust und der sexuellen Befriedigung ansahen, anstatt sexuelle Unabhängigkeit in der Selbstbefriedigung zu finden.

Auch wenn es noch nicht als solches benannt wurde, finden wir hier bereits die Anfänge des Konzeptes des ›vaginalen Orgasmus‹, bei dem Klitoris und Vagina als zwei separate, um den Orgasmus konkurrierende Organe verstanden werden. In diesem Kontext bildete sich auch ein neues Hysterieverständnis aus, das Finzsch wie folgt beschreibt:

> Weder verursachte die Masturbation direkt die Hysterie, noch war die Hysterie die Ursache der Masturbation, sondern das Ausbleiben eines ›natürlichen Orgasmus‹ der Frau während eines penetrativen heterosexuellen Koitus verursachte die Hysterie.[242]

Somit wurde ›die Hysterikerin‹ mit der Zeit vor allem zum Sinnbild der Frau, die beim vaginalen Geschlechtsverkehr mit dem Ehemann keinen Orgasmus erlebte. Frauen, die also auf diese Weise nicht zum Orgasmus kamen, wurden nicht nur als defizitär betrachtet – was ja an sich schon schlimm genug wäre. Dieses vermeintliche ›Defizit der Unfähigkeit zum vaginalen Orgasmus‹ wurde auch als behandlungsbedürftig betrachtet, und zwar nicht allein im Sinne der sexuellen Zufriedenheit der Frau oder des Paares, sondern auch im Sinne eines Krankheitszustandes.

Der Begriff der ›Frigidität‹ etabliert sich ebenfalls in dieser Zeit. Heute benutzen wir ihn teilweise immer noch und verstehen ihn hauptsächlich als Bezeichnung für Frauen, die damit als verklemmt, nicht lustvoll oder sexuell unaufregend abgewertet werden. Im 19. und auch überwiegend im 20. Jahrhundert war Frigidität jedoch ein Begriff, der konkret die ›Unfähigkeit‹ problematisierte, allein durch vaginale Stimulation beim Geschlechtsverkehr mit dem Partner zum Orgasmus zu kommen. Synonym verwendete Begriffe aus dieser Zeit sind sexuelle ›Kälte‹, oder ›Anästhesie‹ und ›Geschlechtskälte‹. Entgegen unserem heutigen Verständnis von Frigidität wurden Frauen damals als frigide bezeichnet, selbst wenn sie ihren Ärzt*innen erzählten, dass sie masturbierten und dabei oder auch beim Geschlechtsverkehr zum Orgasmus kamen, wenn sie ihre Klitoris stimulierten. Es ging also nicht darum, dass als frigide oder hysterisch bezeichnete Frauen *gar* nicht zum Orgasmus kamen. Orgasmus schien jedoch zunehmend nicht mehr gleich Orgasmus zu sein. Aber dazu kommen wir gleich.

Der Mythos von der Erfindung des Vibrators

Genauso umfangreich und uneinheitlich wie das Verständnis von Hysterie selbst waren auch die Behandlungsmethoden. Diäten, Duschen und Bäder mit kaltem und warmem Wasser, Bettruhe, Massagen und Kuraufenthalte konnten dazu gehören.[243] Vielen Menschen mag auch die Geschichte bekannt sein, dass der Vibrator, so wie wir ihn heute kennen, eine Erfindung sei, die aus der

Behandlung der Hysterie entstanden ist. Diese populäre Erzählung geht auf das 1999 veröffentlichte Buch *The Technology of Orgasm* der US-amerikanischen Technikhistorikerin Rachel Maines zurück. Kurz zusammengefasst, vertritt Maines die Theorie, dass Frauen unter dem Vorwand einer medizinischen Behandlung gegen Hysterie von Ärzten damals Intimmassagen bekamen, genauer gesagt, Massagen der Vulva und vor allem der Klitoris, bis sie zum Orgasmus kamen. Maines erklärt, dass dies nicht als sexuell wahrgenommen wurde, da der Fokus von Sexualität im Verständnis der Menschen im 19. Jahrhundert allein auf vaginalem Geschlechtsverkehr lag. Sinngemäß behauptet Maines, dass das Konzept eines durch die Klitorisperle hervorgerufenen Orgasmus den Menschen zu der Zeit also so fremd gewesen sei, dass sie diese Art der Intimmassage nicht für sexuell und damit auch moralisch für unproblematisch hielten. Da diese Massagen für die Ärzte nicht nur sehr anstrengend und zeitintensiv gewesen sein sollen, sondern sie angeblich auch sehr viele Frauen in Anspruch nehmen wollten, sei, laut Maines, die Erfindung des elektrischen Vibrators geradezu »ein Geschenk des Himmels« gewesen. Der Vibrator erlaubte es den Ärzten angeblich, mehr Patientinnen in kürzer Zeit und mit weniger eigenem Aufwand zu bedienen, sodass Ärzte sich durch die als medizinische Behandlung getarnte Befriedigung der Frauen eine goldene Nase verdienen konnten.[244]

Das ist natürlich eine aufregende und auch schockierende Story, die uns als ›aufgeklärte, moderne Menschen‹ in ihrer Absurdität und Realitätsferne bezüglich Sex jedoch vielleicht auch etwas amüsiert und zum Schmunzeln bringt. Genau darin liegt wohl auch der Erfolg dieser Geschichte. Eine ganze Reihe von Historiker*innen haben allerdings festgestellt, dass Maines Theorie wissenschaftlich vollkommen unbelegt ist. Viele Zitate und Referenzen, auf die Maines ihre These stützt, seien aus dem Kontext gerissen oder inkorrekt wiedergegeben und ihre Argumentation sei an vielen Stellen widersprüchlich.[245] In einem Videointerview von 2009 erklärt Maines: »Na ja, die Leute dachten halt einfach, es sei so eine coole Idee, dass sie es glaubten, als wäre es eine Tatsache.« Mit wedelnden Armen winkt Maines ab und fährt dabei fort: »Und ich so: ›Es ist eine Hypothese! Es ist eine Hypothese!‹ Aber wissen Sie, es ist auch egal. Den Leuten gefällt es so sehr, dass sie keine Einwände hören wollen.«[246] Maines weist damit zehn Jahre nach Veröffentlichung ihres Buches – und sicher auch aufgrund der nicht von der Hand zu weisenden Kritik wissenschaftlicher Expert*innen – an dieser Stelle also durchaus darauf hin, dass ihre Darstellungen nicht als Tatsachenbericht zu verstehen sind. Im Buch selber findet sich darüber allerdings kein Wort. Denjenigen, die Maines' Geschichte über die Erfindung des Vibrators als Sensation weiterverbreiteten, kann man deshalb wohl kaum einen Vorwurf machen. Die Geschichte ist damit ein Paradebeispiel für Mythenbildung. Denn es ist ja nicht *alles* an Maines' Geschichte falsch. In der Tat wurden im 19. Jahrhundert elektrische Massagegeräte entwickelt, deren Anwendung als gesundheitsfördernd galt und die auch bei der ärztlichen Behandlung zum Einsatz kamen. Den Arzt Joseph Mortimer Granville (1833–1900), der z. B. von Maines erwähnt wird und der in den 1880er-Jahren so ein Gerät entwickelte, gab es wirklich. Sein Massagegerät wurde auch ›Granvilles Hammer‹ genannt. Es war eigentlich eher ein Perkussions- als ein Vibrationsgerät, d. h. es machte eher eine Klopfbewegung, als dass es auf die Weise vibrierte, wie wir das von heutigen Vibratoren kennen. Dafür, dass dieses Gerät im Genitalbereich verwendet worden wäre, gibt es, laut Expert*innen, allerdings keinerlei Anhaltspunkte. Massagen kamen bei der Behandlung von Hysterie durchaus zum Einsatz. Aus den historischen Quellen geht jedoch hervor, dass es sich dabei erstens um manuelle Massagen und zweitens nicht um Massagen im Genitalbereich handelte. Es *gab* zwar auch Massagen im Genitalbereich, wie z. B. die Thure-Brandt-Massage. Diese kann man sich vom Erotikgehalt jedoch ungefähr so ähnlich vorstellen wie das vaginale Abtasten bei einer gynäkologischen Untersuchung – diejenigen, die's kennen, wissen, dass das wenig mit Befriedigung zu tun hat. Solche Massagen wurden vor allem bei der Behandlung prolabierter Uteri, also wenn der Uterus sich nach außen stülpte, angewendet. Es handelte sich dabei also um eine vaginale und nicht um eine klitorale oder Vulva-Massage, und sie hatte auch nicht das Ziel, einen Orgasmus herbeizuführen. Im Gegenteil, im medizinischen Diskurs wurden genitale Massagen durchaus mit Skepsis betrachtet, eben *weil* sie die Gefahr sexueller Erregung mit sich brachten.[247] Auch angesichts des umfassenden Masturbationsdiskurses im 19. Jahrhundert und den damit einhergehenden Warnungen vor der Reizung der Klitorisperle erscheint Maines' Einschätzung, die Leute hätten das Reiben der Klitoris und einen dabei entstehenden Orgasmus nicht als solchen erkannt, völlig absurd.

Natürlich kann man nicht davon ausgehen, dass es *niemals* Situationen gegeben haben könnte, in denen Patientinnen bei einer Behandlung möglicherweise Zeichen sexueller Erregung zeigten. Schließlich haben Menschen darüber ja keine Kontrolle. Es mag vielleicht auch vorgekommen sein, dass irgendjemand einen Orgasmus in dieser Zeit für einen ›hysterischen Anfall‹ hielt. Bei der Palette an Symptomen, die als ›hysterisch‹ gelten konnte, wäre das kaum verwunderlich. Und natürlich kann man auch nicht ausschließen, dass elektrische Massagegeräte, als sie denn für den eigenen Haushalt verfügbar waren, auch für sexuelle Stimulation genutzt wurden. Die Darstellung, dass Frauen im 19. Jahrhundert standardmäßig von Ärzten durch Vibratoren zum Orgasmus gebracht worden wären, wird von einer Vielzahl von Expert*innen jedoch als unplausible Annahme zurückgewiesen, für die es keine Anhaltspunkte oder historische Belege gebe.[248]

Trotzdem ist die Geschichte zu einem Mythos geworden, der sich wie ein Lauffeuer verbreitete, und dafür gibt es einige Gründe. Der einfachste zuerst: Die Geschichte befriedigt einen gewissen Sensationsdurst. Es geht um Sex, und in unserer Gesellschaft, die sich bezüglich Sexualität in einem permanenten Zustand zwischen Tabu und Befreiungsdrang befindet, reicht das schon, um unser

Interesse zu wecken. Dann fasziniert uns der ›Unglaublich-aber-wahr-Aspekt‹ dieser Geschichte. Er amüsiert und schockiert uns zugleich. Und damit kommen wir auch direkt zum nächsten, deutlich umfangreicheren Punkt. Was uns an der von Maines erzählten Geschichte so schockiert, ist das Ausmaß an gesellschaftlicher und persönlicher Ignoranz gegenüber der Sexualität von Frauen. Die völlige Negierung weiblicher Lust, also, dass weder Männer noch Frauen selbst einen Orgasmus als solchen erkennen würden, wird zum ultimativen Ausdruck patriarchaler Unterdrückung. Weiter schockiert uns die Absurdität des Missverhältnisses zwischen ärztlich-männlicher Kontrolle und weiblicher Abhängigkeit bzw. Handlungsunfähigkeit. Maines zeigt uns das Bild einer Gesellschaft, in der weibliche Lust im Schlafzimmer dermaßen abwesend zu sein scheint, dass sie im ärztlichen Behandlungszimmer zum Hit werden konnte. Sie zeichnet ein zynisches Bild von Männern, die unfähig sind, Frauen sexuell zu befriedigen, die es entweder nicht drauf haben, oder denen die Lust ihrer Partner*innen einfach egal ist, und von Frauen, die so naiv und unaufgeklärt sind, dass sie keinerlei Ahnung zu haben scheinen, was ein Orgasmus überhaupt ist.

All das bietet uns die Vorlage für eine Emanzipationserzählung, bei der wir uns selbstgefällig zurücklehnen und uns sagen können, »Mensch, sind wir schon weit gekommen!« Nicht zu wissen, was ein Orgasmus ist oder ihn für einen hysterischen Anfall zu halten, das könnte uns heute schließlich nicht mehr passieren. Auch die Prüderie und das Ausmaß der Tabuisierung von Sex, die in dieser Unwissenheit mitschwingen, meinen wir überwunden zu haben. In der Darstellung der Menschen des 19. Jahrhunderts als verklemmte, unwissende Lustunterdrücker*innen wird jedoch ein einseitiges Bild gezeichnet, das die Vielfältigkeit und all die Ambivalenzen, die den Sexualitätsdiskurs begleiten, schlichtweg ignoriert. Wir können uns demgegenüber zwar heute sehr bequem als gebildet, offen und modern fühlen. Aber wie zutreffend ist das, wenn wir es als Gesellschaft noch nicht einmal geschafft haben, Kobelts Abbildungen und

Wissen zur Klitoris von 1844 in unser heutiges Allgemeinwissen von Genitalien zu integrieren?

Natürlich hat sich in den letzten 200 Jahren vieles geändert. Frauen dürfen wählen und studieren, Hysterie wird seit 1980 nicht mehr als Diagnosebegriff verwendet, überall fahren jede Menge Autos und wir haben Internet. Es gibt vieles, das uns heute beim Blick auf die Vergangenheit unserer Gesellschaft und auf deren Umgang mit Sexualität zurecht schockiert. Wir dürfen jedoch nicht den Fehler machen zu glauben, dass das mit uns heute alles nichts mehr zu tun hätte. Viele Einstellungen und Ansichten, die Menschen pathologisieren und diskriminieren, hat unsere Gesellschaft auch heute nicht überwunden. Viele Vorstellungen und Werte, die uns im Rückblick auf vergangene Zeiten vielleicht komisch oder unmodern vorkommen, bestimmen auch *unsere* Sexualität immer noch mehr, als uns oftmals bewusst ist. Manche Ansichten haben sich eventuell gewandelt. Einige haben aber auch nur ihre Erscheinung verändert, sind jedoch im Grunde gleich geblieben. Bei der Arbeit mit historischen Quellen, die 100, 200 Jahre und noch viel älter sind, hat es mich immer am meisten erstaunt festzustellen, wie ähnlich uns die Menschen von damals sind. Das kann auf der einen Seite total faszinierend sein. Manchmal ist es aber auch einfach tragisch zu sehen, wie wenig sich eigentlich verändert zu haben scheint, obwohl viele Menschen bereits seit Jahrhunderten für eine gleichberechtigte Gesellschaft kämpfen.

Wichtig ist an dieser Stelle: Im 19. Jahrhundert gab es genauso wenig nur *eine* Ansicht, Meinung oder Erfahrung in Bezug auf Sex wie heute. Genauso wenig gab es eine Zeit, in der das Wissen über die Klitoris gänzlich verschollen gewesen wäre. Es gab immer Leute, die sie erforschten, über sie schrieben, sie wertschätzten und solche, die sie verleugneten, abwerteten oder einfach ignorierten. Es gab verschiedene Diskurse. Manche mögen dominanter gewesen sein als andere. Aber sie waren und sind letztendlich doch auch meist selbst voller Widersprüche. Ein Rückblick in die Geschichte bedeutet deshalb nicht einfach nur den Blick auf etwas, das vergangen ist. Er sollte immer auch die Frage beinhalten: »Und was hat das mit uns zu tun?« Eine feministische Auseinandersetzung mit der Geschichte von Sexualität wird vielleicht mehr gehört, wenn sie schockierend und aufregend ist. Aber wem bringt es etwas, wenn das Resultat von all dem ist, dass sie uns letztlich doch nur abnimmt, auch mal über uns selbst nachzudenken?

Noch mehr Mythen: Freud und der vaginale Orgasmus

Wir konnten bereits feststellen, dass sich während des 18. und insbesondere während des 19. Jahrhunderts mit steigender Angst vor Masturbation und ihren angeblichen gesundheitlichen Folgen an manchen Stellen auch etwas Panik vor der Klitoris breitgemacht hatte. Ihr Potenzial für eine selbstbestimmte sexuelle Lust, die Frauen in ihrer Sexualität von einem männlichen Partner und von Reproduktion unabhängig machte, war immer wieder ein Dorn im Auge einer Gesellschaft, die Frauen vor allem als fürsorgliche, aufopferungsvolle Mütter wollte. Das zeigte sich bereits während des Mittelalters, als Masturbation als Sünde galt, die im Glauben des Christentums letztendlich von Gott bestraft würde. Und seit Beginn der Moderne waren es wissenschaftliche Konzeptionen von Krankheit, die sexuelle Unabhängigkeit und Selbstbestimmung in Schach hielten. Gegen Ende des 19. Jahrhunderts können wir einen weiteren Wandel beobachten, der auch unser heutiges Verständnis von Sexualität immer noch stark prägt.

Die Historikerin Alison Moore stellt fest, dass die Brisanz der Masturbation gegen Ende des 19. und am Anfang des 20. Jahrhunderts abzunehmen begann, als sich in der Psychologie und den Sexualwissenschaften zunehmend die Theorie des vaginalen Orgasmus herausbildete. Oder umgekehrt, je mehr sich die Theorie des vaginalen Orgasmus etablierte, desto weniger dramatisch wurde Masturbation diskutiert.[249] Was hier nun genau Folge und was Ursache war, lässt sich nur schwer sagen. Wir können aber sehen, dass wieder einmal ein Erklärungssystem von einem anderen abgelöst wurde, das aber letztlich die gleichen Werte und Ziele aufrechterhielt wie vorher.

Vielleicht sollten wir erst mal klären, was mit ›vaginaler Orgasmus‹ gemeint ist. Wir stellen uns darunter heute meistens die Unterteilung in zwei unterschiedliche ›Arten‹ von Orgasmus vor, die sich zum einen verschieden anfühlen und zum anderen auch an einer anderen Stelle ausgelöst werden sollen. Ein sogenannter ›klitoraler‹ Orgasmus entstehe demnach über das Reiben der Klitorisperle und wird oft als eher ›oberflächlich‹ beschrieben. Während ein als ›vaginal‹ bezeichneter Orgasmus über die Stimulation innerhalb der Vagina hervorgerufen würde und als ›tiefer‹ gilt. Der vaginale Orgasmus wird häufig als besonders erstrebenswert dargestellt, während klitorale Orgasmen dagegen oft als minderwertiger betrachtet werden. Bei vielen Menschen löst diese Vorstellung von vaginalem und klitoralem Orgasmus Stress aus. Wenn Menschen mit Vagina diese Art des Orgasmus nicht empfinden können, entsteht oft die Angst, etwas Wichtiges zu verpassen, oder sie denken, etwas stimmt nicht mit ihnen. Für Menschen mit Penis kann diese Unterteilung und Bewertung von Orgasmen ebenfalls erheblichen Performancedruck schaffen, weil das Konzept des vaginalen Orgasmus auch Penisgröße, Erektionsfähigkeit und Durchhaltevermögen in den Vordergrund rückt.

Vieles an diesen Annahmen und Darstellungsweisen von Orgasmen ist problematisch, und wir werden diese Problematiken Schicht für Schicht wie bei einer Zwiebel runterschälen. Und ich bin mir geradezu sicher, dass wir uns danach alle entspannter fühlen werden. Vorweg sind jedoch noch zwei wichtige Punkte zu beachten. Erstens, im Folgenden geht es nicht darum anzuzweifeln, dass sich Orgasmen ganz unterschiedlich anfühlen können. Das können sie absolut. Wenn wir uns an den Teil zur Anatomie der Klitoris und all die komplexen Nervenverbindungen zurückerinnern, dann erscheint es nur logisch, dass es unzählige ›Arten‹ von Orgasmen geben kann. Zweitens, der Begriff des ›vaginalen‹ Orgasmus und auch, was man sich genau darunter vorstellte, unterliegt historischem und kontextuellem Wandel. Was man wann unter einem ›vaginalen‹ Orgasmus verstand und welche Konsequenzen dies hatte, werden wir Stück für Stück auseinanderklamüsern. An dieser Stelle halten wir einfach erst mal fest, dass unsere heutige Vorstellung von ›vaginalem‹ und ›klitoralem‹ Orgasmus Vagina und Klitoris als zwei separate Organe begreift, die zwei verschiedene Orgasmen produzieren, welche wiederum in ihrer Qualität unterschiedlich bewertet werden.

Häufig, und gerade auch in vielen feministischen Texten, wird diese Vorstellung des vaginalen Orgasmus auf den Begründer der Psychoanalyse Sigmund Freud (1856–1939) zurückgeführt. Freud war Anfang des 20. Jahrhunderts eine der einflussreichsten Persönlichkeiten im Diskurs um Sexualität. Aus feministischen Perspektiven wird er häufig dafür kritisiert, mit dem Konzept des ›vaginalen‹ Orgasmus ein Ideal weiblicher Sexualität erschaffen zu haben, das erstens für die meisten Frauen anatomisch nicht erfüllbar ist und zweitens die Lust des Mannes in den Vordergrund stellt. Auch wenn Freud sicher Erhebliches im Bereich der Psychologie geleistet hat, enthalten seine Theorien und Texte auch viele frauenfeindliche Positionen. Aus feministischer Sicht wird Freud also mit Sicherheit zu Recht kritisiert.[250] Ihn als ›Erfinder des vaginalen Orgasmus‹ zum Übeltäter zu machen, ist aus meiner Sicht jedoch mal wieder eine eher einfache Lösung für ein komplexes Problem. Um dies zu verstehen, müssen wir uns anschauen, wie sich unser Konzept vom ›vaginalen‹ Orgasmus historisch entwickelt hat.

Bis ins 19. Jahrhundert nimmt die Klitoris bei der Diskussion sexueller Lust in Bezug auf Frauen die zentrale Rolle ein. Sie wird dafür verantwortlich gemacht, dass Menschen überhaupt Sex haben wollen. Das wird manchmal positiv ausgelegt, und zwar, wenn es um Fortpflanzung, oder negativ, wenn es um Masturbation geht. Die Forschung zur Klitoris verriet den Menschen auch zunehmend, warum sie für sexuelle Lust wichtig ist, und Mediziner*innen erklärten immer wieder, dass die Klitoris ein Organ sei, das an Nervenenden, Empfindlichkeit und Lustpotenzial mit nichts zu vergleichen wäre. Auch für das sexuelle Lustgefühl in der Vagina wurde sie von Colombo bis Kobelt über viele Jahrhunderte verantwortlich gemacht. Ende des 19. Jahrhunderts etablierte sich jedoch zunehmend eine weitere Theorie, die das Verhältnis von Klitoris und Vagina, die Funktionsweisen sexueller Lust und die vermeintlichen ›Probleme von Frauen‹ mit und beim Sex zu verstehen versuchte. Die Idee war, dass die Klitoris zwar ein wichtiges sexuelles Lustorgan darstellt, dass sich jedoch mit dem sexuellen Reifeprozess, also dem Eintreten der Pubertät, ihre Lustfunktion auf die Vagina ausdehnen oder sogar komplett auf diese übertragen würde. Mit Eintreten der Geschlechtsreife und wachsender sexueller Erfahrung mit einem Partner – Heterosexualität wurde hier vorausgesetzt –, würde die Klitoris dann zunehmend an Bedeutung verlieren und die Vagina zum Zentrum sexueller Lust der Frau werden.

Dieses Konzept wird bei Freud vor allem auf seinen Text *Drei Abhandlungen zur Sexualtheorie* zurückgeführt, der erstmals 1905 erschien. Doch schon 1886 schrieb Richard von Krafft-Ebing in *Psychopathia sexualis*:

> Die ›erogenen Zonen‹ sind beim Weibe, solange es Virgo ist, die Klitoris, besonders aber die Labia minora, nach erfolgter Defloration auch die Vagina und der Cervix uteri.[251]

Freud war also weder der Erste noch der Einzige, der dieses Konzept auf den Plan gerufen hatte. Aber lasst uns schauen, was er selbst dazu geschrieben hat. Die Textstelle, auf die sich bei Freud im Hinblick auf die ›Erfindung des vaginalen Orgasmus‹ immer wieder bezogen wird, ist folgende:

> Will man das Weibwerden des kleinen Mädchens verstehen, so muß man die weiteren Schicksale [der] Klitoriserregbarkeit verfolgen. [...] Die Klitoris behält [...] die Rolle, wenn sie beim endlich zugelassenen Sexualakt selbst erregt wird, [die] Erregung an die benachbarten weiblichen Teile weiter zu leiten, etwa wie ein Span Kienholz dazu benützt werden kann, das härtere Brennholz in Brand zu setzen. Es nimmt oft eine gewisse Zeit in Anspruch, bis sich diese Übertragung vollzogen hat[.] [...] Ist die Übertragung der erogenen Reizbarkeit von der Klitoris auf den Scheideneingang gelungen, so hat damit das Weib seine für die spätere Sexualbetätigung leitende Zone gewechselt [...].[252]

Wer in Freuds Texten den Begriff des ›vaginalen Orgasmus‹ finden will, kann lange suchen. Der Komplexität von Freuds Theorien kann ich hier in aller Kürze nicht gerecht werden. Ich möchte aber trotzdem einen kleinen Einblick geben, der uns hilft, seine Position besser zu verstehen und einzuordnen. In seiner Theorie zum Penisneid proklamiert Freud, dass alle Frauen sich einen Penis wünschen. – Ich weiß, ich denk' mir da auch oft: »Was ist los mit ihm, wie kann man so penisfixiert sein, dass man auf so eine Idee kommt?« Aber dahin werden wir jetzt nicht abdriften. – Bezüglich der Klitoris findet man bei Freud die Position, dass er sie nicht als integralen Teil des weiblichen Körpers begreift, sondern dass diese vielmehr eine Art minderwertigen Penis darstellt und sie somit als etwas Männliches sieht. Sie wird damit quasi zu einem männlichen Teil im Weiblichen gemacht. Der Prozess der Geschlechtsreife, also die Pubertät, beinhalte laut Freud, dass Menschen ihre biologisch bestimmte Geschlechterrolle annehmen. Zur Geschlechtsentwicklung der Frau gehöre, dass sie ihren Wunsch nach einem eigenen Penis aufgibt und akzeptiert, dass sie eben keinen hat. – Funfact am Rande: Der Wunsch nach einem Penis werde dann, Freuds Meinung nach, bei der Frau mit dem Wunsch nach einem Kind ersetzt. Ist klar. – Mit der Akzeptanz des ›fehlenden‹ Penis gäbe die Frau die

Klitoris als erogene Zone auf, und ihre sexuelle Erregbarkeit und das Zentrum ihres sexuellen Lustempfindens verlagere sich nun auf die Vagina, bzw. wie Freud oben sagt: »auf den Scheideneingang«. Diese Verschiebung stellt in Freuds Theorie einen wesentlichen Teil der weiblichen Geschlechtsentwicklung dar. Empfindet eine Frau die Vagina nicht als primäre erogene Zone, wird dies als Störung problematisiert.[253] Über all das ließe sich über viele, viele Seiten weiter diskutieren. Die Punkte, die ich für unsere weitere Betrachtung am relevantesten finde, sind aber folgende:

Erstens, den Gedanken, dass junge Menschen sexuelles Lustempfinden zunächst über den äußeren Teil ihres Genitals erfahren, also z. B. über Labien und Klitorisperle, und das Innere, die Vagina, erst später und mit wachsender sexueller Erfahrung als lustspendend entdecken, erscheint mir zunächst einmal plausibel. Ich kann mich z. B. noch daran erinnern, dass ich im vorpubertären Alter zwar schon gelernt hatte, was Sex ist und wo die Babys herkommen. Trotzdem hab' ich nicht so ganz verstanden, wo man da genau was reinstecken soll. Ich dachte zunächst, dass der Penis beim Sex quasi wie ein Hotdog zwischen die Labien geklemmt wird. Das war irgendwie die einzige Form von ›reinstecken‹, die mir zu dem Zeitpunkt logisch erschien. Ich glaube, erst als meine Menstruation einsetzte und ich mich damit befassen musste, wie man Tampons benutzt, habe ich das mit dem ›Loch‹ so richtig gecheckt. Selbst nachdem ich anfing, sexuell aktiv zu werden, fand ich persönlich vaginale Stimulation noch sehr lange extrem überbewertet. Und es würde mich wundern, wenn Menschen mit Penis sich als erste sexuelle Handlung ihres Lebens einen Finger in den Anus schieben und dabei sofort einen Orgasmus hätten. Damit will ich nicht sagen, dass nicht auch junge Menschen ihren Analbereich bereits spannend finden können. Aber ich nehme an, dass auch Menschen mit Penis sexuelle Lust meistens erst mal über den äußeren, leicht zugänglichen Genitalbereich erfahren. Den Gedanken, dass Menschen mit Vagina deren Lustpotenzial erst später entdecken als das der

Klitoris, ist an sich also erst mal nicht der Punkt, den ich an Freuds Theorie kritikwürdig finde. Viele andere Punkte halte ich allerdings für extrem problematisch.

Und damit kommen wir zu zweitens. Die Zuschreibung, dass die Klitoris ein ›männliches‹ Körperteil repräsentiert und für die ›richtige‹ Entwicklung der Frau von ihr ›aufgegeben‹ werden muss, zeigt uns noch einmal das Ausmaß auf, in dem Körperteile als ›männlich‹ und ›weiblich‹ konstruiert werden. Klitoris und Penis werden hier zwar miteinander gleichgesetzt, aber sie werden trotzdem weder gleichwertig behandelt, noch werden sie tatsächlich als etwas akzeptiert, das Männer und Frauen gleichermaßen haben. Freuds Theorie erweckt geradezu den Eindruck, es sei ein Fehler, dass die Frau überhaupt eine Klitoris besitzt. Die vollständige Anatomie der Klitoris wird dabei von Freud eigentlich nie thematisiert, sodass man sich schon fragen muss, ob er sie etwa nicht kannte oder ignorierte? Darüber können wir nur spekulieren. Der Ansatz, dass die Zone sexueller Erregbarkeit sich von der Klitoris auf die Vagina ausdehnt, so wie es Krafft-Ebing formuliert hatte, kann ich noch nachvollziehen. Die Idee der ›Aufgabe‹ der Klitoris und die komplette ›Übertragung‹ der sexuellen ›Leitzone‹ von der Klitoris auf die Vagina ist allerdings bereits aus anatomischer und physiologischer Sicht völlig unmöglich. Okay, während der Pubertät verändert sich einiges am Körper. Die Annahme, dass Tausende von Nervenenden dabei auf Wanderschaft gehen und sich plötzlich an einem anderen Ort befinden würden, erscheint aber trotzdem sehr abwegig. Es ist wichtig, sich noch mal klarzumachen, dass es sich bei dem, was Freud in seinen Texten beschreibt, um eine *Theorie* handelt. Auch andere Wissenschaftler*innen haben bereits darauf hingewiesen, dass Freud für diese Überlegungen nie irgendwelche empirischen Untersuchungen oder Belege vorweisen konnte.[254] Auch hier gilt wieder: Es besteht ein Unterschied zwischen einer theoretischen Erklärung und einem belegten Sachverhalt. Eine theoretische Erklärung ist nicht per se nutzlos, aber man sollte sie auch nicht wie eine erwiesene Tatsache behandeln.

Drittens, Freuds Theorie beschreibt ein Ideal, durch das bestimmt wird, wie die Geschlechtsentwicklung der Frau ›normalerweise‹ abzulaufen hat. Die Art und Weise, in der über die Übertragung der erogenen Zone von der Klitoris auf die Vagina gesprochen wird, hat daher einen normierenden Charakter. Entwicklungen, die davon abweichen, werden dabei problematisiert. Empfindet eine Frau die Vagina im Laufe der Zeit also nicht als primären Ort sexueller Lust, sondern bezieht sie ihr Erregungsgefühl weiterhin über die Klitoris, dann wird dies automatisch als Störung der Geschlechtsentwicklung betrachtet. Im Kontext der Psychoanalyse wurde dann meist nach tiefer liegenden psychischen Problemen gesucht, die zu so einer angeblich von der Norm abweichenden Entwicklung führten. Zur normalen Geschlechtsentwicklung gehörte in diesem Bild vor allem, dass die Frau ihre passive Rolle in der Sexualität akzeptierte. An der Idee, dass die Frau ihren Wunsch nach einem Penis, der hier für sexuelle Autonomie steht, zugunsten des Wunsches nach einem Kind aufgeben würde, werden weitere soziale Werte deutlich, die diese Sexualtheorie prägen. Die Klitoris als Pendant zum Penis steht ebenfalls für sexuelle Autonomie. Um Abhängigkeit und Passivität herzustellen, wird dies auf theoretischer Ebene also zu etwas erklärt, das nicht zum Frausein gehöre. Geben Frauen ihre Klitoris und damit ihre sexuelle Autonomie nicht auf, können sie, laut der damaligen Theorien, zu ›Mannsweibern‹, zu Lesben oder eben hysterisch werden.[255] Während man Freuds Theorie u. a. zugutehalten kann, dass sie wesentlich dazu beitrug, die frühkindliche Sexualität und auch die Masturbation in medizinischen Diskursen zu enttabuisieren, dient sie letztendlich aber auch dazu, bestimmte gesellschaftliche Strukturen und Werte zu erhalten und zu stabilisieren, nämlich Heterosexualität, reproduktionsorientierte Sexualpraktiken, Autonomie des Mannes und Abhängigkeit der Frau sowie die Konzentration weiblicher Identität auf die Mutterrolle.

Es gab viele Anhänger*innen der Freud'schen Schule, die auf seinen Theorien aufbauten. Bei Freud selbst geht es im Wesentlichen noch nicht um den vaginalen Orgasmus. Das Konzept wurde jedoch aus seinen Theorien abgeleitet. Meistens wird dabei auch einfach nur vom ›normalen Orgasmus‹ gesprochen, der dem ›klitoralen Orgasmus‹ entgegengesetzt wird. Daran wird nochmals deutlich, wie eine bestimmte Form der Sexualität oder des Lusterlebens zum Standard erklärt wird, und zwar allein dadurch, dass man sie eben als ›normal‹ bezeichnet. Der Begriff ›vaginaler Orgasmus‹ taucht, laut den Historiker*innen Mari Jo Buhle und Norbert Finzsch, das erste Mal 1936 in einer englischen Übersetzung des Textes *Die Geschlechtskälte der Frau* der Psychoanalytiker Eduard Hitschmann (1871–1957) und Edmund Bergler (1899–1962) auf.[256] In der deutschen Fassung des Textes, die 1917 erschien, beschreiben Hitschmann und Bergler Frigidität als »vaginale Orgasmusunfähigkeit«, woraus im Englischen »the absence of the vaginal orgasm« wurde.[257]

Im Kontext der Weiterentwicklung von Freuds Theorien, woran übrigens durchaus nicht nur Männer beteiligt waren, bekam der ›vaginale Orgasmus‹ die Bedeutung, die er auch heute größtenteils noch hat. Dabei ist es fast ein wenig verwunderlich, dass sich der ›vaginale Orgasmus‹ als Konzept dermaßen stark in unseren Vorstellungen von Sexualität festgesetzt und so hartnäckig gehalten hat. Denn auch, wenn das Ideal der vaginal erregbaren Frau vielfach vertreten wurde, war dies keine unumstrittene These. Einige Wissenschaftler*innen vermuten, dass das Konzept des vaginalen Orgasmus oder zumindest der Fokus auf die vaginale Sexualität der Frau während der ersten Hälfte des 20. Jahrhunderts auch deshalb sehr ernst genommen und populär gemacht wurde, weil dies auf fruchtbaren Boden politischer Interessen fiel, die ein großes Bevölkerungswachstum und somit auch reproduktive Sexualität befürworteten.[258] Dass der Staat auf möglichst viele Nachkommen aus war, wird auch daran deutlich, dass im damaligen Deutschen Reich ab

1938 das sogenannte ›Mutterkreuz‹ verliehen wurde, mit dem die Gebärleistung als ›arisch‹ kategorisierter Frauen ausgezeichnet werden sollte. Ähnliches gab es auch seit 1920 in Frankreich mit der ›Médaille d'honneur de la famille française‹.[259]

Das Ideal des ›vaginalen Orgasmus‹ hielt sich jedoch auch noch weit darüber hinaus. In ihrem 1959 veröffentlichten und vielverkauften Ratgeber *The Power of Sexual Surrender*, der ein Jahr später auch auf Deutsch unter dem Titel *Die unerfüllte Frau. Wesen, Ursachen und Behandlung der weiblichen Gefühlskälte* erschien, schrieb die US-amerikanische Psychoanalytikerin Marie N. Robinson:

> Der [normale] Orgasmus ist das Zeichen, dass die früher frigide Frau die letzten Spuren des Widerstandes gegen ihr eigenes Wesen getilgt und sich entschlossen hat, mit Seele und Leib zum Weibe zu werden. [...] Wir wissen, dass beim Geschlechtsakt so wie im Leben der Mann die aktive Rolle spielt und die Frau die passive; sie ist es, die empfängt, sie ist es, mit der etwas geschieht. [...] Bei ihrem Orgasmus geht die Erregung aus der Hingabe selbst hervor. Sie gelangt durch eben diese Hingabe in ungeheure körperliche Ekstase, sie fühlt sich als das passive Werkzeug eines anderen Menschen, sie spürt, wie sie ausgestreckt unter ihm liegt, wie sie willenlos von seiner Leidenschaft erfasst wird wie ein vom Wind dahingetriebenes Blatt.[260]

Dieses Buch ist im Übrigen ein anschauliches Beispiel dafür, dass Mechanismen patriarchaler Herrschaft nicht allein von Männern ausgeübt werden. Robinson plädiert mit ihren Darstellungen weiblicher Sexualität für eine Weiblichkeit, die sich durch Selbstaufgabe auszeichnet und genau darin ihre Erfüllung finden würde.

Hier sollten wir noch einmal kurz zwei Aspekte in den Blick nehmen, die zwar sicher nicht völlig voneinander losgelöst, aber dennoch auch nicht miteinander gleichzusetzen sind. Das sind die Komponenten der eigenen, selbst gewählten sexuellen Praxis und die größerer politischer und gesellschaftlicher Machtstrukturen. Selbst gewählte Unterwerfung als Teil sexuellen Spiels ist nicht das Gleiche, wie unter dem Druck eines gesellschaftlichen Narrativs zu stehen, das weibliche Sexualität vor allem durch Hin- und Selbstaufgabe definiert. Ich erlebe es immer wieder, dass Menschen ein schlechtes Gewissen haben oder große Scham empfinden, weil ihre sexuellen Wünsche oder Fantasien möglicherweise nicht ihren politischen Überzeugungen und ihrem feministischen Anspruch entsprechen. Solche Widersprüche sind aber überhaupt nicht ungewöhnlich. Wie es die Psychologin Esther Perel in ihrem sehr sehenswerten Vortrag »The Secret to Desire in a Long-Term Relationship« sagt: »Nachts sind viele von uns genau von den Dingen angetörnt, gegen die wir tagsüber auf die Straße gehen würden.«[261] Das heißt, Sex ist auch ein kultureller Schauplatz, der von gesellschaftlichen Tabus informiert wird, und für viele Menschen besteht ein sexueller Reiz darin, genau mit diesen Tabus zu spielen. Ob Sex feministisch ist, wird meiner Ansicht nach nicht vorrangig davon bestimmt, *was* passiert, sondern *wie* es passiert. ›Consent‹, also die beiderseitige, informierte, freie und aktive Zustimmung zu dem, was passieren wird, steht dabei an erster Stelle. Jede Person trägt gleichermaßen Verantwortung dafür, sich des Wohlbefindens und des Einverständnisses der anderen Person zu versichern und die eigenen Wünsche und Grenzen mitzuteilen. Neben den persönlichen Grenzen, die ganz unterschiedlich ausfallen können, gibt es auch gesetzliche Grenzen, die natürlich ebenso einzuhalten sind.

Im Zusammenhang mit dem Konzept des ›vaginalen Orgasmus‹ und wie dieser u. a. von Robinson verhandelt wurde, ist mir wichtig klarzumachen, dass Selbstaufgabe oder auch ein Wunsch danach für die eigene sexuelle Praxis überhaupt nichts Verwerfliches ist oder etwas wäre, das feministischen Prinzipien widerspricht. Solche Wünsche können völlig geschlechterunabhängig sein. Die Sexualität von Frauen jedoch soziokulturell vor allem durch Hingabe gegenüber dem männlichen Partner zu konzipieren, wie es in der

Geschichte und gerade im Verständnis einer ›vaginalen Orgasmusfähigkeit‹ immer wieder passiert, sehe ich als gesellschaftspolitisches Problem. Es geht dabei nämlich nicht um individuelle Wünsche, Präferenzen oder Entscheidungen. Sondern es geht um eine Verallgemeinerung, was vermeintlich ›weibliche‹ Sexualität ausmachen soll, wie diese zu sein hat, und sie beinhaltet gesellschaftliche Weiblichkeitsideale, die im Kern die eigene körperliche und sexuelle Autonomie von Frauen untergraben.

Hier zeigt sich mal wieder: Die Verstrickung zwischen selbstbestimmten Entscheidungen und gesellschaftlichen Machtstrukturen ist komplex. Wir finden sie in allen möglichen Bereichen, z. B. wenn Frauen sich entscheiden, Hausfrau und/oder Mutter zu sein, wenn sie kosmetische Eingriffe als Dienstleistung in Anspruch nehmen, bezüglich Sexarbeit und vieles mehr. Egal, ob sich die individuellen Entscheidungen von Frauen für oder gegen bestimmte gesellschaftliche Ideale und Weiblichkeitsvorstellungen richten, wäre es paternalistisch, ihnen grundsätzlich eine eigene Entscheidungsfähigkeit abzusprechen. Frauen in ihren eigenen Entscheidungen zu bevormunden, ist mit einem feministischen Anspruch von Selbstbestimmung nicht zu vereinbaren. Die Freiheit der eigenen Entscheidungsfindung im Kontext gesellschaftlicher Werte und Ideale zu hinterfragen, ist jedoch gleichzeitig Teil kritischer Sozialtheorie und wird vermutlich auch immer Teil feministischer Auseinandersetzungen bleiben. Die Frage ist also gleichzeitig auch, wie frei Entscheidungen überhaupt sein können, wenn unsere Vorstellungen vom Leben eben auch permanent von Kultur und Gesellschaft geprägt und beeinflusst werden? In der feministischen Aushandlung dieser beiden Aspekte – also a) dem Zugeständnis eigener Entscheidungen und der Individualität unserer Wünsche und b) den gesellschaftlichen Kontexten, die diese Entscheidungen und Wünsche bedingen können – werden wir also immer mit Konflikten konfrontiert sein und auf Fragen stoßen, die nicht einfach zu beantworten sind, die aber dennoch der stetigen Aushandlung bedürfen.

Die Klitoris im 20. und 21. Jahrhundert

Sexualforschung und Frauenbewegung

Rekapitulieren wir noch mal kurz: Das Konzept des ›vaginalen Orgasmus‹, das vor allem innerhalb psychoanalytischer Diskurse entwickelt wurde, orientierte sich an einer bestimmten Vorstellung von ›weiblicher‹ Sexualität, die sich entlang patriarchal-gesellschaftlicher Ideale von Passivität, Abhängigkeit und Reproduktion bewegte. Da scheint es kaum verwunderlich, dass sich Feminist*innen in ihrem politischen Kampf um Gleichberechtigung mit Vehemenz gegen das Konzept des ›vaginalen Orgasmus‹ wendeten. Während der 1970er- und 1980er-Jahre wurde der ›vaginale Orgasmus‹ häufig als Mythos bezeichnet, der von Freud erfunden worden sei, um die Sexualität auf das zu konzentrieren, was Männern Spaß mache, nämlich Penetration, und um Frauen ihr sexuelles Selbstbewusstsein vorzuenthalten.[262] In der feministischen Bewegung der damaligen Zeit begannen Frauen, die Klitoris zurückzuerobern. Das Wissen, das in dieser Zeit erarbeitet und verbreitet wurde, ist bis heute eine wertvolle Erkenntnisquelle.

Ein sehr bedeutendes Buch für die jüngere Geschichte der Klitoris wurde 1981 erstmals in den USA veröffentlicht und ist 1987 auch in Deutschland erschienen. *Frauenkörper neu gesehen* war ein kollektives Projekt feministischer Gesundheitszentren in den USA, der *Federation of Feminist Women's Health Centers.* Aufbauend auf den historischen Ressourcen zur Klitoris, auf genitaler Selbstuntersuchung und den Erfahrungen aus feministischer Bildungsarbeit und Gesundheitsversorgung entstand das vermutlich erste Buch, in dem sowohl vollständige Abbildungen der Klitoris als auch ein sex-positiver, explizit feministischer Blick auf Frauen, auf ihre Körper und ihre Sexualität zusammenkamen. Seit Kobelts Veröffentlichung 1844 hatte kaum ein Buch mehr die Klitoris so detailliert und vollständig dargestellt wie dieses. Und das, obwohl die Klitoris schon seit der 1950-Jahren in den Sexualwissenschaften wieder in den Vordergrund gerückt wurde.

Seit der zweiten Hälfte des 20. Jahrhunderts können wir eine Wiederentdeckung der Klitoris beobachten, die jedoch auch ihre Fallstricke mit sich brachte. Dies sind zum einen eine Überhöhung der Klitoris, die auf einer differenzfeministischen Vorstellung der Verschiedenheit von ›männlichen‹ und ›weiblichen‹ Körpern beruhte und zum anderen eine Abwertung der Vagina. Diese beiden Aspekte werden wir uns nun noch einmal genauer ansehen. Denn sie haben auch heute noch einen erheblichen Einfluss auf unsere Vorstellungen von Sex und auf die Art und Weise, wie gesellschaftlich darüber gesprochen wird. Die Überhöhung der Klitoris und die Abwertung der Vagina hatten im Kontext der 1970er- und 1980er-Jahre nachvollziehbare Funktionen innerhalb der Emanzipationsbewegung. Heute, circa 50 Jahre später, haben sich Geschlechter- und Sexualitätsdiskurse jedoch an manchen Stellen abermals verändert. Deshalb sollten wir überprüfen, welche Errungenschaften der damaligen feministischen Bewegung uns auch heute noch im Kampf für gleichberechtigte Geschlechterverhältnisse bereichern können, und welche der damaligen Narrative zum heutigen Zeitpunkt nicht mehr hilfreich, sondern möglicherweise sogar hinderlich sind.

Wie hat sich also das gesellschaftliche Narrativ zur Klitoris in der zweiten Hälfte des 20. Jahrhunderts weiterentwickelt? In den Sexualwissenschaften wurde bereits seit Mitte der 1950-Jahre – also während die ›vaginale Orgasmus‹-Theorie noch immer wütete – die Meinung vertreten, dass es einen ›vaginalen Orgasmus‹ im Sinne der Übertragung von ›Leitzonen‹ als Anzeichen sexueller Reife oder besonderer Weiblichkeit nicht geben könnte. Drei dicke, fette Studien, die jeweils mit einem zeitlichen Abstand von circa zehn Jahren erschienen waren, machten anhand von empirischem Datenmaterial deutlich, dass nur ein geringer Teil von Frauen so zum Orgasmus kam, wie es in der psychoanalytischen Theorie favorisiert wurde, nämlich durch die alleinige Stimulation innerhalb der Vagina durch den Penis beim heterosexuellen Geschlechtsverkehr. Diese Studien waren 1953 der *Kinsey Report: Das sexuelle Verhalten der Frau* von Alfred Kinsey (1894–1956), 1966 *Human Sexual Response* von William Masters (1915–2001) und Virginia E. Johnson (1925–2013) und 1976 der *Hite Report* von Shere Hite (1942–2020). Es gab also einen Gegendiskurs zu der etablierten Meinung, die aus der Psychoanalyse kam, dass die vaginale Sexualität Zeichen ›normaler‹ Entwicklung und psychischer Gesundheit der Frau sei. Vor allem Hite wies in ihrer Studie darauf hin, dass man bei der Analyse der Studienergebnisse zum Orgasmuserleben von Frauen explizit unterscheiden müsse zwischen Orgasmus *beim* Geschlechtsverkehr und Orgasmus *durch* Geschlechtsverkehr. Ein Orgasmus beim Geschlechtsverkehr könne nämlich die gezielte Stimulation der Klitorisperle z. B. mit der Hand oder einem Vibrator durchaus einschließen, wohingegen ein Orgasmus durch Geschlechtsverkehr sich allein auf die vaginale Stimulation mit dem Penis beschränke. Diese Unterscheidung sei wesentlich, wenn man die ›vaginale Orgasmusfähigkeit‹ zu beurteilen versuche.[263] Hite verglich die Ergebnisse ihrer Studie auch mit anderen Studien, wie z. B. der 20 Jahre älteren von Kinsey und einigen weiteren, und stellte eine Übereinstimmung fest: Ungefähr 30 Prozent der Frauen gaben an, regelmäßig – das heißt also häufig, aber nicht unbedingt immer – durch vaginalen Geschlechtsverkehr zum Orgasmus zu kommen.[264] Es war also schon seit den 1950er-Jahren auf Basis empirischer Daten sichtbar geworden, dass die Sexualität eines sehr großen Teils von Frauen, nämlich circa 70 Prozent, nicht dem Ideal der psychoanalytischen Theorie des ›vaginalen Orgasmus‹ entsprach. Auch in der Psychoanalyse selbst gab es durchaus Vertreter*innen, die das Konzept des ›vaginalen Orgasmus‹ für fraglich hielten, da es eben auffällig selten mit dem sexuellen Erleben vieler Frauen übereinstimmte. So schrieb die US-amerikanische Sexualtherapeutin und Psychoanalytikerin Helen Kaplan 1974: »Es fällt schwer zu glauben, dass Millionen von Frauen, die beim Geschlechtsverkehr keinen Orgasmus erleben, jedoch ansonsten völlig sexuell empfänglich und reaktionsfähig sind, alle ›krank‹ sein sollen.«[265]

Das Erbe des vaginalen Orgasmus

Bis heute stellt die Verunsicherung, die für viele Menschen durch das Ideal des vaginalen Orgasmus entstanden ist, im persönlichen Sexualleben oft das größte Problem dar. In Kinseys Studie wurde thematisiert, dass sich das Ausbleiben eines ›vaginalen‹ Orgasmus bei Frauen negativ auf ihr sexuelles Selbstbewusstsein auswirken könne, weil sie z. B. Angst haben, dass etwas mit ihnen nicht stimmt oder sie sich dadurch ungenügend fühlen.[266] Auch Hite gab noch 20 Jahre später an, dass die ›Unfähigkeit‹, beim Geschlechtsverkehr einen Orgasmus zu erleben, zu den häufigsten Beschwerden von Frauen bei der therapeutischen Beratung gehöre.[267] Auch für Männer ist ein Ausbleiben des Orgasmus der Frau beim Geschlechtsverkehr häufig eine Quelle der Verunsicherung. Kinsey merkte in seiner Studie an:

> Eine nicht zum Orgasmus kommende Frau kann auch für den Mann Anlass zu erheblicher Enttäuschung sein. Heutzutage sehen [… viele] Männer eine Art Verpflichtung darin, dass die Frau beim Koitus eine gleiche Befriedigung erzielt wie sie selbst. Für einen solchen Mann kann das Versagen der Frau das Anzeichen einer Unfähigkeit seinerseits sein, demzufolge er ein Gefühl der Minderwertigkeit entwickeln kann, das die Schwierigkeiten weiterhin erhöht.[268]

Frauen denken also, *sie* seien das Problem. Männer denken, *sie* seien das Problem. Alle sind verunsichert und keiner scheint miteinander drüber zu reden. Manchmal wird als Weg des geringsten Widerstandes der Orgasmus vorgetäuscht. Damit fühlen sich Menschen aber meistens auch nicht deutlich besser, und letztendlich bringt auch das nicht mehr als ein Pflaster auf einem gebrochenen Bein.

Kinsey weist nämlich klar darauf hin, dass das Problem meistens nicht die sexuelle Unfähigkeit der Personen selbst sei, sondern der Sex. Er macht das u. a. an Ergebnissen seiner Studie fest, die zeigten, dass Frauen bei der Selbstbefriedigung nicht nur zuverlässig einen Orgasmus hatten, sondern dass 45 Prozent der masturbierenden Frauen dabei in weniger als drei Minuten und 25 Prozent innerhalb von vier bis fünf Minuten zum Orgasmus kamen. Damit unterschieden sich die Frauen der Studie nicht wesentlich von den Männern, die durchschnittlich etwa zwei bis drei Minuten bis zum Orgasmus brauchten. »Viele [Frauen], bei denen es länger dauerte, [...] zögerten [den Orgasmus] absichtlich hinaus, um das Lustgefühl zu verlängern und nicht etwa deshalb, weil sie nicht imstande waren, schneller zu reagieren.«[269] Ein weiterer Faktor war, dass nur 20 Prozent der Studienteilnehmerinnen angab, sich bei der Selbstbefriedigung überhaupt vaginal zu stimulieren. Diejenigen, die sich selbst vaginal stimulierten, machten dies aus unterschiedlichen Gründen. Manche taten es, weil sie die vaginale Stimulation mochten. Aber einige gaben auch an, dass sie es auf Anraten von Ärzt*innen oder Freund*innen so machten, oder weil sie dachten, dass sie bei der Selbstbefriedigung heterosexuellen Geschlechtsverkehr nachahmen müssten. Ein weiterer Grund, sich selbst vaginal zu stimulieren, war, dass ihr Partner dies erregend fand.[270] Kinsey schloss daraus:

> Die weit verbreitete Meinung, dass die Frau sexuell langsamer reagiert als der Mann, wird jedenfalls durch unsere Daten über Onanie nicht gestützt. [...] Zwar trifft es zu, dass die Frau im Durchschnitt im Koitus langsamer reagiert als der Mann, dies scheint aber auf die Unzulänglichkeit der üblichen Koitus-Technik zurückzuführen zu sein.[271]

Der *Kinsey Report* war Mitte des 20. Jahrhundert insofern revolutionär, als er eine ganze Reihe aktueller und jahrhundertealter Annahmen und Zuschreibungen, die sich bezüglich der Sexualität von Frauen gesellschaftlich etabliert hatten, mit empirischen Daten widerlegte. Während es seit 200 Jahren immer wieder hieß, Frauen und Männer seien in ihrer Sexualität ganz und gar unterschiedlich und – wie es im Übrigen ja auch heute immer noch häufig behauptet wird – Frauen seien weniger an Sex interessiert oder schwerer zum Orgasmus zu bringen als Männer, schrieb Kinsey:

> Im Allgemeinen scheinen Frauen und Männer auf die ganze Stufenleiter physischer Reize, die erotische Reaktionen auslösen können, in gleicher Weise zu reagieren, und die diesbezüglichen Angaben zeigen, dass die Durchschnittsfrau nicht weniger intensiv reagiert als der Durchschnittsmann, wenn sie genügend stimuliert und in ihrer Aktivität nicht gehemmt wird. [...W]enn die physische Stimulierung ausreichend ist, ist es wahrscheinlich, dass alle Frauen physiologisch fähig sind zu reagieren, und zwar bis zum Orgasmus.[272]

Mit anderen Worten, anhand der Untersuchungsdaten hielt Kinsey also grundsätzlich alle Frauen für orgasmusfähig. Entscheidend sei die richtige Stimulation.

Aber was war ›die richtige‹ Stimulation? Zuerst sollten wir uns noch mal daran erinnern, dass jeder Mensch unterschiedlich ist, und auch Kinsey hält fest, dass die Frauen in seiner Studie »offensichtlich in ihrer Ansprechbarkeit Unterschiede aufweisen«[273]. Es lassen sich jedoch zwei generelle Probleme ausmachen, die ungeachtet individueller Präferenzen immer wieder als Gründe für eine unzureichende sexuelle Stimulation und damit auch für unbefriedigenden Sex deutlich werden. Dies sind, erstens, gesellschaftliche Vorstellungen davon, was Sex ist oder sein soll, und zweitens das unzureichende Verständnis und die fehlende Berücksichtigung der Genitalanatomie.

Kinsey merkt an, dass »von vielen Männern auf Grund ihrer Anschauung vom Koitus und ihrer Überschätzung der Bedeutung des männlichen Gliedes beim Koitus« oftmals der Fokus zu sehr auf die vaginale Stimulation gerichtet wird.[274] Diese sei in Anbetracht der Genitalanatomie jedoch kaum zielführend, wenn es um den Orgasmus gehe. Die vaginale Empfindlichkeit der Frauen, die an Kinseys Studie teilgenommen hatten, wurde nämlich gynäkologisch untersucht. Dabei wurde mit einem Wattestäbchen an der Vaginalwand entlanggestrichen. Nur 14 Prozent der untersuchten Frauen gaben bei diesem Test an, die Berührung bewusst wahrzunehmen.[275] Daraus wurde geschlussfolgert, was auch schon in früheren medizinischen Texten stand, nämlich dass sich deutlich weniger Nervenenden, die für taktile Reize empfänglich sind, in der Vaginalwand befinden als z. B. in der Klitorisperle oder den Labien. Die Klitoris wurde also, den psychoanalytischen Diskursen zum Trotz, als Lustzentrum und Orgasmus-Power-House in Kinseys Studie auf wissenschaftlicher Basis wieder ins Rampenlicht zurückgeholt.

Die Feststellung, dass die Vagina im Verhältnis zur Klitoris eher unempfindlich sei, war vor allem deshalb von großer Bedeutung, weil sie Frauen vom Druck befreite, primär vaginal erregbar sein zu müssen. »Die Frage der ›Reife‹ spielt dabei keine Rolle, und wir haben keinen Beweis dafür, dass beim Orgasmus die Vagina als ein vom übrigen Körper gesondertes Organ reagiert«, schrieb Kinsey.[276] Diese Erkenntnis entlarvte den ›vaginalen Orgasmus‹ als Theorie, die eben vor allem eine soziale und politische Rolle erfüllte, jedoch jeglicher anatomischer oder physiologischer Grundlage entbehrte. Die Theorie des ›vaginalen Orgasmus‹ machte die sexuelle Lust von Frauen abhängig von Männern und ihrem Penis. Sie fokussierte Sexualität auf Reproduktion. Und sie versuchte, das Sexualverhalten von Frauen zu regulieren, indem sie jede Form sexueller Autonomie zu einem Ausdruck von Krankheit, Unreife oder Dysfunktion erklärte.

Aus diesem Grund hatte die gezielte Abkehr von vaginalen Sexualpraktiken in der Frauenbewegung der 1970er- und 1980er-Jahre eine politische Bedeutung erlangt. Den Feminist*innen, deren Ziel es war sich gegen all das aufzulehnen, was die vaginale Sexualität zu diesem Zeitpunkt repräsentierte, kamen Studien sehr gelegen, die eine Unempfindlichkeit der Vagina wissenschaftlich bestätigten. Denn diese Untersuchungen und Daten machten sichtbar, dass die vaginale Orgasmustheorie einfach Quatsch war. Die empirischen Daten deckten die Absurdität und die Konstruiertheit einer Theorie auf, die so viele Frauen in ihrer Lust, in ihren sexuellen Fähigkeiten und in ihrem Vertrauen in den eigenen Körper verunsichert hatte. Die Unempfindlichkeit der Vagina zu betonen, sollte Frauen darin bestätigen und ermutigen, sich einer Sexualitätsnorm zu widersetzen, die ihre Lust nicht bedachte. Im Zuge dieser Bemühungen wurde die Vagina jedoch immer wieder und nicht zuletzt gerade auch in einigen feministischen Texten, wie z. B. *Der Mythos vom vaginalen Orgasmus* der dänischen Autorin Anne Koedt, auf die Funktionen: »1. Menstruation, 2. Aufnehmen des Penis, 3. Halten des Samens, 4. Geburtskanal« beschränkt.[277]

So etwas zu lesen, bricht mir jedes Mal das Herz. Im Zuge der Ablehnung etablierter Weiblichkeitsideale, die das Leben von Frauen auf die Mutterrolle reduzierten und ihre Sexualität zu etwas gemacht hatten, das vor allem für Männer existierte, wurde die Vagina von einigen Feminist*innen abgelehnt und so bedauerlicherweise von Frauen selbst degradiert. Im Zusammenhang damit, wofür die Vagina zum damaligen Zeitpunkt stand, nämlich Fortpflanzung, Abhängigkeit und sexuelle Unzulänglichkeit, ist die Ablehnung zwar nachvollziehbar. Zu sehen, dass gerade Frauen in einem feministischen Kontext ihren eigenen Körper so sehr abwerteten, macht mich persönlich trotzdem traurig.

Dieser Umgang mit der Vagina führte nicht zuletzt auch zu Konflikten von Frauen untereinander. Denn diejenigen, die z. B. sehr wohl vaginale Stimulation mochten oder durch Geschlechtsverkehr zum Orgasmus kamen, wurden dadurch geradezu zu Komplizinnen patriarchaler Unterdrückung gemacht. Während sich gerne auf Ergebnisse wie in Kinseys Studie gestützt wurde, die die Unempfindlichkeit der Vagina bestätigten, schienen Aspekte, die dazu im Widerspruch standen, kaum thematisiert zu werden. So ergab Kinseys Studie z. B. auch, dass die untersuchten Frauen am Vaginaleingang und an der Vorderseite der Vagina oftmals sehr wohl für Berührungen und tief innerhalb der Vagina auch für Druck empfänglich waren. Dies verknüpfte Kinsey zum einen damit, dass die vordere Wand der Vagina gleichzeitig die Basis der Klitoris darstellt. Zum anderen sei die Vagina von Muskeln umgeben, insbesondere den Levatormuskeln – das sind die, die man spürt, wenn man beim Pinkeln versucht anzuhalten –, die für Druck empfänglich seien und die bei entsprechenden Reizen ebenfalls ein starkes, befriedigendes Erregungsgefühl auslösen könnten. Außerdem könne tiefe vaginale Stimulation durch den entstehenden Druck Reize auf tiefer liegende Nerven ausüben, sodass das Einführen von etwas in die Vagina durchaus erregend sein könne, auch wenn sich in der Vaginalwand selbst nur wenig Reizrezeptoren befänden. Manche Frauen beschrieben auch die Stimulation an der Zervix, also quasi da, wo die Vagina zu Ende ist, als erregend.[278] Aber auch an dieser Stelle gilt mal wieder, jeder Körper ist anders. Ich habe z. B. schon häufig von Menschen mit Vagina gehört, dass gerade das Anstoßen an die Zervix mit dem Penis beim vaginalen Geschlechtsverkehr zu Schmerzen führt. Andere wiederum empfinden dies als sehr angenehm. Weitere Faktoren, die die vaginale Stimulation laut Kinseys Untersuchung für Frauen befriedigend machen, seien die Reizung des äußeren Genitalbereiches, also der Klitorisperle, der Labien und des vaginalen Vorhofs. All das wird nämlich bei der inneren Stimulation teilweise mit angesprochen. Und auch die körperliche Nähe zum Partner oder das Gefühl, den Partner durch diese Sexualpraktik zu erregen und zu befriedigen, könne auch für die Frauen selbst befriedigend sein. Ungeachtet dessen, ob vaginale Stimulation nun zum Orgasmus führt oder nicht, wird in Kinseys Studie ebenfalls festgestellt, dass

> ein Koitus mit tiefem vaginalen Eindringen [vielen, vielleicht sogar der Mehrzahl der Frauen] eine Art der Befriedigung verschafft, die von der alleinigen Reizung der Labia oder der Klitoris verschieden ist. Angesichts des Befundes, dass die Wände der Vagina gewöhnlich unempfindlich sind, ist offensichtlich, dass die Befriedigung durch vaginales Eindringen auf einem Mechanismus beruhen muss, der außerhalb der eigentlichen Vaginalwände liegt.[279]

Einige Wissenschaftler*innen meinten darüber hinaus, dass es zwar bestätigt sei, dass sich in der Vaginalwand selbst deutlich weniger Nervenenden befinden als z. B. in der Klitoris oder den inneren Labien. Das Abstreichen der Vaginalwand mit einem Wattestäbchen in einer gynäkologischen Untersuchungssituation, wie in Kinseys Studie, könne man jedoch nicht mit vaginaler Stimulation durch einen Penis, Finger oder Sextoys während eines Erregungszustands vergleichen.[280] Kinseys und andere Untersuchungsergebnisse zur Unempfindlichkeit der Vagina wurden also gerne und häufig im feministischen Kontext genutzt, um die vaginale Orgasmustheorie zu entkräften. Die Aspekte, die auch die Vagina zu einem lustvollen Organ machen, wurden dabei jedoch meist nicht gleichermaßen berücksichtigt.

Diese Dynamik sehen wir auch deutlich beim Thema Vulvaejakulation. Das Harnröhrenschwellgewebe, also die Prostata oder das, was die meisten Menschen unter dem Begriff ›G-Punkt‹ kennen, und die Ejakulation der Frau wurden bereits in den 1940er- und 1950er-Jahren vom deutschen Sexualwissenschaftler Ernst

Gräfenberg (1881–1957) untersucht. Anfang der 1980er schloss ein Forscher*innen-Trio an Gräfenbergs Untersuchungen an. Die drei US-amerikanischen Wissenschaftler*innen Alice Kahn Ladas, Beverly Whipple und John Perry benannten die raue Fläche an der Vorderseite des Vaginaleingangs in ihrem 1982 veröffentlichten Buch *The G Spot and Other Recent Discoveries About Human Sexuality* nach Ernst Gräfenberg als ›G-Punkt‹. Sie kamen zu dem Schluss, dass die Prostata, die sich über die Vagina stimulieren ließ, eine bedeutende Quelle sexueller Lust sein könne. Der Titel der deutschen Übersetzung, *Der G - Punkt. Das stärkste erotische Zentrum der Frauen*, lässt jedoch bereits erahnen, warum viele Feminist*innen darin abermals eine Konkurrenz zur Klitoris sahen und dieses Thema deshalb ablehnten. Die Kulturwissenschaftlerin Stephanie Haerdle erklärt, dass der Forschung zur Prostata und zur Vulvaejakulation von Feminist*innen in den 1980er-Jahren erstaunlich wenig Aufmerksamkeit geschenkt worden sei. Denn obwohl dieses Thema das sexuelle Lustpotenzial von Frauen eigentlich bestärkte, wurde der Fokus hier wieder auf die vaginale Stimulation gerichtet. Feminist*innen wie z. B. Shannon Bell, die die Ejakulation zu diesem Zeitpunkt jedoch feierten, wurden z. T. von anderen Feminist*innen dafür kritisiert, dass sie damit die Identifikation mit einer ›männlichen‹ Fähigkeit propagierten. Dabei lag genau hierin das Potenzial, das Feminist*innen wie Bell in der Ejakulation sahen. Es ging hier nicht allein um eine Aneignung im Sinne von: »Was du kannst, kann ich auch.« Die Ejakulationsfähigkeit von Frauen machte zwar deutlich, dass sie kein ›männliches Privileg‹ war. Aber sie stellte vor allem auch die vermeintlich klaren Grenzen zwischen den Geschlechtern infrage, indem sie zeigte, Ejakulation ist keine geschlechterspezifische Fähigkeit.[281] Einigen Feminist*innen ist es jedoch nicht recht, die klare Abgrenzbarkeit zweier Geschlechter infrage zu stellen, weil ihr eigenes Aufwertungsnarrativ selbst auf der Unterteilung in zwei unterschiedliche Geschlechter beruht.

Die Überhöhung der Klitoris

Die Klitoris wurde in der zweiten Hälfte des 20. Jahrhunderts immer noch – und auch von einigen Feminist*innen – als Gegenpol zur Vagina verstanden. Nachdem die dominanten medizinischen Diskurse der vergangenen Jahrhunderte Frauen zunehmend jegliches sexuelle Lustvermögen abgesprochen hatten und die meisten von ihnen für unfähig erklärten, die ›richtige‹ Form sexuellen Lusterlebens zu erlangen, traten Frauen seit Ende der 1960er-Jahre einen vehementen Kampf an, sich ihre Lust zurückzuholen. Vor allem, nachdem ihre Sexualität immer wieder auf das Ziel der Mutterschaft reduziert wurde, war es an der Zeit, allen klarzumachen, dass ihre Sexualität nicht nur der Fortpflanzung diente. Und dass sexuelle Lust von Frauen keinen weiteren Zweck brauchte, als einfach ihnen selbst zu gehören, zu ihrem eigenen Genuss. Um dem eingefahrenen patriarchalen Bild der Frau als reines Reproduktionswesen etwas entgegenzusetzen, machten sich die Feminist*innen der 1970er- und 1980er-Jahre also für das Bild der Frau als Lustwesen stark. In diesem Kontext wurde die Klitoris zu einem Symbol sexueller Unabhängigkeit. Sie stand für die Lust der Frau, während die Vagina von vielen als Lustobjekt des Mannes und als Reproduktionsorgan betrachtet wurde. Die Klitoris als Organ zu präsentieren, das *nichts* mit Fortpflanzung zu tun hatte, wurde in diesen feministischen Diskursen als Argument genutzt, um endlich eine Sichtweise auf Sexualität und insbesondere auf weibliche Sexualität durchzusetzen, die nicht an erster Stelle einen Reproduktionszweck verfolgte. Es war nötig zu sagen: Frauen wollen nicht nur Sex um Mütter zu werden, und sie wollen nicht nur Sex den Männern zuliebe. Frauen wollen Sex für sich selber, weil es ihnen Spaß macht. Punkt.

Was hier auf dem Papier so logisch und einfach klingt, war angesichts der gesellschaftlich tief verwurzelten Geschlechter- und Sexualitätsdiskurse revolutionär. (Und wenn wir mal ehrlich sind, ist es das in vielen Teilen ja auch immer noch – aber dazu kommen wir später.) Im Zuge dieses feministischen Diskurses, der zum Ziel hatte, sowohl das Geschlechter- als auch das damit verbundene Sexualitätsverständnis zu erneuern und gleichberechtigter zu gestalten, wurde das sexuelle Lustpotenzial weiblich kategorisierter Körper über die Klitoris betont. Damals wie heute findet man unzählige Aussagen, dass die Klitoris das einzige Organ sei, das allein der Lust diene und die Wissenschaftler*innen Masters und Johnson schrieben 1966 in ihrer Studie: »Kein solches Organ existiert in der anatomischen Struktur des Mannes.«[282]

So eine Aussage wirft natürlich Fragen auf. Wussten sie denn nicht, dass Penis und Klitoris das Gleiche sind? Jein. Im Prinzip wussten sie das schon. Der Blick auf die Genitalanatomie von Männern und Frauen war im damaligen Kontext aber trotzdem unterschiedlich. Und die Vagina wurde nach dem Schlüssel-Schloss-Prinzip als ›weibliches‹ Gegenstück zum Penis verstanden. Die Klitoris wurde in diesem Bild zu einem Bonus, den der ›männliche‹ Körper vermeintlich nicht hatte. Die Ähnlichkeit von Penis und Klitoris war in der Wissenschaft zum damaligen Zeitpunkt aber nicht unbekannt. So schrieben auch Masters und Johnson nur wenige Sätze später: »Anatomische Sektion, mikroskopische Untersuchung und chirurgische Abtragung der Klitoris haben das Organ in der Vergangenheit als Homolog des männlichen Penis etabliert.«[283] Und es folgt eine ausführliche Beschreibung der Klitoris, ihrer Corpora cavernosa, der Nerven und der dazugehörigen Muskeln. Trotz dieser offensichtlich existierenden Kenntnis über den inneren Teil der Klitoris wird sie in sämtlichen Studien und sogar in feministischer Literatur auf Abbildungen der Genitalanatomie meistens nur als kleine Ausbuchtung oder als winziges Knubbelchen dargestellt.

Wenn man zum damaligen Zeitpunkt jedoch im Prinzip schon gut über die Übereinstimmung von Klitoris und Penis informiert war, warum wurde dies in den feministischen Debatten nicht genutzt, um die sexuelle Gleichwertigkeit und Gleichberechtigung der Geschlechter zu untermauern? Ich denke, dass das u. a.

mit der zeitlichen Nähe zu Freuds Theorien zusammenhing. Eine seiner zentralen Thesen war ja, dass es der grundsätzliche Wunsch jeder Frau sei, einen eigenen Penis zu haben. In Freuds Überlegungen zur Geschlechtsentwicklung drehte sich vieles darum, wie Frauen mit diesem ›Mangel‹ umgingen, wie er sich auf ihre Psyche auswirkte und was sie tun mussten, um diesen vermeintlichen Mangel zu kompensieren. Zu sagen, dass die Klitoris letztendlich das Gleiche wie der Penis sei, lief im Kontext der bestehenden Diskurse möglicherweise Gefahr, nur als Bestätigung der Freud'schen Theorien aufgefasst zu werden. Im Sinne von: »Aha, da hab'n wir's! Frauen wollen eben doch nur einen Penis haben.« Außerdem hatte Freud selbst die Klitoris in seiner Theorie mit dem Penis gleichgesetzt und daraus ein Narrativ abgeleitet, das ganz und gar nicht zur Legitimation der Klitoris als Lustquelle, geschweige denn zu gleichberechtigten Geschlechterverhältnissen beigetragen hatte.

Wir können beobachten, dass der Penis als Referenz oder Identifikationsorgan für den eigenen Körper von vielen Frauen in den 1970er- und 1980er-Jahren deutlich abgelehnt wurde. Auch im schon beschriebenen Umgang mit der Vulvaejakulation hat sich das gezeigt. Im Februar 2015 habe ich im Schwulen Museum Berlin einen Vortrag zur Geschichte lesbischer Pornografie besucht. Dabei ging es nicht einfach nur darum, sich mit Pornografie zu beschäftigen, die lesbischen Sex zeigte, sondern die vor allem auch *für* Lesben gedacht war. Von den 1970ern bis in die Gegenwart bekamen wir einige Filmausschnitte zu sehen, und eine der Referentinnen, die Kommunikationswissenschaftlerin und feministische Aktivistin Laura Méritt, berichtete, wie lesbische Pornografie sich über die Jahrzehnte hinweg verändert hat. Ich erinnere mich noch besonders eindrücklich daran, wie sie zu den älteren Filmausschnitten erzählte, dass phallische Objekte wie Dildos im lesbischen Sex der 1970er-Jahre verpönt waren. Denn lesbischer Sex war zu dem Zeitpunkt nicht nur eine sexuelle Orientierung, sondern konnte auch ein politisches Statement darstellen, die eigene weibliche

Lust unabhängig von Männern auszuleben. Was Méritts Anekdote zu den lesbischen Pornos aus den 1970ern für uns veranschaulicht, ist der Zeitgeist der damaligen Emanzipationsbewegung. Vielen Feminist*innen war es wichtig klarzustellen: Frauen brauchen keinen Penis. Sie brauchen keinen Penis zum Ficken. Und sie brauchen keinen Penis, um Anspruch auf gesellschaftliche Gleichberechtigung zu erheben.

Vor dem Hintergrund, dass der ›männliche‹, *weiße* Körper über Jahrhunderte in den Medizin- und Wissenschaftsdiskursen als das Maß aller Dinge behandelt wurde, ging es außerdem auch darum, sich dem ständigen Vergleich mit diesem Körper zu verwehren. Ich denke, das war auch ein wesentliches Anliegen differenzfeministischer Perspektiven der 1970er- und 1980er-Jahre. Viele Frauen waren es vermutlich einfach leid, unter Beweis zu stellen, dass sie ›genauso gut‹ waren. Anstatt sich Aspekte des ›männlichen‹ Körpers anzueignen, wie den Penis oder die Ejakulation, zeigte sich in manchen Teilen der feministischen Bewegung auch das Bedürfnis, eine ganz eigene Daseinsberechtigung für sich zu beanspruchen. All das führte in der Konsequenz nicht dazu, dass das Wissen über die Klitoris in erster Linie für einen Diskurs der Geschlechtergleichheit genutzt wurde. Stattdessen finden wir oft eine Fixierung auf die Klitoris als Extra, als eine angebliche Besonderheit des ›weiblichen‹ Körpers, die das einzigartige Potenzial der Frau für Lust hervorheben soll.

Wenn wir uns die Komplexität und das Ausmaß der Abwertung und Einschränkungen in Erinnerung rufen, das die Sexualität von Frauen in den vorherigen Jahrzehnten, ja sogar Jahrhunderten, innerhalb der Geschlechter-, Medizin- und Sexualitätsdiskurse in großen Teilen erfahren hatte, dann werden der Fokus auf das Lustpotenzial der Klitoris und vielleicht sogar die Strategie der Abwertung der Vagina nachvollziehbar. Im Kontext der zweiten Hälfte des 20. Jahrhunderts ging es für viele Feminist*innen zunächst vor allem darum, Frauen von der Scham zu befreien, angeblich sexuell unfähig zu sein und sie darin zu bestärken, sich Lust auch politisch anzueignen. Es ging darum, Frauen ein sexuelles Selbstverständnis zu ermöglichen, das Männern gesellschaftlich bereits völlig selbstverständlich zugestanden wurde. Eine der Strategien gegen die Stigmatisierung der Frau als sexuelles Mangelwesen war ihre Aufwertung über die Klitoris, weil die Klitoris ein Zeichen dafür war und ist, dass es Frauen in ihrer genitalen Ausstattung an *nichts* mangelt.

Auch heute noch gibt es fragwürdige Aussagen wie: »Die Klitoris besitzt doppelt so viele Nervenenden wie der Penis«, »Die Klitoris ist das einzige Organ, was nur der Lust dient« oder »Der Penis erfüllt neben sexueller Lust auch Urinier- und Fortpflanzungsfunktionen, während die Klitoris auf Lust *spezialisiert* ist«. Die Tatsache, dass solche Darstellungsweisen immer noch Konjunktur haben, ist für mich ein deutliches Zeichen, dass wir noch lange keinen gesellschaftlichen Zustand erreicht haben, in dem die Sexualität von Frauen keiner Aufwertung mehr bedürfte oder als gleichwertig zum ›männlichen‹ Sexualleben betrachtet würde. Trotzdem halte ich die Art und Weise, in der die Klitoris für so eine Aufwertung genutzt und eben häufig auch als spezifisch ›weibliches‹ Lustorgan hervorgehoben wird, für problematisch. Manchmal wirkt es wie ein trotziges »Ätsch, wir haben nämlich doch ein hammer Lustorgan und *unseres* ist sogar noch *krasser* als eures!« Aber halten wir uns noch mal kurz vor Augen: Wenn Freud sagt, Frauen hätten keinen Penis und die Klitoris repräsentiere einen Körperteil, der ihnen eigentlich fehle, dann ist das erstens falsch und zweitens gemein. Wenn aber z. B. Masters und Johnson sagen, die Klitoris sei ein einzigartiges Lustorgan, das nur Frauen hätten, das Männern also folglich fehle, dann ... soll das irgendwie besser sein? Feministische Diskurse, die nur darauf beruhen, ein patriarchales Hierarchisierungsparadigma umzudrehen, stoßen schnell an ihre Grenzen. Mit anderen Worten, zu sagen: »Frauen sind besser als Männer«, ist nicht hilfreicher als zusagen: »Männer sind besser als Frauen«. Solche Aussagen dienen vielleicht einer kurzfristigen Aufwertung dessen, was als ›weiblich‹

betrachtet wird, aber sie bewirken keine nachhaltige Auflösung von Geschlechterhierarchien.

Ich glaube, dass die Überhöhung der Klitoris während der Emanzipationsbewegung in den 1970ern und 1980ern eine Methode war, sich gegen die Abwertung weiblich kategorisierter Körper zur Wehr zu setzen, weil man innerhalb feministischer Diskurse zu diesem Zeitpunkt möglicherweise das Gefühl hatte, gar nicht anders gegen diese Abwertung anzukommen. So ein Gefühl finde ich im Kontext der gesellschaftlichen Situation auch nachvollziehbar. Die Besonderheit der Klitoris hervorzuheben, um Frauen aufzuwerten, hat jedoch einen bedeutenden Haken, mit dem man letztendlich keine Gleichberechtigung erreicht, sondern immer unweigerlich irgendwann in einer Sackgasse landet.

Zum einen wird durch ein einfaches Umkehren der Bedeutung von Vagina und Klitoris für die Lust von Frauen keine genitale Einheit erreicht. Während im psychoanalytischen Diskurs Abhängigkeit und Passivität der weiblichen Sexualität konzipiert und in den Mittelpunkt gerückt wurden, behielt die Klitoris im feministischen Widerstand gegen diese Theorie die Rolle einer Gegenspielerin, die jedoch für eine eigenständige und aktive Sexualität von Frauen stand. Die Klitoris als Symbol weiblicher Autonomie in den Vordergrund zu rücken, war natürlich wichtig und richtig. Aber letztendlich bleibt es auch in vielen feministischen Narrativen bei einer Trennung und Konkurrenz von Klitoris und Vagina. Mehr über die Klitoris zu lernen und ihre zentrale Rolle für die sexuelle Befriedigung zu kennen, ist extrem wichtig. Die Aufwertung der Klitoris *auf Kosten* der Vagina allein wird uns aber nicht zu dem Ziel führen, Körper besser zu verstehen und eine ganzheitlichere Herangehensweise an Sex zu entwickeln.

Zum anderen verfehlt eine Aufwertung des ›weiblichen‹ Körpers und des ›weiblichen‹ Lustpotenzials durch das Hervorheben der Klitoris als exklusiv ›weibliches‹ Organ, meiner Ansicht nach, ein grundlegendes feministisches Anliegen. Klitoris und Penis entstehen aus genau dem gleichen Gewebe. Sie unterscheiden sich in ihrem Aussehen, aber nicht in ihrer grundsätzlichen Struktur oder Funktionalität. Darüber hinaus sind die Übergänge zwischen dem, was wir als Penis und dem, was wir als Klitoris beschreiben können, fließend. Auf kultureller Ebene wird von Menschen versucht, eine eindeutige Grenze zu ziehen. Sie ist aber auf viele Körper, wie z. B. bei Menschen, die als ›intergeschlechtlich‹ kategorisiert werden, nicht anwendbar. Klitoris und Penis sind letztlich zwei vergeschlechtlichte Begriffe, die einen Schwellkörperkomplex beschreiben, den wir *alle* haben. Vor diesem Hintergrund sind Aussagen wie: »Die Klitoris ist das *einzige* Organ, das nur der Lust dient und das *nur* Frauen haben«, einfach unzutreffend. Ich beobachte immer wieder, dass dies auch heute noch ein sehr populäres Statement darstellt. Mein Eindruck ist, dass viele Frauen es nach wie vor als bestärkend empfinden, weil gesellschaftliche Narrative, die die Sexualität von Frauen abwerten, in unserer Gesellschaft immer noch sehr präsent sind. Vielen Menschen ist dabei allerdings nicht bewusst, dass solche Aussagen, die eigentlich aufwertend gemeint sind, eine Argumentationsstruktur reproduzieren, die in ihrem Kern Männer und Frauen als zwei grundsätzlich unterschiedliche Körper begreift, die vermeintlich miteinander in Konkurrenz stehen und gesellschaftlich um den ersten Platz kämpfen müssen. Und das ist, meiner Ansicht nach, nicht das Ziel und Anliegen von Feminismus.

Damit hier keine Missverständnisse entstehen: Es geht nicht darum, dass man an Körpern immer alles als gleich betrachten müsste, um Geschlechtergerechtigkeit zu etablieren. Körperliche Unterschiede sind nie das grundsätzliche Problem. Es ist die Hierarchisierung, die daraus abgeleitet wird, die die Geschlechterungleichheit zur Ungerechtigkeit macht. Selbst wenn man eine Sichtweise vertreten sollte, die die Gleichartigkeit von Klitoris und Penis nicht anerkennen möchte und beide als unterschiedliche Organe betrachtet, rechtfertig das allein noch keine Hierarchie, und zwar egal in welche Richtung.

Von den 1990ern bis heute

Die 1990er-Jahre sind ein viel zitiertes Jahrzehnt, wenn es um die Klitoris geht. Immer wieder liest man, dass die Klitoris erst 1998 entdeckt worden sei, und zwar von der australischen Urologin Helen O'Connell. Dass O'Connell keineswegs die ›Entdeckerin‹ der Klitoris war, muss ich an dieser Stelle wohl kaum mehr klarstellen, und auch sie selbst hat sich nie so bezeichnet. Dennoch war und ist sie eine der bedeutendsten Wissenschaftler*innen, wenn es um die Forschung zur Klitoris geht. 1998 veröffentlichte sie gemeinsam mit drei weiteren Wissenschaftler*innen den Artikel »Anatomical Relationship Between Urethra and Clitoris« – also »Anatomische Beziehung zwischen Harnröhre und Klitoris« – in einer amerikanischen Urologiefachzeitschrift. Der Artikel kritisierte vor allem, dass die Klitoris in medizinischer Fachliteratur durchweg unzureichend und falsch abgebildet sei. Bei der Sektion von zehn Leichnamen stellten O'Connell und ihre Kolleg*innen fest, dass die gesamte Harnröhre von Schwellgewebe umgeben ist, welches wiederum in direkter Verbindung zu den Klitorisschwellkörpern steht. Außerdem bildet dieses Schwellgewebe an der Unterseite der Harnröhre gleichzeitig die Oberseite der Vaginalwand, was zeigte, dass Vagina, Harnröhre und Klitoris ein zusammenhängender Komplex und keine separierten Organe sind. Nichts von all dem war grundsätzlich völlig neu. Auch in dem Buch *Frauenkörper neu gesehen* aus den 1980ern fanden sich diese Informationen bereits. Aber das war kein medizinisches Fachbuch, sondern ein Selbsthilfebuch aus dem feministischen Aktivismus der Frauengesundheitsbewegung.

Was an dem Artikel in den 1990ern neu gewesen zu sein schien, waren die fotografischen Abbildungen der sezierten Klitorides und die genauen Größenangaben von 7–13 Zentimetern (2–4 Zentimeter Länge des Corpus plus 5–9 Zentimeter Länge der Schenkel). Dass sich jedoch historische Quellen finden lassen, in denen die Klitoris durchaus ihrer Anatomie entsprechend abgebildet wird, hatte O'Connell ebenfalls in ihrem Artikel erwähnt. Später verwies sie auch auf die Arbeiten von Kobelt aus dem 19. Jahrhundert, und sie äußerte Verwunderung darüber, dass solche umfangreichen Arbeiten zur Klitoris in der modernen Medizin scheinbar kaum berücksichtigt wurden. O'Connells Artikel kritisierte also, dass die gängige medizinische Fachliteratur des 20. Jahrhunderts die Klitoris durchgehend ungenau oder falsch abgebildet hatte und sie merkte an, dass ihre Untersuchungen einen größeren Umfang der Klitoris zum Vorschein brächten als sie selbst es aus den Medizinbüchern kannte. Ohne dass O'Connell dies beabsichtigt zu haben schien oder es in irgendeiner Weise selbst so dargestellt hatte, wurde daraus schnell die Geschichte gemacht, dass sie die wahre Anatomie der Klitoris entdeckt habe. Zum Beispiel berichtete *DER SPIEGEL* 1998 unter dem Titel »Empfindsame Zwiebel« über O'Connells Arbeit und verkündete: »Der Penisneid ist unbegründet: Die Klitoris, so zeigt eine neue anatomische Studie, ist viel größer als bislang angenommen.« (Leute, ich weiß nicht, ob ich lachen oder weinen soll ...) Die eigentliche Besonderheit ihres Artikels Ende der 1990er war also nicht primär der Inhalt – wobei dieser natürlich trotzdem in keinster Weise irrelevant ist–, sondern die Tatsache, dass er so viel mediale Aufmerksamkeit erhielt und ausschlaggebend dafür war, dass endlich mit größerer Öffentlichkeit über die Anatomie der Klitoris berichtet wurde.

Warum das Thema ausgerechnet zu diesem Zeitpunkt Anklang fand, hat sich mir bisher noch nicht erschlossen. Das Fortschrittsnarrativ der ›modernen Wissenschaft‹ hat jedoch, meiner Meinung nach, mal wieder eine wichtige Rolle bei der Popularisierung dieser Informationen gespielt. Die Behauptung, O'Connell hätte 1998 die Klitoris entdeckt, hatte schließlich Sensationspotenzial. Das Entdeckungsnarrativ erlaubte es den Leuten, erhaben auf die Zeit zuvor zurückzublicken, als die Menschen noch unwissend und Geschlechterbilder noch rückständig waren. Nun war man schlauer und die moderne Forschung hatte es möglich gemacht. Diese

Darstellung lenkte vor allem vom eigentlichen Problem ab, dass die Abbildungen der Klitoris in der medizinischen Literatur falsch waren, *obwohl* es schon Wissen dazu gab. Die wichtigste gesellschaftliche Frage des ganzen Themas, nämlich: »Warum wurde die Klitoris bisher nicht in ihrer Gänze abgebildet?«, wurde damit überhaupt nicht gestellt und dementsprechend auch kaum in der Öffentlichkeit diskutiert. Feministische Autor*innen der 1980er und auch der frühen 2000er hatten diese Umstände durchaus auf dem Schirm, aber ihre Stimmen schienen nicht mit der gleichen Begeisterung gehört worden zu sein. Noch immer wird dieses Entdeckungsnarrativ unentwegt wiederholt. Heute wird es meistens begleitet von Schockiertheit und Echauffiertheit darüber, dass diese Entdeckung ja skandalöserweise erst in den 1990ern stattfand. Die angeblich späte ›Entdeckung der Klitoris‹ wird dabei sowohl genutzt, um die gesellschaftlichen Verhältnisse anzuprangern, die so eine Ungleichbehandlung und Ungerechtigkeit zuließen, als auch, um diese gleichzeitig zu entschuldigen. »Sie wussten es halt nicht besser.« Die Ironie und Tragik des Ganzen ist aber, dass genau diese Darstellungsweise überhaupt nicht zutreffend ist. Der *eigentliche* Skandal besteht vielmehr darin, dass die Klitoris schon seit *Jahrhunderten* erforscht wurde und ihre Anatomie in der medizinischen Wissenschaft allerspätestens seit der Mitte des 19. Jahrhunderts, im Grunde aber auch schon seit de Graafs Veröffentlichung im 17. Jahrhundert keine Leerstelle mehr war. Wenn die gesellschaftliche Ignoranz gegenüber der Klitorisanatomie und ihre Abwesenheit in den Medizinbüchern also nicht auf reine Forschungslücken zurückzuführen ist, dann muss man sich natürlich fragen, was es ist, das solch eine Auslassung und Unwissenheit zulässt, aufrechterhält und kultiviert? Die Historikerin Alison Moore kommt zu folgendem Schluss:

> Leugnungen der Klitoris haben zu jedem Zeitpunkt mit Erklärungen über ihre Relevanz und detaillierten Beschreibungen ihrer Struktur koexistiert. Dies legt nahe, dass Leugnung oder Unwis-

> senheit kein Ergebnis der Begrenztheit wissenschaftlicher Forschung waren, sondern auch dadurch erzeugt wurden, dass man sich in der Wissenschaft bestimmten Ideen verschrieben hatte, was für weibliche Sexualität angemessen war.[284]

Darüber hinaus ist aber noch ein weiterer Aspekt besonders relevant. Angesichts der anatomischen Kenntnis der Klitoris hätte man sie im medizinischen Diskurs schon lange mit dem Penis gleichsetzen können. Hätte man das getan und Klitoris und Penis dabei auch tatsächlich als gleich*wertig* betrachtet, hätten einige Argumentationen, die die eindeutige Unterschiedlichkeit von Männern und Frauen bezüglich ihrer Körper, ihres Wesens und ihrer Sexualitäten zu begründen versuchten, eine bedeutende Grundlage verloren. Denn Genitalanatomie wurde und wird ja immer wieder als Marker eines grundlegenden Geschlechtsunterschieds genutzt, der sich dann auch in vielen anderen Hinsichten als nur der Körperlichkeit niederschlägt.

Wenn wir in der Kulturgeschichte zurückblicken, dann ist sehr auffällig, dass die Klitoris zwar immer wieder mit dem Penis *verglichen* wurde, dabei aber nie denselben Status innerhalb der Körper- und Sexualitätsdiskurse bekommen hat. Vor 1600, als man noch nichts über den inneren Teil der Klitoris in den medizinischen Schriften fand, schien der Stand der Klitoris im Allgemeinen ganz gut gewesen zu sein. Solange man die Klitoris als eine Miniaturausführung des Penis ansah, war sie für eine klare Unterscheidung von Geschlechtern und die gesellschaftliche Hierarchisierung von Männern und Frauen möglicherweise noch nicht so bedrohlich. Immer jedoch, wenn die Klitoris Gefahr lief, sich den Status des Penis anzueignen, dann wurde ihr ein rhetorischer und manchmal sogar ein praktischer Riegel vorgeschoben, indem sie abgewertet, als unnatürlich oder zur krankhaften Abweichung erklärt wurde. Diese Mechanismen konnten wir schon bei den Geschichten über die Tribaden sehen, die bereits seit der Antike verbreitet waren und wo Frauen sich angeblich gegenseitig mit ihren riesigen Klitorides vaginal stimulierten. Während Klitoris und sexuelle Lust von Frauen bis ins 17. Jahrhundert einen festen Platz in der gesellschaftlichen Vorstellung von Sexualität gehabt zu haben scheinen, etablierte sich im 18. Jahrhundert eine zunehmende Panik vor der Klitoris. Zeitlich fällt das mit der Konkretisierung des Wissens über das anatomische Ausmaß der Klitoris zusammen. Inwiefern sich diese Entwicklungen tatsächlich bedingten, darüber kann man nur spekulieren, und ich würde mich nicht so weit aus dem Fenster lehnen, hier einen kausalen Zusammenhang herstellen zu wollen. Aber man kann diese gemeinsamen Entwicklungen eben beobachten, und ich finde, sie geben uns trotzdem Aufschluss über den Umgang mit dem Wissen, das es zur Klitoris gab.

Die Klitoris stellt immer wieder einen Störfaktor für einen Geschlechterdiskurs dar, der versucht, einen grundsätzlichen Unterschied von Männern und Frauen an Genitalanatomie und Sexualverhalten festzumachen. Immer dann, wenn sie die etablierte Geschlechterhierarchie zu bedrohen begann, wurde die Klitoris entweder ignoriert, pathologisiert oder als ›un-weiblich‹ abgegrenzt.

Wenn wir uns heutzutage fassungslos fragen, warum das Wissen über die Anatomie der Klitoris immer noch kaum verbreitet ist, obwohl es doch schon seit mehreren Jahrhunderten existiert, dann kommen wir nicht darum herum, auch unsere eigenen Vorstellungen von Geschlecht und Geschlechtergrenzen zu hinterfragen. Denn die Klitoris, in ihrer kompletten Anatomie, ist eigentlich geradezu ein Beweis dafür, dass nicht nur cisgeschlechtliche Männer und Frauen, sondern auch alle Menschen, die diesen Kategorisierungen nicht entsprechen, sich in ihrer Genitalanatomie deutlich ähnlicher sind, als es mit unseren gesellschaftlichen Vorstellungen von Geschlecht übereinstimmt. Es ist völlig unbestritten, dass sich Körper in dem, wie sie aussehen und funktionieren, unterscheiden. Man muss die Menschen deshalb aber auch nicht unterschiedlicher machen als sie sind. Unsere gesellschaftliche Vorstellung von zwei grundlegend unterschiedlichen Geschlechtern beruht auf kulturellen Praktiken, die diese Zweigeschlechtlichkeit kontinuierlich herstellen. Dafür werden Körper angepasst, die der zweigeschlechtlichen Norm nicht entsprechen. Körperliche Unterschiede werden betont, während Gemeinsamkeiten ignoriert werden. Unterschiede, die ebenso durch äußere Faktoren bedingt sein können, werden auf die Geschlechtlichkeit projiziert. Und Eigenschaften werden geschlechterspezifisch zugeschrieben, ungeachtet dessen, dass sie nicht exklusiv nur bei Menschen einer bestimmten Geschlechterkategorie auftreten müssen. Würden wir uns als Gesellschaft mehr öffnen für die Gemeinsamkeiten und uns von einem hierarchischen Geschlechterdenken lösen, dann wäre in unseren Köpfen, in unseren Büchern und in unseren Betten auch mehr Platz für eine Klitoris, die eben größer ist als nur ein Knubbel. Gerade weil die Klitoris zum größten Teil im Inneren des Körpers verborgen ist, brauchen wir mehr Bilder und mehr Aufklärung, die sie uns sichtbar machen. Eine Gesellschaft jedoch, die an der Unterschiedlichkeit von Geschlechtern hängt, wird die Augen vor jedem Bild zu verschließen versuchen, das ihr etwas anderes zeigt.

UND WAS BEDEUTET ALL DAS JETZT FÜR UNS?

Das Wissen über die Anatomie der Klitoris ist mehr als nur ein Funfact. Es ist mehr als ein Spezialtipp, der nur für all diejenigen interessant ist, die sich besonders bewusst mit dem Thema Sex beschäftigen wollen. Das Wissen über die Klitoris ist tatsächlich für uns alle relevant, denn es berührt unser aller Leben auf unterschiedlichen Ebenen. Auf der größeren Ebene unserer Gesellschaft geht es zunächst einmal einfach um die Gleichbehandlung von Menschen und Körpern. In all ihren Unterschiedlichkeiten muss in einer demokratischen Gesellschaft jeder Mensch und Körper das gleiche Recht haben, gesehen, beachtet und wertgeschätzt zu werden. Wenn es also die Regel ist, dass Penisse vollständig abgebildet werden, Klitorides aber nicht, dann ist das eine systematische Ungleichbehandlung. Das Missverhältnis bezüglich der Repräsentation der Klitoris zieht dann weitere geschlechterspezifische Missverhältnisse nach sich. Wenn ihr Sexualorgan nirgends vollständig gezeigt und erklärt wird, gibt es für Menschen mit Klitoris automatisch größere Hürden, umfassend über ihre Genitalorgane und ihre Sexualität informiert zu sein. Das heißt, es entstehen geschlechterspezifische Wissenslücken.

Außerdem werden aus der ungleichen Repräsentation von Penis und Klitoris auch unterschiedliche Vorstellungen von ›männlicher‹ und ›weiblicher‹ Sexualität abgeleitet und verfestigt. Sexualität wird im Leben von Frauen häufig als weniger aktiv und/oder weniger bedeutend angesehen als für Männer. Diese Bewertung geht mit vielen weiteren Geschlechtervorstellungen einher, die ein Verhältnis gesellschaftlicher Ungleichheit von Männern und Frauen beinhalten. Penis und Klitoris gleich zu behandeln, ist also zunächst einmal einfach eine grundsätzliche Sache der Gleichberechtigung.

Wenn man erst einmal verstanden hat, dass Klitoris und Penis im Grunde das Gleiche sind, wird darüber hinaus auch deutlicher, dass ›Männer‹ und ›Frauen‹ nicht unbedingt zwei unterschiedliche ›Arten‹ von Menschen sind, die sich komplementär gegenüberstehen. Der Fokus auf der Vagina als vermeintliches Gegenstück zum Penis ist eine Fehlinterpretation der Genitalanatomie, die vor allem dazu führt, Zweigeschlechtlichkeit und Heterosexualität herzustellen und diese zu normalisieren. Das bedeutet nicht, dass es ›Männer‹ und ›Frauen‹ als Geschlechterkategorien nicht geben kann, oder dass niemand tatsächlich heterosexuell wäre oder sein soll. Aber eine Betrachtung von Geschlecht, die die Genitalanatomie realistisch einbezieht und die Gleichwertigkeit von Penis und Klitoris anerkennt, kommt kaum darum herum, die Vorstellung zweier grundsätzlich unterschiedlicher, ja sogar gegensätzlicher Geschlechter infrage zu stellen. Schaut man sich all die existierenden Ausprägungen sowohl von Klitoris und Penis als auch des restlichen Genitalbereiches an, ist nicht zu übersehen, dass es mehr als nur zwei Möglichkeiten gibt, wie sich Genitalien entwickeln können.

Die Vorstellung, dass Penis und Vagina nach dem Schlüssel-Schloss-Prinzip zueinanderpassen, ist außerdem ein Bild, bei dem eine fortpflanzungs- und nicht eine lustorientierte Sexualität im Vordergrund steht. Das bedeutet nicht, dass vaginaler Geschlechtsverkehr nicht auch lustvoll sein kann. Aber die gesellschaftliche Fixierung auf eine vermeintliche Zusammengehörigkeit von Männern und Frauen, die daraus abgeleitet wird, trägt das kulturelle Erbe von Geschlechterhierarchien und Reproduktionsidealen in sich. Im kulturhistorischen Rückblick konnten wir sehen, dass es sich bei den gesellschaftlichen Vorstellungen davon, was ›richtiger

Sex‹ ist, immer wieder um klare, vergeschlechtlichte Rollenverteilungen dreht. Es geht um Männer, die aktiv penetrieren sollen und um Frauen, die passiv penetriert werden. Es geht um eine ganze Palette an geschlechterspezifischen Abhängigkeiten. Und es geht um Lust, die allein einem Zweck dienen soll, der Fortpflanzung.

Der wesentliche Grund dafür, dass das umfangreiche Wissen über die Anatomie der Klitoris, das bereits seit vielen Jahrhunderten existiert, immer wieder und immer *noch* abgelehnt wird, liegt meiner Ansicht nach darin, dass dieses Wissen mit den bisher bestehenden gesellschaftlichen Geschlechterbildern nicht zu vereinbaren ist. Die französische Ingenieurin und Kognitionswissenschaftlerin Odile Fillod, die 2016 ein frei zugängliches Klitorismodell für den 3-D-Drucker entwickelte, formuliert es so: Die Anatomie der Klitoris und ihre grundlegende Homologie mit dem Penis »untergräbt die [...] Hierarchie zwischen jenen, die ›etwas zwischen den Beinen haben‹, und jenen, die es [scheinbar] nicht haben«[285]. Körper unterscheiden sich in ihrer genitalen Ausstattung insofern, als dass sie verschiedene reproduktive Funktionen erfüllen können. Manche Menschen produzieren Eizellen, manche produzieren Spermien. Manche Menschen menstruieren, manche Menschen werden schwanger und manche eben nicht. Die Vorstellung, dass sich Menschen jedoch grundsätzlich in ihrer genitalen Ausstattung unterscheiden würden, was ihr Potenzial für sexuelle Lust und Orgasmusfähigkeit angeht, ist angesichts der vollständigen Klitorisanatomie nicht haltbar. Die Homologie der genitalen Organe und die Komplexität dessen, was wir als biologisches Geschlecht zu bezeichnen versuchen – äußerliche Genitalien, innenliegende Fortpflanzungsorgane, Hormone, Chromosomen –, stellt darüber hinaus auch eine stets eindeutige Abgrenzbarkeit und eine starre Existenz allein zweier Geschlechter infrage. Die Klitoris als zentrales Sexual- und Lustorgan zu begreifen, so wie wir es auch beim Penis tun, rückt außerdem vaginalen Geschlechtsverkehr als Hauptakt von Sexualität zunehmend in den Hintergrund. All das sind Aspekte, die unserer ach so modernen, fortschrittlichen und gleichberechtigten Gesellschaft nach wie vor zu widerstreben scheinen.

Wie es mit der Gleichberechtigung und ihrer Anerkennung in unserer Gesellschaft bestellt ist, bekomme ich in meiner Arbeit regelmäßig daran zu spüren, mit welcher Empörung viele Menschen allein auf die Information reagieren, dass die Klitoris genauso groß ist wie der Penis. Da kommt nicht immer unbedingt ein »Ach, das ist ja interessant. Das ist mir völlig neu«, oder »Krass, das hätte ich gar nicht gedacht.« Da kommt oft ein uninformiertes »So ein Quatsch«, oder ein »Das ist mir zu missionarisch«, oder ein »Wieso soll das wichtig sein?« Ich möchte es nicht verallgemeinern, aber solche Reaktionen kommen meiner Erfahrung nach meist von cisgeschlechtlichen Männern. Wir sind weit davon entfernt, dass alle Frauen automatisch Feminist*innen wären. Und es ist natürlich keineswegs so, dass alle Männer immer nur so reagieren würden. Dass solche Sprüche, wenn sie kommen, aber eben überwiegend von cis Männern stammen, bleibt dennoch auffällig. Die Abwehr gegen das Thema Klitorisanatomie oder auch die Ignoranz gegenüber deren Wichtigkeit sehe ich dabei nicht unbedingt als Boshaftigkeit. Was diese Reaktionen und Haltungen jedoch sehr deutlich zeigen, ist ein fehlendes Bewusstsein für geschlechterspezifische Ungerechtigkeiten und deren sowohl gesellschaftliche als auch persönliche Relevanz. Das fehlende Bewusstsein für die Benachteiligung anderer ist gerade bei den Menschen besonders ausgeprägt, die in einem System von Ungleichheit eben nicht selbst benachteiligt, sondern privilegiert werden. Vielen Menschen mit Penis fällt es offenbar schwer, sich in die Situation von Menschen mit Klitoris hineinzuversetzen, weil eine Welt, in der ihr Penis nicht beachtet wird, für sie – wie wahrscheinlich für uns alle – schlichtweg nicht vorstellbar ist. Auch wenn viele Männer dies womöglich kaum bewusst beabsichtigen, merke ich an den defensiven, antagonistischen Haltungen, die mir oft von ihnen entgegenschlagen, doch immer wieder, dass – moderne, gleichberechtigte Gesellschaft hin oder her – viele Männer es doch ein wenig mit der Angst zu tun zu kriegen scheinen, wenn da jemand kommt, der ihnen plötzlich ihren alleinigen Platz an der Spitze streitig zu machen droht.

Ich würde mal behaupten, dass viele Männer in unserer Gesellschaft noch nicht einmal aktiv die Meinung vertreten, dass sie als Männer grundsätzlich besser seien als Frauen. Ich glaube, dass sich die meisten Menschen in ihren Intimbeziehungen gleichberechtigt fühlen möchten. Männer und Frauen wollen ihren Partner*innen gleichermaßen auf Augenhöhe begegnen. Gleichberechtigung ist zu einem gesellschaftlichen Wert geworden, der für viele Menschen eine moderne Beziehung ausmacht. Aber, wie die Psychologin Ann-Madeleine Tietge es ausdrückt: »Auch durch ein modernes egalitäres Ideal verschwindet Macht nicht aus dem Beziehungsalltag.«[286] Treffender kann man die Herausforderung, die sich in all unseren Sexualbeziehungen auch heute wiederfindet, kaum formulieren. Wenn wir gleichberechtigte Beziehungen *wollen*, dann müssen wir zuallererst anerkennen, dass Geschlechterbeziehungen im Rahmen unserer Gesellschaft noch lange nicht gleichberechtigt *sind*. Auch wenn das schmerzhaft und enttäuschend ist. Unsere Augen davor zu verschließen, ist ohne Zweifel angenehmer. So zu tun, als wären unsere Gesellschaft und dementsprechend auch wir selbst und unsere eigenen Beziehungen gleichberechtigt, mag sich besser anfühlen. Es führt aber dazu, dass sich die Ungleichheit weiter festsetzt. Um es mal ganz einfach zu formulieren, ein Problem, das ich ignoriere, kann ich auch nicht verändern.

Die bis heute weitverbreitete Ansicht, dass Frauen vermeintlich ›natürlicherweise‹ weniger Lust auf Sex hätten als Männer, halte ich dabei für eines der zentralen Narrative, die verhindern, dass wir uns gesellschaftlich und persönlich tatsächlich darum bemühen, unsere Sexualbeziehungen gleichberechtigter zu gestalten. Die

Aufrechterhaltung solch eines Narrativs fußt eben unter anderem auch auf der Ignoranz gegenüber der Klitoris. Meiner Erfahrung nach ist Libido etwas Individuelles, was schon bei ein und derselben Person den unterschiedlichsten Schwankungen und Veränderungen unterliegen kann. Die Dynamik, dass sich ein*e Partner*in mehr Sex wünscht als die*der andere, stellt ohne Zweifel in vielen Beziehungen eine Herausforderung dar. Meine Beobachtung ist, dass dies allerdings nicht ausschließlich in heterosexuellen Sexualbeziehungen auftritt, sondern ebenso in queeren Beziehungen ein Thema sein kann. Dass es sich bei einer unterschiedlich stark ausgeprägten Libido um ein reines ›Männer-versus-Frauen-Ding‹ handeln würde, ist also an sich schon mal unzutreffend. Darüber hinaus sind mir bereits unzählige heterosexuelle Paare und sowohl jede Menge Frauen als auch Männer begegnet, die mir als lebende Gegenbeispiele für eine geschlechterspezifisch unterschiedlich stark ausgeprägte Libido dienen. Dennoch ist keinesfalls abzustreiten, dass in heterosexuellen Sexualbeziehungen häufig eine geschlechterspezifische Diskrepanz auftritt, bei der der Mann mehr Sex haben möchte als die Frau. Ich denke, dass es auch durchaus Gründe für so eine Dynamik gibt. Viel zu oft nehmen wir diese spezifische sexuelle Dynamik jedoch als vermeintlich normale Gegebenheit hin. Durch die kulturell bedingte, gesellschaftliche Zuschreibung, dass Frauen eben grundsätzlich und ›natürlicherweise‹ weniger Lust auf Sex hätten als Männer, nehmen wir uns der realen Gründe für eine geschlechterspezifische Diskrepanz bezüglich der Lust auf gemeinsamen Sex jedoch nicht an, und zwar weder als Gesellschaft noch als Individuen. Die ganze Diskussion über eine geschlechterspezifische Libido und über Sex biegt bereits an der falschen Stelle ab, wenn ›Lust auf Sex‹ automatisch mit ›Lust auf Sex mit einem*einer Partner*in‹ gleichgesetzt wird. Man kann durchaus die ganze Zeit horny sein und sich trotzdem nicht von den zu Verfügung stehenden Optionen für Sex angesprochen fühlen. Menschen können durchaus eine sehr unterschiedliche Libido haben. Aber Sex findet nicht in einem sozialen Vakuum statt. Die Gründe, warum Menschen mehr oder weniger Lust auf Sex haben, sind deshalb nicht allein in der Libido zu suchen.

Ich denke, die meisten Menschen wünschen sich guten Sex. Während wir häufig sehr neugierig und oftmals schnell darin sind, unsere Nase in irgendwelche Sextipps oder Ratgeber zu stecken, die uns dabei helfen sollen, das zu erreichen, fangen wir jedoch viel zu selten dabei an, uns selbst und unsere Sexualpartner*innen erst einmal zu fragen, was ›guter Sex‹ für uns und für sie denn überhaupt bedeutet. Ich würde behaupten, dass die meisten Menschen Freude daran haben, ihren Sexualpartner*innen Lust zu schenken, und bis zu einem gewissen Grad fühlen wir uns alle in unserem Selbstwert bestätigt, wenn wir jemand anderen sexuell befriedigen können. Mein Eindruck ist jedoch, dass die meisten Menschen dabei für gewöhnlich mehr mit den Erwartungen beschäftig sind, von denen sie spüren, dass sie gesellschaftlich an sie gerichtet werden, als dass sich Sexualpartner*innen gegenseitig zuhören, was sie sich tatsächlich wünschen. Allein die Artikulation unserer Wünsche stellt oftmals schon eine große Herausforderung dar. Das Reden über Sex fällt uns nicht nur deshalb schwer, weil es schambehaftet ist und uns häufig die Sprache dafür fehlt. Uns wird auch gesellschaftlich bereits sehr konkret vorgegeben, wie Sex zu sein hat und was unsere geschlechterspezifische Rolle darin ist oder sein soll.

Vor einiger Zeit hatte ich mal ein Gespräch mit einer Freundin, die gerade das erste Mal bei einem Mann übernachtet hatte, mit dem sie schon länger am Flirten war. Als sie mir von ihrem gemeinsamen Abend erzählte, fragte ich sie neugierig und freudig über ihr schönes Date: »Und? Hattet ihr Sex?« Was folgte, kam zwar nicht unbedingt verlegen, aber trotzdem nur zögerlich aus ihr raus. »Ja, nee. Na ja ... Nicht so *richtig*«, war ihre etwas unentschlossene Antwort. Ich würde mal sagen, wir können so ziemlich alle entschlüsseln, was das heißt. Es heißt: Ja, sie hatten vermutlich Sex, aber eben nicht Penis in Vagina.

Über die Jahrhunderte und mit all den gesellschaftlichen Änderungen, die die Zeit mit sich bringt, waren auch die gesellschaftlichen Vorstellungen und die Bedeutung von Sex einem stetigen Wandel unterzogen. In unserer heutigen Gesellschaft verstehen wir Sex zum einen als Teil und Ausdruck romantischer Liebe, und zum anderen sehen wir ihn als etwas, das einfach Spaß macht. Ein Blick auf Sexualität, der allein den Reproduktionszweck priorisiert, erscheint uns heute veraltet und vielleicht sogar befremdlich. Dennoch finden wir genau diese Priorisierung bis heute in unserem kulturellen Gedächtnis abgelagert, und unsere Vorstellung von Sex ist nach wie vor durchzogen davon. Wir alle kennen das Skript für heterosexuellen Geschlechtsverkehr: Knutschen, Ausziehen, Vorspiel – heißt meistens bisschen Fummeln oder vielleicht auch Oralverkehr –, vaginaler Geschlechtsverkehr, möglichst Orgasmus Frau, dann Orgasmus Mann, Ende. Bereits durch die Unterscheidung zwischen Vorspiel und Geschlechtsverkehr wird die vaginale Penetration zum Hauptakt gemacht, während alles andere nur Beiwerk zu sein scheint.

Auch das Konzept von ›Jungfräulichkeit‹ ist auf die Penetration der Vagina mit dem Penis ausgerichtet. Im Kontext von nicht heterosexuellem Geschlechtsverkehr kommt es für viele Menschen deshalb immer wieder zu Unklarheiten, wie das erste Mal Sex dann eigentlich zu definieren sei. Bei schwulen Sexualpartnern ist die Vorstellung davon vielleicht noch etwas klarer. Denn viele Menschen gehen davon aus, dass da ja immerhin noch ein Penis irgendwo reingesteckt wird. Aber bei lesbischem Sex scheint es für viele Menschen unklar, wie sich Vorspiel und Geschlechtsverkehr überhaupt unterscheiden sollen. Da muss ich direkt wieder an die lesbische Workshop-Teilnehmerin denken, von der ich am Anfang schon mal berichtet habe, die erzählte, dass sie immer mal wieder von jemandem gefragt wird, ob »sie nicht doch hin und wieder mal einen Schwanz bräuchte« oder ihr das denn gar nicht beim Sex fehlen würde. Als ich mal einer Freundin davon erzählte, die ebenfalls lesbisch ist, sagte sie: »Ja, mich fragen tatsächlich auch manchmal Leute, wie meine Partnerin und ich denn überhaupt Sex haben. Also erstens denk' ich mir dann: Äh, geht's noch, bisschen private Frage vielleicht.‹ Aber manchmal merk' ich, Typen fragen mich das, weil sie sich tatsächlich einfach wundern. Da denk' ich mir dann meistens einfach nur: ›Dein Ernst? Also wenn dir keine andere Möglichkeit einfällt, mit deiner Freundin Sex zu haben, als ihr deinen Pimmel irgendwo reinzustecken, dann tut es mir echt leid für dich und vor allem für deine Freundin.‹«

Die kulturell geprägte und sehr konkrete Vorstellung davon, was Sex sein soll, führt dazu, dass sich gerade in heterosexuellen Sexualbeziehungen die Partner*innen kaum aktiv darüber austauschen, was genau beim Sex eigentlich passieren soll und was nicht. Denn die Erwartungen, was Sex beinhaltet oder beinhalten soll, sind ja bereits gesellschaftlich gesetzt. Der US-amerikanische Journalist und Autor Dan Savage berichtet in seinem Vortrag »3 Things We Get Wrong About Love« aus seiner langjährigen Erfahrung als Sex- und Beziehungsratgeber und weist darauf hin, was heterosexuelle Menschen von queeren Menschen und queerem Sex lernen können. Savage hebt hervor, dass heterosexueller und queerer Sex sich im Wesentlichen darin unterscheiden würden, dass queerer Sex weniger rigide einem vordefinierten Skript folge. Da queerer Sex an sich bereits eine Abweichung von der heteronormativen Vorstellung darstellt, dass Sex gleich Penis-in-Vagina bedeutet, beinhalte queerer Sex nicht nur die Möglichkeit, sondern auch die Notwendigkeit, gemeinsam auszuhandeln, was beim Sex eigentlich passieren soll. Laut Savage sei es unter queeren Sexualpartner*innen deutlich weniger verbreitet anzunehmen, dass Penetration zwangsläufig zum Sex dazugehöre. So weist er z. B. darauf hin, dass ein erheblicher Teil schwuler Männer, seiner Aussage nach circa 25 Prozent, gar nicht anal stimuliert werden möchte und somit eben nicht alle schwulen Männer Analsex überhaupt als empfangender Part praktizierten. Seiner Erfahrung nach sei es daher keineswegs ungewöhnlich, dass sich einige queere Sexualpartner*innen grundsätzlich gegen penetrativen Sex entscheiden würden. Im gleichen Atemzug macht Savage deutlich, dass jedoch eine heterosexuelle Frau, die sagt, dass sie grundsätzlich nicht penetriert werden möchte, zu sehr viel Irritation führen würde. Denn auf die Stimulation des Penis durch die Vagina zu verzichten, widerspricht dem heteronormativen Verständnis davon, was Sex sein soll und erscheint somit geradezu absurd. Aus seiner eigenen Perspektive als schwuler Mann bringt er in seinem Vortrag einen äußerst relevanten, aber oftmals völlig übersehenen Faktor ziemlich drastisch auf den Punkt. Er erzählt:

> Ich werde häufig von heterosexuellen Männern gefragt, wie sie Frauen dazu bekommen können, dass diese öfter Sex mit ihnen haben wollen, und es gibt eine grundsätzliche Sache, die sie dabei nicht verstehen: Wenn jedes Mal, das sie als Männer ›Ja‹ zu Sex sagen, automatisch bedeuten würde, dass sie in den Arsch gefickt werden würden, dann würden sie vermutlich nicht so häufig ›Ja‹ zu Sex sagen.[287]

Nicht, dass vaginaler und analer Geschlechtsverkehr eins zu eins dasselbe wären. Aber Savage macht damit deutlich, dass vielen heterosexuellen Männern ein grundsätzliches Verständnis dafür fehlt, was es bedeutet penetriert zu werden. Entgegen dem kulturell verankerten Bild der Frau als passive Teilnehmerin am Geschlechtsverkehr, bedeutet vaginale Stimulation mehr als einfach nur dazuliegen und ist durchaus anstrengend. Sie kann körperlich sehr beanspruchend sein. Sie kann unangenehm oder sogar schmerzhaft sein, z. B. wenn die Vagina nicht ausreichend darauf vorbereitet wurde, sie nicht entspannt und nicht feucht genug ist, oder auch, wenn die Stimulation sehr lange andauert. Auch emotional kann vaginale Stimulation einem viel abverlangen. Denn es kann auch mit großer Verletzlichkeit verbunden sein, sich etwas in eine Körperöffnung einführen zu lassen. Darüber hinaus bietet vaginaler

Geschlechtsverkehr Menschen mit Penis zwar eine sehr gezielte Stimulation ihres Lustorgans. Für Menschen mit Klitoris ist dies jedoch nicht im gleichen Maße der Fall. Denn vaginale Stimulation kann zwar angenehm sein und auch durchaus zum Orgasmus führen. Aber für die meisten Menschen mit Klitoris ist es eben nicht die zuverlässigste Art, um zum Orgasmus zu kommen. Vaginaler Geschlechtsverkehr ist eine sexuelle Aktivität, die *ihr* Lustorgan, die Klitoris, eben *nicht* primär in den Fokus nimmt.

Wie wir bereits festgestellt haben, gibt es viele Aspekte, die für Menschen mit Klitoris an vaginaler Stimulation durchaus sexuell befriedigend und angenehm sein können. Das Problem ist also nicht der vaginale Geschlechtsverkehr an sich. Das Problem ist, dass vaginaler Geschlechtsverkehr in heterosexuellen Sexualbeziehungen meistens nicht als *eine* Möglichkeit von vielen betrachtet wird, Sex zu haben, sondern als die einzig wahre. Wir alle haben diese zutiefst kulturell geprägte und gesellschaftlich tradierte Vorstellung von Sex verinnerlicht und setzen deshalb meistens unhinterfragt voraus, dass Sex gleich Penetration bedeutet. Dabei machen wir diese Rechnung meistens ohne einen sehr relevanten Faktor: Nur, weil jemand Lust auf Sex hat, bedeutet das nicht automatisch, dass die Person auch Lust hat, penetriert zu werden.

Die gesellschaftlich so stark etablierte Vorstellung davon, was Sex ist und wie Sex abzulaufen hat, macht es uns auf individueller Ebene nicht nur schwer, über Wünsche und Bedürfnisse zu reden, die von dem etablierten, heteronormativen Sex-Skript abweichen. Sie macht es uns sogar schwer, überhaupt darüber nachzudenken, was wir uns außerhalb dieses Skriptes eigentlich wünschen würden. Was ich an dem Narrativ, dass Frauen angeblich einfach weniger Lust auf Sex hätten als Männer, sehr bedauerlich und hinderlich finde, ist, dass damit die Diskussion darüber, worauf sie denn vielleicht Lust hätten, bereits beendet wird, bevor sie überhaupt anfangen konnte. Und das ist unterm Strich weder im Sinne von Frauen noch im Sinne der Menschen, die gerne mit ihnen Sex haben wollen.

Es gibt noch weitere Faktoren, die Menschen geschlechterspezifisch in ihrer sexuellen Freiheit einschränken und somit dazu führen können, dass Frauen deutlich seltener ›Ja‹ zu Sex sagen als sie vielleicht gerne würden. Angst vor Schwangerschaft ist einer davon. Wie Savage es in seinem Vortrag ausdrückt: »Das Risiko für ungewollte Schwangerschaft geht allein in eine Richtung.« Frauen übernehmen in heterosexuellen Sexualbeziehungen erheblich mehr Verantwortung für Schwangerschaftsverhütung als Männer, und das liegt nicht allein daran, dass es weniger Verhütungsmethoden gibt, die von Männern angewendet werden können. Die Dringlichkeit, Verantwortung für Schwangerschaftsverhütung zu übernehmen und auch die Notwendigkeit, sich zugunsten sicherer Verhütung einzuschränken, ist für Frauen erheblich höher als für Männer. Denn in heterosexuellen, cisgeschlechtlichen Sexualbeziehungen sind es eben die Frauen, die schwanger werden. Unabhängig davon, ob sie sich dafür entscheiden, eine Schwangerschaft abzubrechen oder nicht, sind sie es, die die unmittelbaren Konsequenzen tragen müssen. Nicht nur Schwangerschaft, sondern auch Elternschaft bedeutet geschlechterspezifisch in unserer Gesellschaft etwas sehr Unterschiedliches. Die Frau gilt nämlich immer noch als die primäre Fürsorgegeberin für das Kind. Nicht, dass Männer von Elternschaft unberührt bleiben würden. Aber Schwanger- und Elternschaft ziehen für Frauen eine erheblich größere Einschränkung ihres Lebens nach sich als für Männer. Somit lastet sowohl die Sorge ungewollter Schwangerschaft als auch der Druck der Verhütungsverantwortung beim Sex deutlich stärker auf Frauen. Auch heute lässt sich immer noch wenig Eigeninitiative von Männern erkennen, diese Last gerechter zu verteilen. Sich um Schwangerschaftsverhütung sorgen und kümmern zu müssen, ist eine nervige Aufgabe, gehört aber zu Sex dazu. Wenn man Sexualität gemeinsam genießen will, dann ist es nur fair, dass auch die damit verbundenen Belastungen und Verantwortungen geteilt werden. Außerdem geht es bei Verhütung ja nicht nur um Schwangerschaft, sondern auch um

Gesundheit und den Schutz vor sexuell übertragbaren Infektionen und Krankheiten. Wenn ich mit jemandem über Kondome diskutieren muss, ist bei mir der Ofen aus. Denn wenn jemand von sich aus keine Verantwortung für Schwangerschaftsverhütung und für Schutz vor Krankheiten übernehmen will oder sogar versucht, mich zu überreden, auf diesen Schutz zu verzichten, dann sagt mir diese Person damit: »Deine Gesundheit und dein Wohlbefinden sind mir scheißegal. Meine eigene Lust ist mir wichtiger als du.« Wie soll man denn mit so jemandem Spaß beim Sex haben?! Ich kann verstehen, dass Kondome für viele Menschen mit Penis tatsächlich ein schwieriges Thema sind. Ich weiß, dass sich Sex mit Kondom anders anfühlt, und auch ich fände es meistens schöner, nicht daran denken zu müssen. Für manche Menschen mit Penis bedeuten Kondome Stress, weil sie ihre Erektion beeinflussen und sich dadurch auch der Performancedruck stärker bemerkbar machen kann. Wie es ein Freund von mir mal formuliert hat: »Man ist so gemeinsam im Flow, und wenn man dann das Kondom draufzieht, dann ist da so dieser Moment, der irgendwie impliziert: So, jetzt wird gefickt und jetzt muss ich abliefern.« All diese Sorgen sind legitim und verständlich. Sie sind aber erstens mal wieder vor allem den gesellschaftlichen Vorstellungen und Erwartungen an Sex und Männlichkeit geschuldet. Und zweitens kann man darüber hinaus über solche Aspekte auch offen und vernünftig reden. Zu sagen: »Ich habe mit Kondomen leider oft Schwierigkeiten. Was können wir gemeinsam für eine Lösung finden, sodass wir sicheren Sex haben, den wir beide entspannt genießen können?«, ist etwas völlig anderes als einfach nur maulig über Kondome zu nörgeln oder stillschweigend davon auszugehen, dass die Verhütung schon die Person übernehmen wird, die schwanger werden kann. Die Tragweite von Verhütungsverantwortung scheint vielen Menschen nicht bewusst zu sein, und ich denke, dass weit unterschätzt wird, wie sehr sich die Last dieser Verantwortung auch auf die Libido, den sexuellen Genuss und auf die Freiheit, ›Ja‹ zu Sex zu sagen, auswirken kann.

Ein weiterer Aspekt, der Sexualität geschlechterspezifisch einschränkt, ist die Angst vor Grenzüberschreitungen und vor Gewalt. Niemand möchte sexualisierte Gewalt erleben. Und nicht nur Frauen sind davon betroffen. Bis zu einem gewissen Grad ist es eine Angst, die wir vermutlich alle teilen, unabhängig vom Geschlecht. Frauen wachsen jedoch bereits mit der allgegenwärtigen Message auf, dass Männer und deren Sexualität für sie eine Gefahr darstellen und dass es ihre eigene Verantwortung sei, sich vor dieser Bedrohung zu schützen. Es werden jede Menge Vorkehrungen getroffen, um das Risiko eines Übergriffes gering zu halten. Nicht zu aufreizend anziehen. Nicht spät im Dunkeln alleine nach Hause gehen. Getränke nicht unbeaufsichtigt lassen. Nicht zu sehr flirten oder bei Männern Interesse wecken, wenn man nicht mehr will. Nicht mit jemandem, den man nicht gut kennt, ins Auto steigen, nach Hause gehen oder ihn in die eigene Wohnung lassen. Keine Fotos oder Videos verschicken, auf denen man ganz oder teilweise nackt ist. Um nur eine kleine Auswahl der Klassiker zu nennen ... Jede einzelne dieser Strategien spricht dabei Bände über unsere Gesellschaft und deren kulturelle Werte. Es ist ein einziger Abfuck wie Menschen, die als weiblich gelesen werden und/oder eine feminine Erscheinung haben, sowohl durch die Sichtbarkeit ihrer Körper und ihres sexuellen Wesens als auch durch ihre Unabhängigkeit von einem Mann, kulturell abgewertet werden. Denn jede Frau weiß, dass es tausendmal einfacher ist einen Mann zurückzuweisen, indem sie sagt: »Ich habe einen Freund«, als zu sagen: »Ich habe kein Interesse.« Selbst ein nicht anwesender Mann wird von manchen Männern mehr respektiert als das ›Nein‹ einer Frau. Hierin zeigt sich auch, dass die kulturelle Auffassung, Frauen seien Eigentum von Männern anstatt souveräne Personen, bis heute anhält und sie trotz aller Entwicklungen für mehr Gleichberechtigung nach wie vor in unserer Kultur integriert ist. Trotz aller Vorkehrungen passieren Übergriffe immer wieder. Denn es ist letztlich egal, was man anhat, wo man sich aufhält oder wie man sich verhält, wenn bereits die Grenzsetzung selbst und damit einhergehend dann auch die Grenzüberschreitung gesellschaftlich wenig zählt. Vorkehrungen zu treffen, kann uns die Illusion geben, handlungsfähig zu sein in einer Situation, die sich unserer Kontrolle letztlich entzieht. Die Selbstverständlichkeit, mit der von Frauen erwartet wird sich einzuschränken, um so angeblich Übergriffe zu vermeiden, verlagert dabei vor allem die Verantwortung für Gewalt auf diejenigen, die sich vermeintlich nicht (ausreichend) vor ihr geschützt haben, anstatt sie bei denen zu verorten, die Gewalt ausüben. Eine nachhaltige Lösung für das Problem sexueller Übergriffe, Grenzüberschreitungen und sexualisierter Gewalt wird mit dieser Strategie nie möglich sein. Denn letztlich ist es wie mit allen anderen Problemen auch: Wenn man tatsächlich etwas verändern will, muss man die Ursache bekämpfen und nicht nur das Symptom.

Ein sehr wesentliches Problem sehe ich auch in der Abwehrhaltung vieler Männer beim Umgang mit diesem Thema. Klar, sexuelle Übergriffe finden alle schlimm, aber am Ende will es dann immer keiner gewesen sein. Der ›Vergewaltiger‹ ist nie der beste Freund, der Arbeitskollege oder gar man selber. Es sind scheinbar immer ›die anderen‹. Die gesellschaftlich dominante Vorstellung von sexualisierter Gewalt besteht vor allem aus dem Bild der *einen*, dramatischen Vergewaltigung, die einer Frau nachts auf der Straße durch einen Fremden widerfährt und die ein Erlebnis darstellt, das Leben und Sexualität dieser Frau komplett zerstören. Ich möchte weder in Abrede stellen, dass es solche Fälle gibt, noch möchte ich die davon ausgehende Traumatisierung relativieren. Aber: Das Problem mit diesem Bild ist, dass es unseren Blick komplett verklärt für die sexualisierte Gewalt, die *alle* Frauen ständig, stetig, immer wieder erfahren, und zwar nicht von *einem* Fremden, sondern von *allen möglichen* Männern in ihrem Leben. Sexualisierte Gewalt zu erfahren, bedeutet nicht immer ein massives Erlebnis, das von nur einer Person ausgeht, sondern meistens bedeutet es viele kleine Übergriffe von Menschen, die uns in allen möglichen Situationen begegnen, ein Leben lang. Der stete Tropfen höhlt den Stein. Es sind all die vermeintlich kleinen Grenzüberschreitungen und Aggressionen, die angeblich »nicht so schlimm« sind oder »nicht so gemeint waren«, die Frauen aber dennoch kontinuierlich vor Augen führen, dass sie Männer fürchten müssen. Das häufig angeführte Argument, dass ja nicht *alle* Männer Frauen belästigen, bedrohen oder ihnen Gewalt antun würden, ist dabei komplett fehl am Platz. Es ist eine völlig überflüssige Aussage und eine Reaktion, die uns alarmieren sollte. Als wäre es in irgendeiner Weise weniger schlimm, dass Frauen Gewalt erfahren, nur, weil das nicht alle Männer machen, sondern halt nur manche. Das ›Nicht-alle-Männer-Argument‹ ist nicht mehr als eine plakative Floskel, die allein dazu dient, ein strukturelles Problem auf individueller Ebene von sich zu weisen. Es wird von Menschen genutzt, um sich selbst von der eigenen Verantwortung und Betroffenheit freizusprechen. Das heißt, Männer versuchen damit vor allem, sich selbst und anderen zu sagen: »Ja, es gibt zwar Männer, die sich übergriffig verhalten, aber *ich* bin damit ja nicht gemeint.« Diese Argumentation ist also einfach nur ein Ausweichmanöver, um sich mit dem eigenen, möglicherweise problematischen Verhalten nicht konfrontieren und auseinandersetzen zu müssen. Eine deutlich konstruktivere Reaktion, die Männern ebenfalls zur Verfügung steht, die aber mehr Selbstreflexion erfordert, wäre, das Problem anzuerkennen und sich aktiv dafür zu entscheiden zu sagen: »So will ich nicht sein.« Ja, natürlich sind nicht alle Männer ›Vergewaltiger‹. Aber trotzdem sollten *alle* Männer das Problem von sexuellen Übergriffen und Grenzüberschreitungen, die Frauen ihr ganzes Leben lang immer wieder erleben, ernst nehmen. Und dazu gehört auch, dass *alle* Männer sich viel öfter selbst die ehrlichen, introspektiven und unbequemen Fragen stellen: »Scheiße, habe ich vielleicht auch schon mal eine Grenze überschritten? Habe ich schon mal dazu beigetragen, dass sich eine Frau bedroht oder unwohl fühlt, auch wenn ich das vielleicht gar nicht beabsichtigt habe? Habe ich schon mal eine

Situation ausgenutzt, in der ich Sex wollte, mein Gegenüber aber nicht aktiv zustimmen konnte? Habe ich schon mal mit jemandem Sex gehabt, ohne mir ein klares Einverständnis einzuholen? Habe ich schon mal versucht, jemanden zu sexuellen Handlungen oder zu bestimmten sexuellen Praktiken zu überreden? Habe ich einer Person schon mal das Gefühl gegeben, dass sie mir Sex schuldig ist? Habe ich vielleicht schon mal eine Frau bedrängt oder war aus Kränkung gemein zu ihr, weil sie mich abgewiesen hat?« Diese Liste an Fragen könnte natürlich noch länger sein, aber sie ist hier einfach nur mal ein Anfang. Und ja, ich denke, jede*r sollte sich diese Fragen stellen. Ist unangenehm. Ist aber nötig, wenn wir ein Klima schaffen wollen, das es Menschen erlaubt, ihre Sexualität lust- und nicht angstorientiert zu gestalten. Ich verstehe schon, dass es vielleicht nervt, sich selbst die ganze Zeit hinterfragen zu müssen, ob das, was man will und tut, für die andere Person auch okay ist. Was aber auch verdammt nervt, ist, sich die ganze Zeit einschränken zu müssen, weil man die Verantwortung dafür zugeschrieben bekommt, dass sich andere einem selbst gegenüber übergriffig verhalten.

Ich erlebe immer wieder, dass Männer extrem unterschätzen, wie sehr sich andere Menschen einschränken, um zu versuchen, sich vor Übergriffen zu schützen. Klar kann man die defensive Position einnehmen und sagen: »Man darf ja niemandem mehr ein Kompliment machen«, oder: »Man weiß ja gar nicht mehr, was man überhaupt noch sagen darf.« Die Sorglosigkeit, die man für sich beansprucht, wenn man keine Verantwortung dafür übernehmen möchte, ob man mit dem eigenen Verhalten die Grenzen anderer Menschen überschreitet oder deren Wohlbefinden verletzt, hat jedoch einen Preis. Sie geht auf Kosten des Sicherheitsgefühls des Gegenübers. Ein geschlechterspezifisch asymmetrisch verteiltes Sicherheitsgefühl in sexuellen Situationen führt dazu, dass Menschen sich eben auch mit unterschiedlicher Leichtigkeit und Leichtfertigkeit in diese Situationen begeben (können). Eine Kultur, in der Frauen zuerst die Frage gestellt wird, was sie denn anhatten oder warum sie alleine mit zu jemandem nach Hause gegangen sind, wenn sie sexualisierte Gewalt er- und überlebt haben, macht es letztlich für Frauen unmöglich, Entscheidungen frei nach ihren sexuellen Gelüsten zu treffen.

Der dritte Aspekt, der sexuelle Freiheit geschlechterspezifisch einschränkt, ist Slut-Shaming – die Abwertung von Frauen, die viel Sex haben, die bereits viele Sexualpartner*innen hatten oder die sich anderweitig sexuell ›abenteuerlich‹ verhalten. Die Betitelung einer Frau als ›Schlampe‹ geht mit dem Verlust an Respekt und gesellschaftlichem Status aufgrund tatsächlicher oder auch nur angenommener hoher sexueller Aktivität einher. Diese Konsequenz ist so bezeichnend, dass sie im Grunde genommen schon alles darüber sagt, weshalb Frauen nicht nach Lust und Laune Sex haben. Für Slut-Shaming gibt es kein männliches Äquivalent. Vielmehr ist die gesellschaftliche Bewertung männlicher und weiblicher Sexualität eigentlich genau entgegengesetzt. Deshalb ist es kaum überraschend, dass Männer und Frauen in ihrem Sexualverhalten zwei unterschiedliche Strategien verfolgen, um Status zu erlangen und/oder aufrechtzuerhalten. Während Männern hohe sexuelle Aktivität nicht nur zugestanden, sondern auch als Affirmation ihrer Männlichkeit bewertet wird, sollen Frauen zwar möglichst begehrlich, aber dennoch nicht sexuell freigiebig sein. Sexuelle Zurückhaltung von Frauen kann deshalb nicht allein als Ausdruck einer geringeren Libido bewertet werden, sondern muss auch im Kontext gesellschaftlicher Auf- und Abwertung anhand ihres Sexualverhaltens betrachtet werden.

Frauen haben nicht grundsätzlich weniger Lust auf Sex als Männer. Frauen haben gesellschaftlich bedingt einfach weniger sexuelle Freiheit. Das gesellschaftliche Narrativ, das versucht ein unterschiedliches Sexualverhalten über eine angeblich geschlechterspezifische Libido zu naturalisieren, erfüllt dabei vor allem die Funktion, an der gesellschaftlichen Ungleichheit zwischen den Geschlechtern nichts ändern zu müssen. Mit anderen Worten, wenn man sagt: »Frauen haben eben weniger Lust auf Sex als Männer. So ist das halt«, muss man sich mit dem zugrunde liegenden Problem nicht weiter beschäftigen.

Darüber hinaus ist unser gesellschaftlicher Blick auf Sex, Geschlecht und Körper schon seit Jahrhunderten nicht besonders darauf ausgerichtet, sexuelle Lust und Befriedigung als einen integralen und selbstverständlichen Teil des Frauseins zu begreifen. Ganz offensichtlich konnten wir dies im historischen Rückblick an den Aussagen beobachten, mit denen ohne jegliche Umschweife behauptetet wurde, Frauen hätten keinerlei eigene sexuellen Bedürfnisse, sondern sie hätten eigentlich nur ihrem Mann zuliebe Sex, oder vielleicht noch, um Mutter zu werden. Doch das Narrativ der sexuell bedürfnislosen Frau finden wir auch heute noch in unserem gesellschaftlichen Umgang mit Sex. Ein Beispiel dafür ist die verbreitete Sichtweise, dass Frauen der Orgasmus beim Sex weniger wichtig sei als Männern. Bei Kinsey finden wir dies sehr eindrücklich beschrieben:

> Es kann nicht häufig genug betont werden, dass der Orgasmus nicht als einziges Kriterium für den Grad der Befriedigung gelten kann, den eine Frau aus der sexuellen Aktivität bezieht. Es kann beträchtliche Lust in sexueller Erregung, die nicht zum Orgasmus führt, und in den menschlichen Aspekten einer sexuellen Beziehung empfunden werden. Finden doch viele Frauen Befriedigung in dem Wissen, dass ihr Mann oder ein anderer Partner die Vereinigung genoss und dass sie zur Lust des Mannes beitrugen.[288]

Nachdem Kinsey ausführt, dass im Orgasmus keineswegs der einzig wichtige Bestandteil einer befriedigenden sexuellen Beziehung zu sehen sei, fügt er dieser Beobachtung den bezeichnenden Satz hinzu:

> Das gilt für die Frauen in wesentlicherem Maße als für Männer. Es ist undenkbar, dass Männer, die nicht zum Orgasmus kommen, den Vollzug des ehelichen Koitus über längere Zeit fortsetzen würden.[289]

Mit anderen Worten: Orgasmus ist zwar nicht das Wichtigste am Sex, aber wenn Männer mit ihrer Partnerin regelmäßig nicht zum Orgasmus kämen, würden sie sich das wohl kaum gefallen lassen.

Die Diskrepanz der Orgasmushäufigkeit zwischen Männern und Frauen beim heterosexuellen Geschlechtsverkehr bezeichnet man auch als ›Orgasm Gap‹, also als ›Orgasmuslücke‹. Diese Lücke genau zu bestimmen, ist nicht ganz einfach. Man findet sehr unterschiedliche Zahlen dazu, muss aber bei deren Auslegung sehr darauf achten, was jeweils genau beschrieben wird. Denn wie häufig oder wie zuverlässig jemand mit welchem Partner unter welchen Bedingungen bei welcher sexuellen Praktik zum Orgasmus kommt, ist gar nicht so einfach abzufragen und auszuwerten. Die Zahlen schwanken zwischen einer Orgasmushäufigkeit von circa 30 bis 60 Prozent bei Frauen und circa 90 Prozent bei Männern.[290] Im Klartext bedeutet das, Frauen geben an, dass sie in 30 bis 60 Prozent der Fälle, in denen sie mit einem Partner Sex haben, zum Orgasmus kommen. Männer geben jedoch an, dass sie in 90 Prozent der Fälle, in denen sie mit einer Partnerin Sex haben, zum Orgasmus kommen. Wenn Frauen also weniger häufig Sex haben wollen als Männer, könnte das vielleicht auch daran liegen, dass sie beim Sex deutlich seltener zum Orgasmus kommen.

Eine Studie aus den USA hat 2014 die Orgasmushäufigkeit mit Blick auf sexuelle Orientierung untersucht und dabei festgestellt, dass sich Orgasmushäufigkeit bei heterosexuellen und schwulen Männern nicht wesentlich unterscheidet, sehr wohl aber bei Frauen. Lesbische Frauen gaben in dieser Studie an, in 75 Prozent der Fälle, in denen sie mit einer Partnerin Sex haben, zum Orgasmus zu kommen.[291] Was uns diese Zahl aber nicht verrät, ist die Ausgeglichenheit der Orgasmushäufigkeit zwischen lesbischen Sexualpartnerinnen. Wir können dennoch einige Vermutungen anstellen, warum Frauen in lesbischen Sexualbeziehungen öfter einen Orgasmus beim gemeinsamen Sex erleben. Ein Aspekt neben all den anderen, die ich ja bereits ausgeführt habe, ist, meiner Ansicht nach, auch die weniger vorgefertigte Erwartung, wann Sex ›zu Ende‹ ist. Bei heterosexuellem Geschlechtsverkehr besteht die unausgesprochene Regel darin, dass der Orgasmus des Mannes, der als einhergehend mit seiner Ejakulation gesehen wird, als Endpunkt des Sex gilt. Egal, ob sich die Frau zu diesem Zeitpunkt sexuell befriedigt fühlt oder nicht. Da jedoch bei lesbischem Sex eine geschlechterspezifische Zuordnung, *wessen* Orgasmus den Sex jetzt beendet oder in welcher Reihenfolge die Sexualpartnerinnen idealerweise zum Orgasmus kommen sollten, außer Kraft gesetzt ist, braucht es darüber eine aktive Kommunikation zwischen den Sexualpartnerinnen. Dadurch entsteht ein direkterer Anlass, sich darüber auszutauschen, für wen es jetzt genug ist und wer sich vielleicht noch was wünscht. Diesen Austausch *braucht* es bei heterosexuellem Geschlechtsverkehr auch. Er findet dort aber eben kaum statt.

Einige Untersuchungen haben ergeben, dass die Orgasmushäufigkeit für Frauen bei heterosexuellen Begegnungen, die nicht in einer Partnerschaft stattfinden – meist als ›casual Sex‹ beschrieben –, noch geringer ist als mit einem vertrauten Partner. Eine Umfrage der US-amerikanischen Psychologin Laurie Mintz unter ihren Studierenden ergab, dass nur vier Prozent der Frauen bei ›casual Sex‹ regelmäßig einen Orgasmus erlebten.[292] Auch dafür gibt es mal wieder viele Gründe, über die wir spekulieren können. Mintz vermutet, dass die sexuelle Befriedigung der Frau in unverbindlichen sexuellen Begegnungen für Männer möglicherweise weniger relevant sei als in einer festen Partnerschaft. Das kann natürlich sein, wäre jetzt aber nicht unbedingt meine Schlussfolgerung gewesen. Ich meine, klar, ein paar Arschlöcher, die ausschließlich auf ihre Lust bedacht sind und beim Sex einfach nur ihr eigenes

Ding machen, gibt es immer. In der Interpretation, Männern sei die Befriedigung ihrer Sexualpartnerinnen bei unverbindlicheren sexuellen Begegnungen weniger wichtig, schwingt jedoch auch ein Beziehungsbild mit, das feste Beziehungen automatisch mit Fürsorge und Partnerschaftlichkeit gleichsetzt, während flüchtige sexuelle Begegnungen als weniger respektvoll oder als zwischenmenschlich unbedeutender betrachtet werden. Ich denke allerdings nicht, dass dieses Bild tatsächlich zutreffend ist. Darüber hinaus ist die Befriedigung der Frau als Statussymbol für Männlichkeit auch über die Paarbeziehung hinaus wirksam, sodass ich nicht davon ausgehen würde, dass dies in kurzen, unverbindlichen Begegnungen keine Rolle spielt. Männer sind bei einer kurzen Begegnung vielleicht weniger nachhaltig mit einer fehlenden Befriedigung konfrontiert. Dass dies grundsätzlich egal für sie ist, glaube ich allerdings trotzdem nicht.

Eine andere Vermutung, die Mintz als Erklärung für die geringe Orgasmushäufigkeit bei casual Sex anführt, ist, dass Frauen ihre sexuelle Befriedigung und ihren Orgasmus in heterosexuellen Begegnungen weniger selbstverständlich einfordern und weniger selbstbewusst auf ihrem Orgasmus bestehen würden als Männer. Und da schließt sich mal wieder der Kreis: Wie sollten Frauen auch lernen, das zu tun, wenn ihnen von Grund auf vermittelt wird, dass für *sie* der Orgasmus ja nicht so wichtig sei? Partnerschaftlicher Sex und ein ausgeglichenes Verhältnis sexueller Befriedigung zwischen Sexualpartner*innen braucht bei allen Beteiligten gleichermaßen ein gesundes Maß an Egoismus wie auch an großzügigem Altruismus. Die Mischung macht's. Die gesellschaftlichen Geschlechtervorstellungen und -erwartungen wirken solch einem ausgeglichenen Verhältnis jedoch permanent entgegen. Männern wird gesellschaftlich vermittelt, dass ihnen sexuelle Befriedigung zusteht und dass das Bedürfnis danach einen integralen Teil ihres Mannseins darstellt. Das Bild von Männern, die einfach nur ihren Penis irgendwo reinstecken wollen oder denen beim Sex vor allem die eigene Befriedigung wichtig wäre, halte ich aber für absoluten Quatsch. Das gesellschaftliche Verständnis von Sex begünstigt zwar ihren Orgasmus bei partnerschaftlichem Sex. Die Gleichsetzung von Sex mit vaginalem Geschlechtsverkehr stellt jedoch auch für sie ein sehr beschränktes Angebot dar, was ihnen Lust bereiten soll. Die gesellschaftlichen Vorstellungen von Sex und von Männlichkeit beladen Menschen mit Penis auch mit jeder Menge Erwartungen und Leistungsdruck, wie Erektionsfähigkeit, Durchhaltevermögen und Penisgröße. Der Fokus heteronormativer Vorstellungen von Sex auf fortpflanzungsrelevante Sexualpraktiken reduziert das sexuelle Erleben von Männern weitestgehend auf ihren Penis und beschränkt ihre Freiheit, auch andere Lustzonen zu entdecken, wie die Prostata, den Anus oder überhaupt jegliche andere erogenen Zonen an ihrem Körper. Damit meine ich natürlich nicht, dass jeder Mann das mögen *muss*. Aber ich denke, es ist wichtig sich klarzumachen, dass heteronormative Sexualvorstellungen sich nicht nur nachteilig auf das sexuelle Erleben von Frauen auswirken können, sondern auch Männer beschränken, selbst wenn ihre Lust in diesen Vorstellungen noch mehr Platz findet als die von Frauen.

Männern sind der sexuelle Genuss und der Orgasmus ihrer Sexualpartner*innen mit Sicherheit wichtig. Trotzdem beobachte ich immer wieder, dass viele Männer große Schwierigkeiten haben, die Wünsche ihrer Sexualpartner*innen tatsächlich vor ihre eigenen, vorgefertigten Ansprüche und Erwartungen zu stellen, was ›ein Mann‹ beim Sex angeblich zu tun hat, was Frauen vermeintlich wollen oder auch, was sie selbst wollen. Die Vorstellung, von ihren Sexualpartner*innen gesagt zu bekommen, was diese sich beim Sex wünschen, ist für viele Männer nur so lange reizvoll, wie diese Wünsche bestätigen, was sie ohnehin schon tun oder ein Sexualitätsbild widerspiegeln, das ihnen vertraut ist. Es ist sehr viel einfacher, sich Pornos als Lehrmaterial reinzuziehen, 1000 Sexratgeber zu lesen oder einen Klitoriskurs zu besuchen und sich danach vermeintlich das Patentrezept zum Muschi-Lecken in die Tasche zu stecken, als sich tatsächlich auf die Wünsche und Bedürfnisse des Gegenübers einzulassen, mit denen man sich vielleicht zunächst etwas unsicher oder unbeholfen fühlt und die ja auch immer wieder andere sein können.

Vor ein paar Jahren kam eine Teilnehmerin nach einem Workshop mal zu mir und fragte mich, ob sie mich noch mal kurz sprechen könnte. Ich dachte zunächst, sie hätte einfach nur eine inhaltliche Frage, die sie sich vielleicht nicht getraut hatte vor den anderen Workshop-Teilnehmer*innen zu stellen. Aber sie wartete wirklich ab, bis alle anderen weg waren und fragte, ob wir uns noch mal kurz hinsetzen könnten. Sie saß mir an einem Tisch im Veranstaltungsraum, der nun menschenleer und schon etwas dunkel geworden war, gegenüber und blickte mich mit einem derartigen Schuldbewusstsein an, dass ich dachte, gleich beichtet sie mir, dass sie jemanden umgebracht hat. Als sie sich sicher war, dass niemand uns hören konnte, guckte sie mich an und sagte ganz leise: »Ich weiß nicht, wie ich es sagen soll. Aber ich hatte noch nie einen Orgasmus beim Sex.« Was sie offenbar so viel Anspannung und Überwindung kostete auszusprechen, hat mich hingegen sofort erleichtert. Wohlwissend, dass sie bei Weitem nicht die einzige Endzwanzigerin war, der es so ging, war das Erste, was mir einfiel: »Aber das ist doch nicht so schlimm. Das geht ganz vielen Menschen so.« Nachdem sich in ihrer Miene ein kurzer Hauch von Erleichterung gezeigt hatte, setzte sie sofort mit der gleichen Ernsthaftigkeit und Besorgnis nach: »Aber mein Freund sagt, mit mir stimmt was nicht.«

Wo soll ich anfangen? So eine Schlussfolgerung habe ich in unterschiedlichen Variationen schon öfter gehört, und ich denke, in den meisten Fällen ist sie einfach nicht hilfreich. Sie entsteht meines Erachtens meistens aus der Unsicherheit von Menschen, keine guten Liebhaber*innen zu sein und aus der Unfähigkeit nicht offen über den gemeinsamen Sex, Wünsche und Bedürfnisse – auch außerhalb sexueller Situationen – sprechen zu können. Zu sagen: »Mit dir stimmt was nicht«, führt dann meistens jedoch nur zu Scham, zu noch mehr Verunsicherung, was es wiederum *noch* schwerer macht, über diese Dinge zu reden. Darüber hinaus ist diese Haltung eine einfache Methode, die eigene Verantwortung für die Situation abzugeben. Die Annahme, dass halt die andere Person ›das Problem‹ ist, hat außerdem auch eine abwertende Komponente, die vor allem dazu dient, von der eigenen Verunsicherung und dem eigenen damit verbundenen Minderwertigkeitsgefühl abzulenken. Ich stelle immer wieder fest, dass nahezu alle Leute, völlig unabhängig von Geschlecht oder sexueller Orientierung, sich eigentlich zwei Fragen stellen. Erstens: Bin ich normal? Und zweitens: Was ist eigentlich Sex? Ich finde es immer wieder unglaublich erleichternd zu realisieren, dass mich dies mit allen Menschen, mit denen ich Sex habe oder mit denen ich auch nur über Sex rede, verbindet. Und ich denke dann, wir sollten alle ein bisschen gütiger zueinander sein.

Auch ich habe schon oft die Erfahrung gemacht, dass meine männlichen Sexualpartner verunsichert und frustriert davon waren, wenn ich beim Sex mit ihnen keinen Orgasmus hatte. Klar finde ich es nicht unwichtig, dass sie wollen, dass ich bei unserem gemeinsamen Sex auch auf meine Kosten komme. Mit jemandem, dem das egal wäre, hätte ich keine Lust, Sex zu haben. Wann oder womit ich sexuell befriedigt bin, kann aber niemand besser bewerten als ich selbst. Wenn meine Sexualpartner frustrierter über meinen nicht stattfindenden Orgasmus sind als ich, dann merke ich daran ziemlich schnell, dass es ihnen eigentlich gar nicht um mich und meinen tatsächlichen Genuss an unserem Sex geht, sondern um ihr Selbstwertgefühl. Bis zu einem gewissen Grad ist das auch nachvollziehbar und okay. Auch ich fühle mich gut und begehrenswert dadurch, dass ich meinen Partner befriedigen kann.

Jemand anderem Lust zu schenken, ist einfach schön. Es ist aber genauso wie mit materiellen Geschenken. Jemandem etwas zu schenken, macht uns selbst glücklich. Wenn wir aber überhaupt nicht darauf hören, was sich jemand wünscht oder gebrauchen kann, dann ist das Geschenk, auch wenn wir es jemand anderem geben, letztendlich doch mehr für uns selbst als für die andere Person. Auch das ist ja an sich nicht verwerflich. Aber wir sollten halt trotzdem mal kurz selbstreflektiert überprüfen, ob es das ist, was wir tatsächlich wollen. Mir wäre es z. B. manchmal lieber, man würde mir nichts schenken, als etwas zu bekommen, was ich hässlich finde oder nicht gebrauchen kann. Im schlimmsten Fall fühle ich mich am Ende eher noch schlecht, wenn ich es dann wegschmeiße. Aus dieser Schleife kommt man nur raus, wenn man die eigenen Grenzen und Wünsche kennt und diese kommuniziert, z. B. indem man sagt: »Vielen Dank, ich weiß das sehr zu schätzen. Aber leider gefällt es mir nicht. Ich würde mich mehr über A oder B freuen. Oder wenn du mir wirklich eine Freude machen willst, dann frag mich das nächste Mal doch gerne, was ich gebrauchen kann.« Nicht in allen Beziehungen lohnt sich die emotionale und zwischenmenschliche Arbeit, die so eine Auseinandersetzung mit unserem Gegenüber bedeutet. Manchmal ist es auch einfacher, ein Geschenk anzunehmen und sich innerlich zu sagen: »Scheiß drauf ...« Solange es einem nicht schadet, ist das ja auch okay. Aber wir haben auch eine Verantwortung uns selbst gegenüber, uns nicht von anderen unbegrenzt zumüllen zu lassen. Wenn wir immer nur Dinge akzeptieren, die wir eigentlich nicht wollen, sitzen wir irgendwann in einem Haufen von Zeug und sind trotzdem völlig unglücklich. Und so ist es mit Sex halt auch. Ich würde sagen, in den meisten Fällen sind Menschen, die etwas verschenken, glücklicher, wenn sie sehen, dass die andere Person tatsächlich Freude daran hat. Dafür muss man aber erstens in der Lage sein zu hören, was die andere Person sich wünscht. Und zweitens muss man auch akzeptieren können, dass dies vielleicht etwas anderes ist als das, was man erwartet hat oder was man vielleicht selbst gerne hätte. Wenn die Bestätigung des eigenen Egos durch die sexuelle Befriedigung des*der anderen mehr Raum einnimmt als die Zufriedenheit der*des Sexualpartner*in, dann ist das sehr hinderlich für ein offenes Gespräch über Wünsche, für ein gemeinsames Ausprobieren und für ein entspanntes Sichfallenlassen.

Natürlich möchte ich auch beim Sex kommen. Ein ständiges Gegeiere auf den Orgasmus finde ich aber einfach anstrengend. Was mich meistens mehr frustriert als beim Sex keinen Orgasmus zu haben, ist, mich dann auch noch um eine*n verunsicherte*n Sexualpartner*in kümmern zu müssen, der*die darüber enttäuscht ist, dass ich nicht gekommen bin. Oder der*die vielleicht sogar noch die absolute Frechheit besitzt, zu behaupten, dass mit mir deshalb was nicht stimmt. Was mir in solchen Situationen immer sehr geholfen hat, ist das Wissen über und das Vertrauen in meinen eigenen Körper. Mich selbst und meine Sexualität durch Kenntnis und Erkundung meiner Genitalanatomie besser zu verstehen, gibt mir das Selbstbewusstsein zu sagen: »Mit mir ist alles in Ordnung.« Selbstbefriedigung wird viel zu oft nur auf einen Ersatz für partnerschaftlichen Sex reduziert. Durch das Bild, dass das Bedürfnis nach Geschlechtsverkehr geschlechterspezifisch unterschiedlich wäre, wird Masturbation bei Männern meistens als gewöhnlicher Teil ihres sexuellen Seins betrachtet, während es für viele Frauen häufig sehr schambelastet und tabuisiert ist. Viel mehr als ein Ersatz ist Selbstbefriedigung jedoch eine eigene sexuelle Praktik, die vieles ermöglicht, was gemeinsamer Sex nicht kann. Sie bietet uns einen sicheren Rahmen, in dem wir Sexualität kennenlernen können, ohne uns für jemand anderen verantwortlich fühlen zu müssen. Wir müssen mit niemandem kommunizieren. Wir müssen keine Grenzen setzen, keine Rücksicht nehmen, keine Wünsche äußern und keine Wünsche berücksichtigen. Wir müssen keine Erwartungen erfüllen. Sondern wir können uns einfach auf uns selbst konzentrieren. Wir können schnell und kurz Druck ablassen. Oder ewig an uns rumfummeln ohne die wirkliche Absicht, überhaupt einen Orgasmus zu haben. Wir können in unsere Fantasie eintauchen und kommen, bis wir nicht mehr können. Wir können einfach so Sex haben, wie es uns gerade passt. Durch Selbstbefriedigung weiß ich, was für mich normal ist. Ich weiß, was ich mag und was ich nicht mag. Und wenn ich beim Sex mit einer*einem Partner*in nicht komme, bin ich nicht verunsichert, weil ich meinen Körper und meine Sexualität so gut kenne, dass ich meistens auch weiß, warum ich nicht gekommen bin bzw. weil ich weiß, was ich dafür brauche. Wenn sich mein*e Sexualpartner*in dafür tatsächlich interessiert, kann ich es ihm*ihr gerne erklären. Das Zuhören kann ich der Person aber nicht abnehmen. Und was wir unserem Gegenüber auch nicht abnehmen können, ist die Unsicherheit. Wir können empathisch, offen und wohlwollend sein. Wenn wir gemein, abwertend oder verletzend sind, machen wir einen konstruktiven Austausch unmöglich, und wir verhindern damit letztendlich auch die Chance, dass wir selbst mit unseren Wünschen und Ängsten von unseren Partner*innen gehört und wohlwollend empfangen werden. Wir können uns also bemühen, unsere Sexualpartner*innen nicht noch zusätzlich zu verunsichern. Gleichzeitig ist es jedoch auch nicht meine Aufgabe, meine Sexualpartner*innen vor jeder möglichen Unsicherheit zu schützen. Jede Person trägt auch eine eigene Verantwortung, sich mit ihren Unsicherheiten auseinanderzusetzen. Einen gemeinsamen Umgang mit Unsicherheiten zu finden, ist allerdings wichtiger als zu versuchen, sie grundsätzlich zu vermeiden. Ich verstehe natürlich, dass Menschen verunsichert oder enttäuscht sind, wenn sie selbst oder ihre Sexualpartner*innen keinen Orgasmus beim Sex haben. Bin ich auch. Aber immer nur die Schuld hin und her zu schieben, ist nicht hilfreich. Niemand ist *alleine* dafür verantwortlich, dass gemeinsamer Sex gut wird. Jede Person trägt eine eigene Verantwortung dafür, ihre eigene Befriedigung und ihren eigenen Orgasmus einzufordern, wenn das etwas ist, was sie sich wünscht. Der*Dem Sexualpartner*in klarzumachen, was einem gefällt oder wie man befriedigt werden möchte, liegt ebenfalls in der eigenen Verantwortung. Niemand kann Gedanken lesen. Ohne Orgasmus befriedigt zu sein, sollte aber genauso legitim sein, wie einen Orgasmus erleben zu wollen.

Ich denke, wenn man die Qualität von Sex nur oder vorwiegend über den Orgasmus bemisst, dann vergibt man sehr viele Chancen für all das andere, was auch noch toll ist an Sex. Wenn ich sage, dass der Orgasmus nicht das Wichtigste ist, heißt das ja nicht, dass es mir *egal* ist, ob ich und meine Sexualpartner*innen kommen oder nicht. Ich finde aber, dass nicht stattfindende Orgasmen nicht immer gleich so ein Versagensding sein sollten – und zwar sowohl für die Person, die selbst keinen Orgasmus hat, als auch für die Person, die keinen Orgasmus herbeigeführt hat. Ich glaube, Sex könnte viel entspannter sein, wenn wir uns gegenseitig erlauben würden zu sagen: »Mir hat's Spaß gemacht, aber nun hab' ich genug. Wenn du kommen willst, bin ich gerne dabei oder helfe dir. Aber ich möchte dafür jetzt nicht verantwortlich sein.« Das würde uns zumindest schon mal alle von diesem zwanghaften ›Durchhalten‹ entlasten. Was man auch sagen könnte, wäre: »Ich würde gerne mit dir kommen. Dafür brauche ich das und das ...« Außerdem fände ich es gut, wenn es okay wäre zu sagen: »Für mich war's auch ohne Orgasmus sehr schön«, ohne danach die emotionale Arbeit leisten zu müssen, jemanden zu trösten, oder dass es bedeuten würde, der Orgasmus wäre einem unwichtig. Wenn das alles Optionen wären, dann hätte ich ganz sicher schon öfter ›Ja‹ zu Sex gesagt. Ich finde, man sollte den Orgasmus beim gemeinsamen Sex viel mehr wie etwas behandeln, das man einander schenkt und nicht wie etwas, das man einander schuldig ist. Zu wissen, dass da wieder dieser Orgasmusdruck kommt, wenn wir Sex haben, kann für viele Menschen ein Grund sein, keine oder wenig Lust auf Sex zu haben, und zwar völlig geschlechterunabhängig.

Die kollektive Ungeübtheit, mit unseren Wünschen, Erwartungen und Unsicherheiten beim Sex einen gemeinsamen, konstruktiven Umgang zu finden, äußert sich dann häufig in einer Exitstrategie: dem vorgetäuschten Orgasmus. Die Gründe dafür sind meistens, dass Menschen nicht wissen, wie sie Sex anders beenden sollen, dass sie ihre Sexualpartner*innen nicht kränken oder enttäuschen wollen und dass sie Angst haben, den Eindruck zu erwecken, etwas würde nicht mit ihnen stimmen. Das Thema wird meistens nur in Bezug auf Frauen diskutiert, aber auch Männer täuschen Orgasmen vor, und zwar größtenteils aus sehr ähnlichen Gründen wie Frauen. Eine Studie der Kansas University in den USA hat 2014 Daten dazu erhoben und diese auch mit bereits dazu existierenden Studien verglichen. Die Zahlen liegen demnach für Frauen, die angeben, schon mal einen Orgasmus vorgetäuscht zu haben, zwischen 54 und 71 Prozent und für Männer zwischen 26 und 36 Prozent. Wenn Menschen einen Orgasmus vortäuschen, ist die sexuelle Aktivität, bei der dies der Umfrage nach am häufigsten passiert – Überraschung – vaginaler Geschlechtsverkehr.[293]

Oft wird davon ausgegangen, dass Männer einen Orgasmus gar nicht vortäuschen könnten, weil die Ejakulation als Beweis für einen Orgasmus betrachtet wird. Ejakulation und Orgasmus müssen aber nicht immer zusammenfallen. Und wenn es nur um die Ejakulation geht, kann man auch vertuschen, dass diese nicht stattgefunden hat. Zum Beispiel, indem man direkt das Kondom entsorgt oder nach dem Sex schnell so tut, als hätte man das Ejakulat bereits weggewischt, oder indem man vorgibt, woandershin ejakuliert zu haben. Ein Grund, den sowohl Männer als auch Frauen für einen vorgetäuschten Orgasmus angeben, ist, laut der oben genannten Studie, dass sie merken, dass sie einfach nicht kommen werden oder es in ihren Augen zu lange dauern wird. Die Vorstellungen, dass Sex im Orgasmus enden muss, dass als ultimatives Ziel beide Sexualpartner*innen gleichzeitig kommen müssten, oder dass zumindest die heteronormative Reihenfolge erfüllt wird, bei der die Frau zuerst kommt und der Sex dann mit dem Orgasmus des Mannes beendet wird, tragen ebenfalls dazu bei, dass Menschen Orgasmen vortäuschen. Während man zunächst einmal denken könnte, dass all diese Ideale doch der Lust beim Sex einen wesentlichen Stellenwert einräumen würden, geht es jedoch auch hier im Kern wieder einmal um ein gesellschaftlich tradiertes Fortpflanzungsideal. Wenn wir uns an die historischen Zeugungstheorien zurückerinnern, dann können wir deutlich sehen, wie sich die kulturellen Vorstellungen von Fortpflanzung in unseren bis heute wirksamen Sex-Skripten wiederfinden. Der Orgasmus des Mannes wird auch deshalb als obligatorischer Teil von Sex betrachtet, weil die Ejakulation für eine potenzielle Befruchtung notwendig ist. Das Ideal des gemeinsamen Orgasmus konnten wir am konkretesten in der Zwei-Samen-Theorie wiederfinden, die besagte, dass es für eine erfolgreiche Befruchtung des gleichzeitigen Orgasmus der Frau und des Mannes bedürfe. Auch die Idee, dass die Frau zuerst kommen soll, ist an das reproduktive Ideal des vaginalen Geschlechtsverkehrs geknüpft. Denn die Stimulation innerhalb der Vagina mit dem Penis ist nur möglich, solange die Erektion des Penis andauert, und diese geht meistens nach dem Orgasmus zurück. In der Umfrage der Kansas University gaben einige Frauen an, dass es ihr Ziel war, Sex durch einen vorgetäuschten Orgasmus zu beenden, da ihr Partner erst kommen würde, wenn sie gekommen wären. Andere gaben an, dass sie einen Orgasmus vortäuschten, weil sie merkten, dass ihr Partner kommen würde und sie den Eindruck hatten, dass nach ihm zu kommen keine Option wäre. Noch ein Grund, warum Menschen einen Orgasmus vortäuschen, ist, dass sie sich bereits müde und erschöpft fühlen und der Sex dadurch nicht lustvoll, sondern nur noch anstrengend ist. Oder auch, dass sie vielleicht von vornherein nicht in der Stimmung für Sex waren, aber sie ihre*n Sexualpartner*in nicht zurückweisen wollten.[294]

Den gefürchtetsten Grund für einen vorgetäuschten Orgasmus, nämlich, dass ihre Sexualpartner*innen nicht fähig wären sie zu befriedigen, gaben die Befragten verhältnismäßig selten an. Allerdings hat sich hier eine geschlechterspezifische Diskrepanz gezeigt. Nur 7 Prozent der Männer gaben an, dass sie einen Orgasmus vorgetäuscht haben, weil ihre Partner*innen zu ungeschickt waren, um sie tatsächlich zum Orgasmus zu bringen. Unter den Frauen waren es jedoch 25 Prozent. Zu glauben, dies läge daran, dass

Männer allgemein unfähiger oder sexuell ungeschickter seien, ist natürlich ein Trugschluss. Meiner Ansicht nach ist so eine Diskrepanz aber trotzdem nicht überraschend. Denn wir alle lernen viel zu wenig oder sogar schlichtweg Falsches über die Anatomie der Klitoris, die so maßgeblich ist, um Lust, sexuelle Befriedigung und Orgasmus zu verstehen.

Ich denke, unterm Strich kann man zusammenfassen, dass Menschen Orgasmen vor allem deshalb vortäuschen, um zu vermeiden, mit ihren Sexualpartner*innen darüber reden zu müssen, warum sie keinen Orgasmus haben oder warum sie vielleicht auch gerade keinen wollen. Sie antizipieren bereits, dass ein ausbleibender Orgasmus zu Konflikten führen wird, zu Enttäuschung und zu Verunsicherungen. Und viele Menschen fühlen sich auch selbst mit ihren eigenen Unsicherheiten überfordert.

Was uns fehlt, ist eine Kultur, in der Verunsicherung zu Sex dazugehören darf und uns gleichzeitig sinnvolle Angebote gemacht werden, um Unsicherheiten aus dem Weg zu räumen. Wir brauchen sexuelle Bildung, die umfassend und korrekt informiert, anstatt zu beschämen und zu bewerten. Fundiertes Wissen über Genitalanatomie muss niedrigschwellig verfügbar sein und sollte aktiv vermittelt werden, wenn wir einen souveränen, selbstbestimmten und lustvollen Umgang mit Sexualität erreichen wollen. Auch über Penisse sollten wir alle viel mehr lernen. Aber die Klitoris bekommen wir ja noch nicht einmal zu Gesicht. Während sich um den kleinen Teil, den man sehen kann, jede Menge Mythen ranken, verschwindet der innere Teil in vielen Aufklärungsmaterialien und in medizinischer Literatur unter einem Mantel der Unsichtbarkeit. Sich mit Genitalanatomie auszukennen, ist jedoch eine wichtige Grundlage, sowohl um den eigenen Körper kennenzulernen, als auch, um in den sexuellen Kontakt mit anderen Menschen zu treten. Wenn wir unseren eigenen Körper kennen, wenn wir wissen, was mir mögen, was uns zum Orgasmus bringt und was nicht, hilft uns das, zu kommunizieren, was wir möchten und wo unsere Grenzen sind. Unser gesellschaftlich eingeschränktes Verständnis davon, was Sex ist oder sein soll, macht es uns in unseren Sexualbeziehungen oft schwer, Sex nach unseren eigenen Wünschen und Bedürfnissen zu gestalten. Gerade in heterosexuellen Sexualbeziehungen fehlt häufig das Verständnis, dass Sex ohne Penis-in-Vagina ein vollwertiges sexuelles Erlebnis darstellen kann, dass man für lustvollen Sex keinen harten Penis braucht und dass der Orgasmus weder das einzige noch das hauptsächliche Ziel von sexuellen Begegnungen sein muss. Wenn uns eine beiderseitige Zufriedenheit bei gemeinsamer Sexualität wichtig ist, dann sehe ich es als fundamentalen Schritt an, damit aufzuhören, sexuelle Lust und Befriedigung als ein geschlechterspezifisch asymmetrisch verteiltes Bedürfnis anzusehen. Anstatt daran festzuhalten, dass Männer grundsätzlich mehr Sex wollen als Frauen, oder dass Männern Sex wichtiger wäre als Frauen, sollten wir lernen, viel mehr auf unsere individuellen Bedürfnisse zu hören und uns darüber auszutauschen. Das erfordert viel Arbeit – an der Gesellschaft und an uns selbst. Die Gesellschaft, das sind aber eben auch *wir*. Die sexuelle Befreiung wird nicht über Nacht kommen. Aber wir alle können sie vorantreiben, one fuck at a time. Erfreut euch euren Klitorides, egal welche Form, Größe oder Farbe sie haben. Egal, ob ihr sie Clit, Eichel, Perle oder Penis nennt. Und vor allem, seid gut zu euch.

DANK

Mein allergrößter Dank gilt meinen Freundinnen Madita und Luci. You've held my hand, my head, my heart through all of this. Dann möchte ich all den Menschen danken, die dieses Buch mit ihren Kompetenzen bereichert und mich mit ihren Expertisen so großzügig unterstützt haben: Pat Hansen, Né Fink, Reinhild Fuhrmann und Sarah Scheidmantel. Ich danke all den Menschen, die daran beteiligt waren, dieses Buch auf den Weg zu bringen und die es möglich gemacht haben, dass aus einer Idee Realität wurde. Zu guter Letzt und ganz besonders möchte ich aber vor allem euch danken, dir, den Menschen, die dieses Buch lesen und die das Wissen über die Klitoris damit in die Welt hinaustragen.

Vielen Dank euch allen für euer Vertrauen, eure Unterstützung und euren Mut!

ANMERKUNGEN

Wie ich die Klitoris kennen lernte

1 Vgl. Harrison

Teil I: Die Anatomie der Klitoris

2 Vgl. Kobelt 2
3 Vgl. Cohen 5f., 9
4 Vgl. Lowry 1976: 162f.
5 Vgl. Méritt 10
6 Vgl. Moore, L. und Clarke A.
7 Vgl. Di Marino und Lepidi 34f., 42ff., 47ff.
8 Vgl. O'Connell 1998: 1894
9 Vgl. Veale et al. 981
10 Vgl. Haerdle 137; Veale et al. 981
11 Vgl. Lowndes Sevely 20f., 39f.
12 Vgl. O'Connell et al. 1998
13 Vgl. Holland, Fletcher
14 Vgl. komm_und_bleib
15 Vgl. Sanyal 22
16 Vgl. Blackledge 60f.; Laqueur 1996: 41; Lowndes Sevely 104
17 Vgl. Blackledge 60f.; Lowndes Sevely104
18 Vgl. Berlin
19 Colombo 445; Übersetzung: Reinhild Fuhrmann und Louisa Lorenz
20 de Graaf 74; Übersetzung: Reinhild Fuhrmann
21 Vgl. Adamczak
22 Vgl. Hälterlein

23 Vgl. Blackledge 60ff.
24 Vgl. Schmalback
25 Bartholin 74ff.
26 Vgl. Dodson zit. n. Chalker
27 Vgl. Di Marino und Lepidi 81
28 Vgl. Blackledge 163f.; Levin 5; Stilwell 18
29 Vgl. O'Connell et al. 2005: 1190f.
30 Vgl. Blackledge 163f.; Levin 5
31 Vgl. Blackledge 277ff.
32 Vgl. Di Marino und Lepidi 82f., 85f., 88ff.; O'Connell et al. 2005: 1191
33 Kobelt 39
34 Vgl. Pin
35 Campbell 41; Übersetzung: Louisa Lorenz
36 Vgl. Di Marino und Lepidi 81
37 Vgl. Di Marino und Lepidi 82
38 Vgl. Lowry 1976: 217; Krantz 110ff.
39 Vgl. Krantz 110ff.; Di Marino und Lepidi 82
40 Vgl. Kott
41 Vgl. Moore, L. und Clarke A.; O'Connell et al. 1998; O'Connell et al. 2005
42 Vgl. Groth 104; Sanyal 190ff.
43 Vgl. O'Connell 2005: 1189f.; Chalker
44 Siehe hierzu auch Haerdle
45 Vgl. Lowndes Sevely 133f.
46 Vgl. Voß 19
47 Vgl. Voß 246ff.
48 Vgl. Voß 159ff., 245, 270, 308; Moore, A. 72
49 Vgl. Voß 245, 270, 303; Moore, A. 72
50 Sherfey 1966: 43; Übersetzung: Louisa Lorenz
51 Siehe hierzu auch Voß 237-312
52 Vgl. Voß 246ff.
53 Vgl. Voß 216ff.
54 Vgl. Blackledge 158
55 Vgl. Voß 228

56 Vgl. Regenbogenportal
57 Vgl. Regenbogenportal
58 Voß 221ff.
59 Vgl. Voß 221ff.
60 Vgl. Hoenes et al.
61 Voß 13
62 Vgl. Organisation Intersex International
63 Vgl. Organisation Intersex International
64 Vgl. Regenbogenportal
65 Vgl. Voß 309f.
66 Siehe hierzu auch Ewert 76ff.
67 Vgl. Laqueur 1989: 102; Laqueur 1996: 22; Voß 114
68 Goffman 109
69 Voß 11
70 Der Begriff ›Rasse‹ ist im Deutschen durch die Rhetorik des nationalsozialistischen Regimes bis heute sehr problematisch belegt. Gleichzeitig ist dieser Begriff jedoch notwendig, um rassistisch motivierte Diskriminierung zu benennen. Die Anführungszeichen sollen den Konstruktcharakter von ›Rasse‹ verdeutlichen. (Siehe hierzu auch Eggers et al.)
71 Vgl. Laqueur 1996: 275
72 Siehe hierzu Roughgarden und Voß
73 Vgl. Stilwell 20
74 Vgl. Emhardt et al. 666; Di Marino und Lepidi 78; Stilwell 18
75 Vgl. Campbell 60
76 Vgl. Di Marino und Lepidi 79; Blackledge 280f.
77 Siehe hierzu auch Federici 115f.
78 Krafft-Ebing 42
79 Vgl. Blackledge 159ff., 283ff.
80 Vgl. Blackledge 160ff.
81 Vgl. Blackledge 161
82 Vgl. Haerdle 176

Teil II: Die Kulturgeschichte der Klitoris

83 Siehe hierzu Thomas

84 Siehe hierzu auch Schaeffer-Hegel, Harding, Fox Keller, Merchant

85 Siehe hierzu auch Laqueur 1996: 131, 144f.; Voß 25, 31

86 Vgl. Voß 58

87 Vgl. Voß 58ff.

88 Vgl. de Graaf 16; Moore, A. 54f.

89 Laqueur 1996: 56ff.; Voß 61ff.

90 Vgl. Laqueur 1996: 63, 175

91 Vgl. Laqueur 1996: 45; Voß 61ff.

92 Vgl. Laqueur 1996: 39f.; Sanyal 18f.

93 Vgl. Cohen 5f.; Blackledge 127f.; Finzsch und Hulverscheidt 3; Laqueuer 1989: 109ff.

94 Vgl. Laqueur 1996: 42, 55

95 Galen zit.n. Laqueur 1996: 55

96 Vgl. Laqueur 1996: 59; Blackledge 267; Voß 44ff.

97 Vgl. Laqueuer 1996: 42, 131f.; Voß 45f.

98 Siehe hierzu Jütte, Metz-Becker

99 Siehe hierzu auch Karras 39

100 Vgl. Laqueur 1996: 74f.; Voß 85f.

101 Siehe hierzu auch von Braun

102 Vgl. Voß 43, 85f.

103 Vgl. Voß 44

104 Voß 85f.

105 Vgl. Voß 60, 68ff., 86

106 Vgl. Voß 68f.

107 Voß 86

108 Vgl. Voß 70f.; Metz-Becker 10ff.

109 Vgl. Federici 115f

110 Vgl. Karras 49f.

111 Karras 49

112 Karras 37

113 Vgl. Jütte 132; Karras 44ff., 150f.

114 Karras 305
115 Siehe Karras 123-180
116 Zit. n. Karras 37
117 Vgl. Karras 88f., 165f., 182f., 248f.
118 Vgl. Karras 18f., 139, 165f., 177
119 Vgl. Blackledge 127ff.; Hulverscheidt 2002: 29; Laqueur 1989: 108f.; Laqueur 1996: 111
120 Colombo 447; Übersetzung: Reinhild Fuhrmann
121 Falloppio 116f.
122 Vgl. Voß 72ff.
123 Vgl. Voß 81f.
124 Voß 81f.
125 Vgl. Bartholin 75f.
126 Vgl. de Graaf 27; Übersetzung: Louisa Lorenz
127 de Graaf 77; Übersetzung: Louisa Lorenz
128 Vgl. Voß 81f.
129 Voß 82f.
130 Siehe hierzu auch Voß 121ff.
131 Vgl. Laqueur 1996: 198f., 210, 241
132 Vgl. Laqueur 1996: 185; Karras 109f.
133 Vgl. Karras 109ff.
134 Vgl. Paris und Fonblanque 436f.
135 Vgl. Laqueur 1996: 186f.
136 Vgl. Moore, A. 63
137 Vgl. Blackledge 256f.; Karras 165; Laqueur 1996: 82ff.
138 Vgl. Hulverscheidt 2002: 61
139 Vgl. Finzsch 2021: 125ff.
140 Siehe hierzu auch Karras 229f.; Laqueur 1996: 69f., 168
141 Vgl. Finzsch 2018: 12; Karras 229f.
142 Vgl. Meigs 46
143 Traub 82; Übersetzung: Louisa Lorenz
144 Acton 162; Übersetzung: Louisa Lorenz
145 Ellis zit. n. Laqueur 1996: 215
146 Vgl. Voß 128ff.

147 Die Großschreibung des Wortes ›Schwarz‹, auch als Adjektiv, und die Kursiv- und Kleinschreibung des Wortes ›*weiß*‹ geht auf den Vorschlag von Maureen Maisha Eggers, Grada Kilomba, Peggy Piesche und Susan Arndt zurück (Eggers et al.). Sie markieren mit dieser Schreibweise von ›Schwarz‹ das Widerstandspotenzial von Schwarzen und People of Colour, und mit der Schreibweise von ›*weiß*‹ den rassialisierenden Konstruktcharakter.

148 Georget zit. n. Voß 150

149 Siehe hierzu auch Hausen, Merchant, Schiebinger

150 Bischoff 19f.

151 Vgl. Huschke zit. n. Voß 170

152 Vgl. Huschke zit. n. Voß 170

153 Vgl. Voß 170, siehe auch Hausen 178

154 Siehe hierzu Voß 163ff.

155 Bischoff 39

156 Vgl. Möbius zit. n. Voß 178f.

157 Vgl. Hausen 173; Voß 142ff.; Laqueur 1996: 249f.

158 Brockhaus zit. n. Hausen 165

159 Fichte zit. n. Hausen 170

160 Vgl. Tolasch 226ff.

161 Krafft-Ebing 266

162 Tolasch 50

163 Vgl. Tolasch 47

164 Laqueur 1996: 28; Hervorhebung: Louisa Lorenz

165 Rousseau zit. n. Voß 104f.

166 Vgl. Voß 105

167 Voß 105

168 Vgl. Garnier 511 zit. n. Moore, A. 63

169 Krafft-Ebing zit.n. Hulverscheidt 2002: 40

170 Vgl. Collins 122f.

171 Siehe hierzu ausführlicher Collins 136ff.

172 Vgl. Collins 137ff.

173 Vgl. Collins 122ff.

174 Vgl. Collins 135

175 Vgl. Collins 133f.; Cott 228
176 Vgl. Collins 134
177 D'Emilio und Freedman zit. n. Illouz 84
178 Vgl. Collins 143ff.; Cott 228; Hausen 168
179 Vgl. Collins 145ff.
180 Vgl. Collins 145ff.
181 Vgl. Collins 145ff.
182 Vgl. Blackwell 58f.; Laqueur 1996: 228, 233
183 Vgl. Laqueur 1996: 228
184 Schmidt zit. n. Hausen 176
185 Vgl. Collins 145ff.; Cott 223ff., 227f., 231
186 Siehe hierzu ausführlich Silvia Federici
187 Gove Nichols zit. n. Cott 236; Übersetzung: Louisa Lorenz
188 Siehe hierzu auch Riddell 2014a
189 Acton 192
190 Vgl. Kobelt 2
191 Kobelt 1
192 Kobelt 2
193 Vgl. Hulverscheidt 2002: 23
194 Hulverscheidt 2002: 55
195 Vgl. Hulverscheidt 2002: 59
196 Vgl. Hulverscheidt 2002: 55f.
197 Hulverscheidt 2002: 18
198 Hulverscheidt 2002: 106f.
199 Hulverscheidt 2002: 152f.
200 Hulverscheidt 2002: 91
201 Hulverscheidt 2002: 95f.
202 Vgl. Hulverscheidt 2002: 97, 99f.
203 Vgl. Hulverscheidt 2002: 90, 102f.
204 Vgl. Finzsch und Hulverscheidt 2018: 3; Hulverscheidt 2002: 12ff., 24ff., 38f., 40, 102f.
205 Hulverscheidt 2002: 13f.
206 Vgl. Hulverscheidt 2002: 21f.
207 Vgl. Hulverscheidt 2002: 134f.

208 Vgl. Hulverscheidt 2002: 40f., 55ff., 60, 63, 104, 134f., 159; Laqueur 1996: 201
209 Vgl. Hulverscheidt 2002: 44, 114f.
210 Vgl. Finzsch 2021: 167ff.
211 Zit. n. Hulverscheidt 2002: 134, vgl. ebd. 153f.
212 Vgl. Hulverscheidt 2002: 40f., 51
213 Vgl. Hulverscheidt 2002: 48f., 53ff., 149f.
214 Vgl. Hulverscheidt 2002: 69f.
215 Vgl. Hulverscheidt 2002: 150, 159ff.
216 Rust zit. n. Hulverscheidt 2002: 113f.
217 Krause zit. n. Hulverscheidt 2002: 123f.
218 Vgl. Finzsch 2018: 20f.
219 Hulverscheidt 2002: 158
220 Vgl. Finzsch 2018: 21; Laqueur 1996: 273f.
221 Vgl. Hulverscheidt 2002: 21f.
222 Vgl. Mende 48f.; Hulverscheidt 2002: 21f.
223 Vgl. Hulverscheidt 2002: 20
224 World Health Organization; Übersetzung: Louisa Lorenz
225 Vgl. Mende 61
226 Vgl. World Health Organization; Di Marino und Lepidi 135; Sanyal 190ff.
227 Vgl. Levin 7
228 UNICEF
229 Vgl. Finzsch und Hulverscheidt 2018: 2; Finzsch 2018: 21
230 Siehe hierzu auch Mende
231 Dworkin 78; Übersetzung: Louisa Lorenz
232 Finzsch 2021: 328
233 Hulverscheidt 2002: 144f.
234 Vgl. Finzsch 2021: 328; Hulverscheidt 2002: 56f., 144f.
235 Finzsch 2021: 310
236 Vgl. Laqueur 1996: 130
237 Vgl. Finzsch 2021: 310f.
238 Finzsch 2021: 311
239 Vgl. Hulverscheidt 2002: 40, 104ff.; Moore, A. 65f.

240 zit. n. Hulverscheidt 2002: 61f.
241 Vgl. Finzsch 2021: 221f.; Moore, A. 65f.
242 Finzsch 2021: 222
243 Vgl. Hulverscheidt 2002: 144f.; Lieberman und Schatzberg 29
244 Vgl. Maines 1-20, 38
245 Vgl. Lieberman und Schatzberg, King, Riddell, Scheidmantel
246 Maines 2009: Min. 2:23
247 Vgl. King; Lieberman und Schatzberg; Riddell; Scheidmantel
248 Vgl. King; Lieberman und Schatzberg; Riddell; Scheidmantel
249 Vgl. Moore. A. 60f.
250 Sie hierzu Millett
251 Krafft-Ebing 35
252 Freud 1905: 106
253 Vgl. Freud 1905; Freud 1925; Freud 1931; Finzsch 2021: 351ff.; Schlesier
254 Vgl. Kinsey 437; Laqueur 1989: 94ff.; Brown 142
255 Vgl. Finzsch 2021: 354ff.
256 Vgl. Buhle 213f.; Finzsch 2021: 359
257 Zit. n. Finzsch 358
258 Vgl. Moore, A. 68f.
259 Vgl. Moore, A. 68f.
260 Robinson 182f.
261 Perel, Min. 13:40
262 Vgl. Koedt
263 Vgl. Hite 184ff.
264 Vgl. Hite 184ff.
265 Kaplan zit. n. Hite 187; Übersetzung: Louisa Lorenz
266 Kinsey 438
267 Vgl. Hite 188f.
268 Kinsey 292
269 Vgl. Kinsey 153
270 Vgl. Kinsey 152
271 Kinsey 152f.
272 Kinsey 293f.

273 Kinsey 293
274 Kinsey 152
275 Vgl. Kinsey 435
276 Kinsey 438
277 Koedt V
278 Vgl. Kinsey 435ff.
279 Kinsey 436
280 Vgl. Blackledge 191f.; Lowndes Sevely 101; Moore, A. 71
281 Vgl. Haerdle 188
282 Masters und Johnson 45
283 Masters und Johnson 45
284 Moore, A. 73f.; Übersetzung: Louisa Lorenz

Und was bedeutet all das jetzt für uns?

285 Fillod
286 Tietge 98
287 Savage
288 Kinsey 291
289 ebd.
290 Vgl. Mintz
291 Vgl. Garcia et al. 1
292 Mintz
293 Vgl. Muehlenhard und Shippee 553, 555, 557
294 Vgl. Muehlenhard und Shippee 563ff.

LITERATURVERZEICHNIS

Acton, William. *The Functions and Disorders of the Reproductive Organs.* 1857. Philadelphia: Lindsay & Blakiston, 1875.

Adamczak, Bini. »Come on. Über die Erfindung eines neuen Wortes, das sich aufdrängt – und unser Sprechen über Sex revolutionieren wird.« *Missy Magazin.* 08.03.2016. https://missy-magazine.de/blog/2016/03/08/come-on/ [Zuletzt aufgerufen am 14.11.2021].

Bartholin, Thomas. *Anatomia.* 1655. London: Peter Cole, 1665.

Berlin, Ella. »Vulvina.« *EllaBerlin.* http://wordpress.ellaberlin.de/vulvina/. [Zuletzt aufgerufen am 22.11.2021].

Bischoff, Theodor L.W. von. *Das Studium und die Ausübung der Medicin durch Frauen.* München: Literarisch-artistische Anstalt (T. Riedel), 1872.

Blackledge, Catherine. *The Story of V. A Natural History of Female Sexuality.* New Brunswick: Rutgers UP, 2003.

Blackwell, Elizabeth. *The Human Element in Sex. Being a Medical Inquiry into the Relation of Sexual Physiology to Christian Morality.* London: J. & A. Churchill, 1894.

Braun, Christina von. *Blutsbande – Verwandtschaft als Kulturgeschichte.* Berlin: Aufbau Verlag, 2018.

Brown, Daniel. »Female Orgasm and Sexual Inadequacy.« *An Analysis of Human Sexual Response.* Ruth und Edward Brecher (Hg.). New York: Signet Books, 1966. S.125–174.

Buhle, Mari Jo. *Feminism and Its Discontents. A Century of Struggle with Psychoanalysis.* Cambridge, MA: Harvard UP, 1998.

Campbell, Berry. »Neurophysiology of the Clitoris.« *The Clitoris.* Thomas P. Lowry (Hg.). St. Louis: Warren H. Green Inc., 1976. S. 35–74.

Chalker, Rebecca. *The Clitoral Truth. The Secret World at Your Fingertips.* New York: Seven Stories Press, 2000.

Cohen, Marcel. »The Mysterious Origins of the Word ›Clitoris‹.« *The Classic Clitoris. Historic Contributions to Scientific Sexuality*. Thomas P. Lowry (Hg.). Chicago: Nelson-Hall, 1978. S. 5–9.

Collins, Randall. *Sociological Insight: An Introduction to Non-Obvious Sociology*. 1982. Oxford: Oxford UP, 1992.

Colombo, Realdo. *De re anatomica libri XV.* 1559. Parisiis: 1562.

Cott, Nancy. »Passionlessness: An Interpretation of Victorian Sexual Ideology, 1790–1850.« *Signs*, Bd. 4, Nr. 2 (Winter, 1978), S. 219–236.

Di Marino, Vincent und Hubert Lepidi. *Anatomic Study of the Clitoris and the Bulbo-Clitoral Organ*. Heidelberg: Springer International Publishing, 2014.

Duden. »eindringen.« *Duden online*. https://www.duden.de/rechtschreibung/eindringen. [Zuletzt aufgerufen am 18.11.2021].

Duden. »Schamlippen.« *Duden online*. https://www.duden.de/suchen/dudenonline/Schamlippen. [Zuletzt aufgerufen am 18.11.2021].

Dworkin, Andrea. *Our Blood. Prophecies and Discourses on Sexual Politics*. New York: Perigee Books, 1976.

Eggers, Maureen Maisha und Grada Kilomba, Peggy Piesche, Susan Arndt (Hg.). *Mythen, Masken und Subjekte: kritische Weißseinsforschung in Deutschland*. Münster: Unrast, 2005.

Emhardt, E. und J. Siegel, L. Hoffman. »Anatomic Variation and Orgasm: Could Variations in Anatomy Explain Differences in Orgasmic Success?« *Clinical Anatomy*, Bd. 29, Nr. 5, 2016. S. 665–672.

Ewert, Felicia. *Trans. Frau. Sein.: Aspekte geschlechtlicher Marginalisierung*. Münster: Edition Assemblage, 2020.

Falloppio, Gabriele. *Observationes anatomicae*. 1561. Parisiis: Kerver, 1562.

Federici, Silvia. *Caliban und die Hexe: Frauen, der Körper und die ursprüngliche Akkumulation*. Wien: Mandelbaum, 2015.

Fillod, Odile. »Gespräch mit Odile Fillod, Ingenieurin und Kognitionswissenschaftlerin.« *Nerds retten die Welt!*, von Sibylle Berg, 17.04.2018. https://www.republik.ch/2018/04/17/nerds-retten-die-welt?fbclid=IwAR0Qa6KFqDPHSksjv4aPlly6d_3aAT3OkL_ZmyaBphBl8LWu-lI95JcMMHeA. [Zuletzt aufgerufen am 18.11.2021].

Finzsch, Norbert. »›We know the lesbian habits of kleitoriaxein [...] which justify the resection of the clitoris‹: Cliteridectomy in the West, 1600 to 1988.« *Gender Forum. An Internet Journal for Gender Studies.* Nr. 67, 2018, S. 9–28.

Finzsch, Norbert und Marion Hulverscheidt. »Cliterodectomy.« *Gender Forum. An Internet Journal for Gender Studies.* Nr. 67, 2018, S.1–8.

Finzsch, Norbert. *Der Widerspenstigen Verstümmelung. Eine Geschichte der Kliteridektomie im »Westen«, 1500–2000.* Bielefeld: Transcript, 2021.

Fletcher, Jenna. »What is clitoral atrophy? Symptoms, treatment, and more.« *Medical News Today.* 30.04.2020. https://www.medicalnewstoday.com/articles/clitoral-atrophy. [Zuletzt aufgerufen am 22.11. 2021].

Fox Keller, Evelyn. »Feminismus und Wissenschaft.« *Dis/Kontinuitäten: Feministische Theorie.* Sabine Hark (Hg.). Opladen: Leske + Budrich, 2001.

Föderation der Feministischen Frauengesundheitszentren (USA) (Hg.). *Frauenkörper – neu gesehen. Ein illustriertes Handbuch.* Berlin: Orlanda, 1987.

Freud, Sigmund. *Drei Abhandlungen zur Sexualtheorie.* 1905. Philippe van Haute, Christian Huber und Herman Westerink (Hg.). Wien: Vienna UP, 2015.

Freud, Sigmund. »Einige psychische Folgen des anatomischen Geschlechtsunterschieds.« 1925. *Gesammelte Werke,* Bd. 14. Frankfurt a.M.: Fischer 1999. S. 19–30.

Freud, Sigmund. »Über die weibliche Sexualität.« 1931. *Gesammelte Werke,* Bd. 14. Frankfurt a.M.: Fischer, 1999. S. 517–537.

Garcia, Justin R. und Elisabeth A. Lloyd, Kim Wallen, Helen E. Fisher. »Variation in Orgasm Occurrence by Sexual Orientation in a Sample of U.S. Singles.« *The Journal of Sexual Medicine,* Bd. 11, Nr. 11, 2014. S. 2645–2652.

Goffman, Erving. *Interaktion und Geschlecht.* Hubert Knoblauch (Hg.). Frankfurt: Campus, 1994.

Graaf, Reinier de. *De mulierum organis generationi inservientibus.* Leiden: Officina Hackiana, 1672.

Groth, Sylvia. »Die Klitoris: das verlorene, fragmentierte und wiederentdeckte Lustorgan der Frau.« *Sexualitäten. Interdisziplinäre Beiträge zu Frauen und Sexualität.* Sylvia Groth und Éva Rásky (Hg.). Innsbruck: Studienverlag. 2001. S. 93–108.

Haerdle, Stephanie. *Spritzen. Geschichte der weiblichen Ejakulation.* Hamburg: Nautilus, 2020.

Hälterlein, Oliwia. *Das Jungfernhäutchen gibt es nicht.* Augsburg: Maro Verlag, 2020.

Harding, Sandra. »Männliche Erfahrungen und die Normen sozialwissenschaftlicher Erkenntnis.« *Männer Mythos Wissenschaft.* Pfaffenweiler: Centaurus, 1989. S. 223–244.

Harrison, Mal. »The Internal Clitoris.« 2011. Center for Erotic Intelligence. https://centerforeroticintelligence.org/internal-clitoris/. [Zuletzt aufgerufen 10.01.2022].

Hausen, Karin. »Die Polarisierung der ›Geschlechtscharaktere‹. Eine Spiegelung von Erwerbs- und Familienleben.« *Dis/Kontinuitäten: Feministische Theorie.* Sabine Hark (Hg.). Opladen: Leske + Budrich, 2001. S. 162–185.

Hite, Shere. *The Hite Report. A Nationwide Study of Female Sexuality.* 1976. New York: Seven Stories Press, 2004.

Hoenes, Josch und Eugen Januschke, Ulrike Klöppel. *Häufigkeit normangleichender Operationen »uneindeutiger« Genitalien im Kindesalter. Follow Up-Studie.* Prodekanin der Fakultät für Sozialwissenschaft, Professur für Gender Studies, Ruhr-Universität Bochum (Hg.). Bochum: Ruhr-Universität Bochum, 2019. https://omp.ub.rub.de/index.php/RUB/catalog/view/113/99/604-4. [Zuletzt aufgerufen am 18.11.2021].

Holland, Kimberley. »What Is Clitoral Atrophy and How's It Treated?« Healthline. 01.07.2019. https://www.healthline.com/health/womens-health/clitoral-atrophy. [Zuletzt aufgerufen am 22.11.2021].

Hulverscheidt, Marion. *Weibliche Genitalverstümmelung: Diskussion und Praxis in der Medizin während des 19. Jahrhunderts im deutschsprachigen Raum.* Frankfurt a.M.: Mabuse Verlag, 2002.

Illouz, Eva. *Warum Liebe weh tut.* Berlin: Suhrkamp, 2012.

Jütte, Robert. *Lust ohne Last. Geschichte der Empfängnisverhütung von der Antike bis zur Gegenwart.* München: C. H. Beck, 2003.

Karras, Ruth Mazo. *Sexualität im Mittelalter*. Düsseldorf: Artemis & Winkler Verlag, 2006.

King, Helen. »Galen and the Widow. Towards a History of Therapeutic Masturbation in Ancient Gynaecology.« *EuGeStA Journal of Gender Studies in Antiquity*. Nr. 1, 2011. S. 205–235.

Kinsey, Alfred. *Kinsey Report. Das sexuelle Verhalten der Frau*. 1953. Berlin: Fischer, 1963.

Kobelt, Georg Ludwig. *Die männlichen und weiblichen Wollust-Organe des Menschen und einiger Säugethiere …* Freiburg: Adolph Emmerling, 1844.

Koedt, Anne. »Der Mythos vom vaginalen Orgasmus.« *Frauenstaat und Männerstaat*. Berlin: Frauenzentrum, 1975. S. I–IX.

komm_und_bleib. »Wie Nase und Ohren: Die Klitoris wächst laufend.« *Instagram*, hochgeladen von komm_und_bleib, RND, 28.07.2021. https://www.instagram.com/p/CR3OSfrs-tM/. [Zuletzt aufgerufen am 18.11.2021].

Kott, Julika. »›Jungs haben einen Penis, Mädchen haben nichts‹.« *Missy Magazine*. Nr. 3, 2021. S. 72–73.

Krafft-Ebing, Richard von. *Psychopathia sexualis*. 1886. Albert Moll (Hg.). Stuttgart: Verlag Ferdinand Enke, 1924.

Krantz, Kermit. »Corpus Clitoridis.« *The Classic Clitoris. Historic Contributions to Scientific Sexuality*. Thomas Lowry (Hg.). Chicago: Nelson-Hall Inc., 1978. S. 109–113.

Laqueur, Thomas. »Amor Veneris, del Dulcedo Appeletur.« *Fragments for a History of the Human Body. Part Three*. Michel Feher (Hg.). New York: Urzone, 1989. S. 90–131.

Laqueur, Thomas. *Auf den Leib geschrieben. Die Inszenierung der Geschlechter von der Antike bis Freud*. 1990. München: DTV, 1996.

Levin, Roy. »The Clitoris — An Appraisal of its Reproductive Function During the Fertile Years: Why Was It, and Still Is, Overlooked in Accounts of Female Sexual Arousal.« *Clinical Anatomy*. Wiley Periodiclas, Inc., 2019. S. 1–10.

Lieberman, Hallie und Eric Schatzberg. »A Failure of Academic Quality Control: The Technology of Orgasm.« *Journal of Positive Sexuality*. Bd. 4, Nr. 2, August 2018. S. 24–47.

Lowndes Sevely, Josephine. *Eve's Secrets. A new Theory of Female Sexuality.* New York: Random House, 1987.

Lowry, Thomas Power. »Some Notes on the Etymology of the Word ›Clitoris‹.« *The Clitoris.* Thomas P. Lowry (Hg.). St. Louis: Warren H. Green Inc., 1976. S.162–182.

Lowry, Thomas Power. »The Cultural Psychology of the Clitoris.« *The Clitoris.* Thomas P. Lowry (Hg.). St. Louis: Warren H. Green Inc., 1976. S. 191–223.

Maines, Rachel. *The Technology of Orgasm.* Baltimore: John Hopkins UP, 1999.

Maines, Rachel. »Big Think Interview with Rachel Maines.« *YouTube,* hochgeladen von Big Think, 24.04.2012, https://www.youtube.com/watch?v=7bquxJYC9DA. [Zuletzt aufgerufen am 18.11.2021].

Masters, William und Virgina Johnson. *Human Sexual Response.*1966. New York: Ishi Press International, 2010.

Meigs, Charles (Übersetzer). *A Treatise on the Diseases and Special Hygiene of Females.* Von Colombat de l'Isère. Philadelphia: Lea and Blanchard, 1850.

Méritt, Laura (Hg.). *Frauenkörper neu gesehen. Ein illustriertes Handbuch.* Berlin: Orlanda, 2013.

Merchant, Carolyn. *Der Tod der Natur. Ökologie, Frauen und neuzeitliche Naturwissenschaft.* München: C.H. Beck, 1987.

Mende, Janne. »Normative and Contextual Feminism. Lessons from the Debate around Female Genital Mutilation/Cutting.« *Gender Forum. An Internet Journal for Gender Studies.* Bd. 17, Nr. 68, 2018, S. 47–69.

Metz-Becker, Marita. *Wenn Liebe ohne Folgen bliebe... Zur Kulturgeschichte der Verhütung.* Marburg: Jonas Verlag, 2006.

Millett, Kate. *Sexual Politics.* 1970. New York: Columbia UP, 2016.

Mintz, Laurie. »Sexual Revolution | Orgasm Gap | How to Pleasure a Woman.« *DrLaurieMintz.* 16.01.2019. https://www.drlauriemintz.com/post/sexual-revolution-orgasm-gap-how-to-pleasure-a-woman. [Zuletzt aufgerufen am 18.11.2021].

Moore, Alison. »Victorian Medicine Was Not Responsible for Repressing the Clitoris: Rethinking Homology in the Long History of Women's

Genital Anatomy.« *Signs: Journal of Women in Culture and Society.* Bd. 44, Nr. 1, 2018. S. 53–81.

Moore, Lisa Jean und Adele E. Clarke. »Clitoral Conventions and Transgressions: Graphic Representations in Anatomy Texts, c1900–1991.« *Feminist Studies.* Bd. 21, Nr. 2, 1995. S. 255–301.

Muehlenhard, Charlene und Sheena K. Shippee. »Men's and Women's Reports of Pretending Orgasm.« *The Journal of Sex Research*, Bd. 47, Nr.6, 2009 S. 552–567.

O'Connell, Helen und John Hutson, Colin Anderson, Robert Plenter. »Anatomical Relationship between Urethra and Clitoris.« *The Journal of Urology*, Bd. 159, 1998. S. 1892–1897.

O'Connell Helen und Kalavampara V. Sanjeevan, John M. Hutson. »Anatomy of the Clitoris.« *The Journal of Urology*, Bd. 174, 2005. S. 1189–1195.

Organisation Intersex International. »Ein steiniger Weg für Menschenrechte – Deutschland verabschiedet ein Gesetz zum Schutz von Kindern mit sogenannten Varianten der Geschlechtsentwicklung.« o*iigermany*, 26.03.2021. https://oiigermany.org/ein-steiniger-weg-fuer-menschenrechte/. [Zuletzt aufgerufen am 18.11.2021].

Paris, John Ayrton und John Samuel Martin Fonlanque. *Medical Jurisprudence.* Band 1. London: W. Phillips, 1823.

Perel, Esther. »The Secret to Desire in a Long-Term Relationship.« *Youtube*, hochgeladen von TED, 14.02.2013. https://www.youtube.com/watch?v=sa0RUmGTCYY&t=823s. [zuletzt aufgerufen am 18.11.2021].

Pin, Jessica. »Debunking Myths About the Clitoris.« *JessicaPin.* 13.04.2018. https://jessica86.medium.com/debunking-myths-about-the-clitoris-34f34581a6c3. [Zuletzt aufgerufen am 18.11.2021].

Puppo, Vincenzo. »Re: Clitoral Anatomy in Nulliparous, Healthy, Premenopausal Volunteers Using Unenhanced Magnetic Resonance Imaging.« *Letters to the Editor. Journal of Urology*, Bd. 175, 2006. S. 790–791.

Regenbogenportal. »Inter – was?« *Regenbogenportal.* https://www.regenbogenportal.de/informationen/inter-was. [Zuletzt aufgerufen am 18.11.2021].

Riddell, Fern. »No, no, no! Victorians didn't invent the vibrator.« *The Guardian.* 10.11.2014. (a) https://www.theguardian.com/commentisfree/2014/

nov/10/victorians-invent-vibrator-orgasms-women-doctors-fantasy [Zuletzt aufgerufen am 14.11.2021].

Riddell, Fern. *The Victorian Guide to Sex. Desire and Deviance in the 19th Century.* Barnsley: Pen & Sword Books Ltd, 2014.

Robinson, Marie N.. *Die unerfüllte Frau. Wesen, Ursachen und Behandlung der weiblichen Gefühlskälte.* Zürich: Albert Müller Verlag, 1960.

Roughgarden, Joan. *Evolution's Rainbow: Diversity, Gender, and Sexuality in Nature and People.* Berkeley: University of California Press, 2013.

Sanyal, Mithu. *Vulva. Die Enthüllung des unsichtbaren Geschlechts.* 2009. Berlin: Klaus Wagenbach Verlag, 2017.

Savage, Dan. »3 Things We Get Wrong About Love.« Youtube, hochgeladen von Mindvalley Talks, 03.10.2017. https://www.youtube.com/watch?v=brZIb4MG8oA. [Zuletzt aufgerufen am 18.11.2021].

Schaeffer-Hegel, Barbara. »Männer Mythos Wissenschaft: Zur Psychologie und Philosophie patriarchalen Denkens.« *Männer Mythos Wissenschaft: Grundlagentexte zur feministischen Wissenschaftskritik.* Barbara Schaeffer-Hegel (Hg.). Pfaffenweiler: Centaurus, 1989. S. 1–16.

Scheidmantel, Sarah. »Der Vibrator zwischen Lebensreform und Schönheitspflege um 1900 – ein frühes Sex Toy?« *Online-Tagung ›Sexualitäten sammeln‹: Optimierungsdinge.* Youtube, hochgeladen von Deutsches Hygiene-Museum Dresden, 29.03.2021. https://www.youtube.com/watch?v=WgVexvvMtfU. [Zuletzt aufgerufen am 02.12.2021].

Schiebinger, Londa. *Am Busen der Natur: Erkenntnis und Geschlecht in den Anfängen der Wissenschaft.* Stuttgart: Klett-Cotta, 1995.

Schlesier, Renate. »Die totgesagte Vagina. Zum Verhältnis von Psychoanalyse und Feminismus. Eine Trauerarbeit.« *Weiblich-Männlich: Kulturgeschichtliche Spuren einer verdrängten Weiblichkeit.* Brigitte Wartmann (Hg.). Berlin: Ästhetik und Kommunikation Verlag, 1980. S.111-133.

Schmalbach, Franziska. »Was ich bei einem Muschi-Workshop über mich selbst gelernt habe.« *DER SPIEGEL.* 16.09.2018. https://www.spiegel.de/gesundheit/sex/sexleben-verbessern-mein-besuch-beim-vagina-workshop-a-00000000-0003-0001-0000-000002491630. [Zuletzt aufgerufen am 18.11.2021].

Sharp, Jane. *The Midwives Book. Or the Whole Art of Midwifry Discovered.* 1671. Elaine Hobby (Hg.). Oxford: Oxford UP, 1999.

Sherfey, Mary Jane. »The Evolution and Nature of Female Sexuality in Relation to Psychoanalytic Theory.« *Journal of the American Psychoanalytic Association*, Bd.14, Nr.1, 1966. S. 28–128.

Spiegel. »Empfindsame Zwiebel.« *DER SPIEGEL*, Nr. 33, 1998. https://www.spiegel.de/wissenschaft/empfindsame-zwiebel-a-ba7811f0-0002-0001-0000-000007960205?context=issue. [Zuletzt aufgerufen am 29.11.2021].

Stilwell, Donald. »Anatomy of the Human Clitoris.« *The Clitoris*. Thomas P. Lowry (Hg.) St. Louis: Warren H. Green Inc., 1976. S. 9–21.

Thomas, Greg. *The Sexual Demon of Colonial Power. Pan-African Embodiment and Erotic Schemes of Empire*. Bloomington: Indiana UP, 2007.

Tietge, Ann-Madeleine. *Make Love, Don't Gender!? Heteronormativitätskritik und Männlichkeit in heterosexuell definierten Paarbeziehungen*. Wiesbaden: Springer, 2018.

Tolasch, Eva. *Die protokollierte gute Mutter in Kindstötungsakten. Eine diskursanalytische Untersuchung*. Wiesbaden: Springer Fachmedien, 2016.

Traub, Valerie. »The Psychomorphology of the Clitoris.« *GLQ: A Journal of Lesbian and Gay Studies*. Nr. 2, 1995. S. 81–113.

UNICEF. *Female Genital Mutilation*. August 2021. https://data.unicef.org/topic/child-protection/female-genital-mutilation/. [Zuletzt aufgerufen am 18.11.2021].

Veale, David und Sarah Miles, Sally Bramley, Gordon Muir, John Hodsoll. »Am I normal? A systematic review and construction of nomograms for flaccid and erect penis length and circumference in up to 15521 men.« *British Journal of Urology International*, Bd. 115, Nr. 6, 2015. S. 978–986.

Voß, Heinz-Jürgen. *Making Sex Revisited. Dekonstruktion des Geschlechts aus biologisch-medizinischer Perspektive*. Bielefeld: Transcript, 2010.

World Health Organization. *Female Genital Mutilation*. 03.02.2020. https://www.who.int/news-room/fact-sheets/detail/female-genital-mutilation. [Zuletzt aufgerufen am 18.11.2021].

BILDNACHWEIS

Alle Illustrationen stammen von Pat Hansen, mit Ausnahme von:

Seite 133: Bayerische Staatsbibliothek – Vesalius, Andreas: De humani corporis fabrica libri septem, Venetia, 1568, Standort München, Bayerische Staatsbibliothek – Rar. 2253 (https://www.digitale-sammlungen.de/de/view/bsb10860962?page=385) unter Verwendung folgender Lizenz (http://rightsstatements.org/vocab/NoC-NC/1.0/);

Seite 135: Public Domain (https://creativecommons.org/licenses/by/2.5/): Crooke, Helkiah, 1576-1635. Mikrokosmographia: a description of the body of man: together with the controversies thereto belonging. London: Printed by William Iaggard dwelling in the Barbican, and are there to be sold, 1615. In Horace Howard Furness Memorial (Shakespeare) Library. Folio QM21 C76 1615. (http://sceti.library.upenn.edu/sceti/printedbooksNew/index.cfm?TextID=crooke&PagePosition=24);

Seite 136: Public Domaine, Provided by U.S. National Library of Medicine: Bartholinus anatomy, page 91 ([14], 169, [1] pages, pages 301-328, 333-377, [1] page, [4] folded leaves of plates)- NLM Unique ID:2306045R, (http://resource.nlm.nih.gov/2306045R), (The National Library of Medicine believes this item to be in the public domain);

Seite 138: Staats- und Stadtbibliothek Augsburg, Med 1536, Taf. 12;

Seite 139: Staats- und Stadtbibliothek Augsburg, Med 1536, Taf. 3;

Seite 175: Bibliothèque nationale de France;

Seite 177: Universitätsbibliothek Heidelberg, »P 1456 Folio RES, Kobelt, Georg Ludwig, Die männlichen und weiblichen Wollust-Organe des Menschen und einiger Säugethiere: in anatomisch-physiolog. Beziehung- Freiburg i.Br., 1844«, »Tafel_3, doi:10.11588/diglit.5929«.